Tools für die Paartherapie

Tools für die Paartherapie

Guy Bodenmann, Kathrin Widmer, Roland Anderegg, Corinne Bodenmann-Kehl

Guy Bodenmann
Kathrin Widmer
Roland Anderegg
Corinne Bodenmann-Kehl

Tools für die Paartherapie

Schulenübergreifende Methoden für die Praxis

hogrefe

Prof. Dr. Guy Bodenmann
guy.bodenmann@psychologie.uzh.ch

Dr. Kathrin Widmer
kathrin.widmer@psychologie.uzh.ch

Roland Anderegg
roland.anderegg@psychologie.ch

Dr. Corinne Bodenmann-Kehl
corinne.bodenmann@psychologie.uzh.ch

Bibliografische Information der Deutschen Nationalbibliothek
Die Deutsche Nationalbibliothek verzeichnet diese Publikation in der Deutschen Nationalbibliografie; detaillierte bibliografische Daten sind im Internet über http://www.dnb.de abrufbar.

Verantwortliche Person in der EU: Hogrefe Verlag GmbH & Co. KG, Merkelstraße 3, 37085 Göttingen, info@hogrefe.de

Anregungen und Zuschriften bitte an den Hersteller:
Hogrefe AG
Lektorat Psychologie
Länggass-Strasse 76
3012 Bern
Schweiz
Tel. +41 31 300 45 00
info@hogrefe.ch
www.hogrefe.ch

Lektorat: Dr. Susanne Lauri, Wiebke Erchinger
Herstellung: René Tschirren
Umschlagabbildung: Getty Images/Paul Biris
Umschlaggestaltung: Hogrefe AG, Bern
Satz: Claudia Wild, Konstanz
Druck und buchbinderische Verarbeitung: Finidr s.r.o., Český Těšín
Printed in Czech Republic
Auf säurefreiem Papier gedruckt

1. Auflage 2026

(E-Book-ISBN_PDF 978-3-456-96393-8)
(E-Book-ISBN_EPUB 978-3-456-76393-4)
ISBN 978-3-456-86393-1
https://doi.org/10.1024/86393-000

Inhaltsverzeichnis

Einführung

Dieses Buch stellt verschiedene evidenzbasierte Tools für Paarberater:innen und Paartherapeut:innen vor, die sich als hilfreich bei der Arbeit mit Paaren erweisen. Innerhalb der diversen Methoden und Techniken werden diejenigen herausgegriffen und detaillierter dargestellt, die besonders oft zum Einsatz kommen und einen festen Platz in der Paartherapie haben (z. B. Kommunikationstraining). Zusätzlich werden neuere und mitunter weniger bekannte Interventionen (z. B. Beziehungspyramide, Interventionen zur Kapitalization, Akzeptanzarbeit, Umarmungsmeditation) vorgestellt, die sich in der Paartherapie als nützlich erweisen. Insgesamt werden 16 Methoden für die praktische Arbeit mit Paaren vorgestellt, welche in der humanistischen Psychologie, den klassischen und sozialen Lerntheorien, der Systemtheorie sowie Ansätzen der Achtsamkeit und Akzeptanz begründet sind. Sie zeigen Möglichkeiten der Intervention bei „üblichen" Partnerschaftsproblemen, sexuellen Problemen, Gewalt in der Partnerschaft und Untreue auf.

Auf theoretische Hintergründe wird bewusst nur vereinzelt eingegangen, um das praktische Handeln in den Vordergrund zu stellen und die einzelnen Methoden möglichst plastisch und konkret darzustellen und aufzuzeigen, wie sie in der Therapie angewendet werden können. Theoretische Fundierungen können in anderen Büchern nachgelesen werden (siehe Literaturhinweise bei den einzelnen Modulen).

Um das therapeutische Arbeiten zu erleichtern, folgen die Tools für die Paartherapie inhaltlich und farblich den Therapiekarten für die Paartherapie (Bodenmann & Bodenmann-Kehl, 2024a), die im Beltz-Verlag erschienen sind. Die 75 Therapiekarten dienen als grober Leitfaden. Folgende Themen werden im vorliegenden Manual adressiert:

1) Fallbeispiele und differenzialtherapeutische Entscheidungsbäume zur Illustration verschiedener Therapieverläufe
2) Einstieg in die Paartherapie mit Problem- und Zielanalyse
3) Methoden zur Erhöhung der Positivität im Paar
4) Methoden zur Verbesserung der Kommunikation (allgemein und bei Paaren mit Gewaltproblematik)
5) Methoden zur Förderung der emotionalen Selbstöffnung, des empathischen Zuhörens und des emotions- und problembezogenen dyadischen Copings
6) kognitiv-emotionale Ansätze
7) Methoden zur Förderung der Sexualität, Bewältigung sexueller Dysfunktionen sowie zum Vorgehen bei Untreue

In diesem Einführungskapitel werden nachfolgend die therapeutische Grundhaltung in der Paartherapie sowie das therapeutische Setting kurz beschrieben sowie eine Übersicht über die Module präsentiert. Zusätzlich werden einschlägige Materialien als Online-Download zur Verfügung gestellt.

Therapeutische Grundhaltung

Die therapeutische Grundhaltung ist durch Allparteilichkeit gekennzeichnet. Diese ist konsequent umzusetzen, indem beiden Partner:innen gleichermaßen mit Akzeptanz und Wertschätzung, Empathie und Authentizität gemäß der Roger'schen therapeutischen Basisvariablen (Rogers, 1951) begegnet wird. Ohne Allparteilichkeit ist kein therapeutischer Erfolg bei Paaren möglich. Um diese Haltung gegenüber beiden zu erleichtern, ist es sinnvoll, das Paar als Einheit („Paar als Patient:in") und nicht beide Partner:innen als unabhängige Individuen zu sehen. Diese Sichtweise erlaubt es, beide in ihrem Zusammenspiel, ihrer Interdependenz zu verstehen und ihre jeweiligen Beiträge zur Entstehung und Aufrechterhaltung der Problematik sowie zur Problemlösung in einem Ganzen einordnen zu können.

Als relevant in diesem Zusammenhang erweist sich die 50 %-Regel, wonach beide gemeinsam mit ihren Beiträgen (Verhaltensweisen, Einstellungen, Erwartungen, Bewertungen, Interpretationen und Wertvorstellungen) die Beziehungsprobleme konstituieren. Auch wenn viele der Meinung sind, dass der andere schuld daran sei, dass die Partnerschaft in Schieflage geraten ist, bleibt der Therapeut/die Therapeutin bei dieser Sichtweise und verhilft dem Paar dadurch zu einer ausgewogeneren Bilanzierung und zur gemeinsamen Übernahme von Verantwortung.

Im konkreten Verhalten wird Allparteilichkeit gewahrt durch:

- regelmäßigen, gleichschwebenden, wohlwollenden Blickkontakt gegenüber beiden Partner:innen,
- gleich lange Sprechzeiten für beide (z. B. bei der Problemschilderung während der Problemanalyse, allgemein während der Therapiesitzungen),
- Wahrung von Fairness, indem bei Übungen immer beide in beiden Rollen zum Einsatz kommen, beide zu Stellungnahmen aufgefordert und beide bei allem (Beschreiben und Erleben der Probleme, Zieldefinitionen, Analysen, vorgeschlagenen Methoden, Besprechung der Hausaufgaben etc.) gleichermaßen einbezogen werden, sowie

- gleiches Verstärkerverhalten gegenüber beiden (d. h., die Aussagen beider Partner:innen werden gleichermaßen gewichtet und validiert).

Wichtig im Zusammenhang mit Allparteilichkeit ist, dass zwischen den Sitzungen keine Informationen an den Therapeuten/die Therapeutin (z. B. E-Mails, SMS, Telefonat) einseitig, d. h. ohne Wissen des anderen weitergegeben werden, was die Allparteilichkeit des Therapeuten/der Therapeutin tangieren oder gefährden könnte, da sie dadurch ungewollt zu einer Mitwisserin und damit Koalitionspartnerin wird (siehe Therapiekarte Nr. 8 „Geheimnisse" in Bodenmann & Bodenmann-Kehl, 2024a). Dem Paar wird in der ersten Sitzung mitgeteilt, dass zwischen den Sitzungen keine Informationen mit dem Therapeuten/der Therapeutin ausgetauscht werden dürfen und bei E-Mails immer beide ins cc zu setzen sind, damit immer alle den gleichen Wissensstand haben. Einzig bei Selbst- oder Fremdgefährdung darf in Absprache mit dem Therapeuten/der Therapeutin Kontakt zu diesem aufgenommen werden.

Diese Regelung erweist sich als extrem nützlich. Vor dem Hintergrund der gleichen Logik wird empfohlen, sämtliche Sitzungen konsequent mit beiden Partner:innen durchzuführen und auf Einzelsitzungen mit jeweils nur einer Person zu verzichten, um nicht unilaterale Informationen von nur einem der beiden zu erhalten, die der/die andere nicht auch besitzt. Nur in Ausnahmefällen (z. B. bei einer psychischen Störung) können individuelle Sitzungen notwendig sein, dann ist allerdings darauf zu achten, dass auch hier mit beiden Partner:innen Einzelsitzungen im selben zeitlichen Ausmaß durchgeführt werden, um das Gleichgewicht zu wahren. In den Paarsitzungen wird jeweils informiert, was in den Einzelsitzungen besprochen wurde.

Grundsätzlich empfehlen wir eine Sitzungsdauer von jeweils 100 Minuten, wobei zu Beginn die Hausaufgaben besprochen werden, anschließend in die Methode eingeführt wird und diese gemeinsam geübt und besprochen wird.

Therapeutisches Setting

Es werden in der Paartherapie zwei Settings verwendet, die in Abhängigkeit der jeweiligen Methode zur Anwendung kommen: das dyadische und das triadische Setting. Diese werden nachfolgend kurz dargestellt und in den jeweiligen Modulen wird darauf Bezug genommen.

Triadisches Setting

- Die Stühle oder die Sessel des Paares sind auf Therapeut:in ausgerichtet.
- Therapeut:in steht im Zentrum des Interaktionsdreiecks, beide Partner:innen sind auf sie hin orientiert (**Abbildung 1**).
- Therapeut:in sitzt beiden Partner:innen gegenüber und hält mit beiden regelmäßigen Blickkontakt (Joining).
- Therapeut:in leitet, strukturiert, moderiert und animiert das Gespräch mit gewohnter Lautstärke und Handlung (d. h., sie spricht nicht leise wie im dyadischen Setting).
- Das triadische Setting wird immer zu Beginn und am Ende jeder Therapiesitzung verwendet.
- Es wird bei Methoden angewandt, bei denen der/die Therapeut:in die Führung und Leitung übernehmen sollte (z. B. Oral History Interview [OHI], Reziprozitätstraining [RT]).

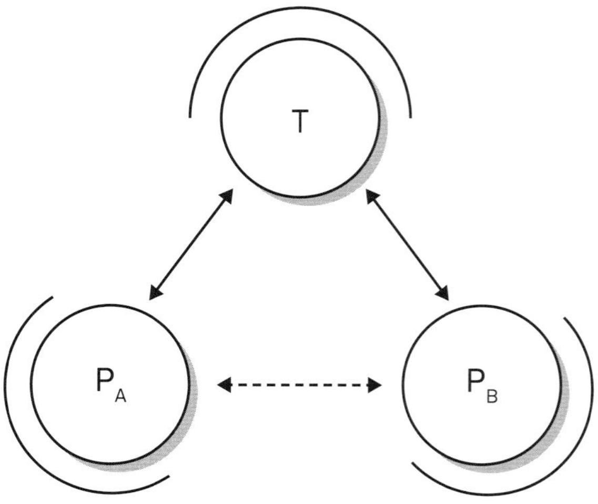

Abbildung 1: Sitzanordnung und Interaktion im triadischen Setting (Bodenmann, 2012, S. 95)

Dyadisches Setting

- Beim dyadischen Setting werden die Stühle oder die Sessel so ausgerichtet, dass sich beide Partner:innen gegenübersitzen und sich ins Antlitz sehen.
- Der Abstand zwischen den Partner:innen beträgt ca. einen Meter, d. h., die beiden sollen nicht zu nahe, aber auch nicht zu weit auseinander sitzen (**Abbildung 2**).

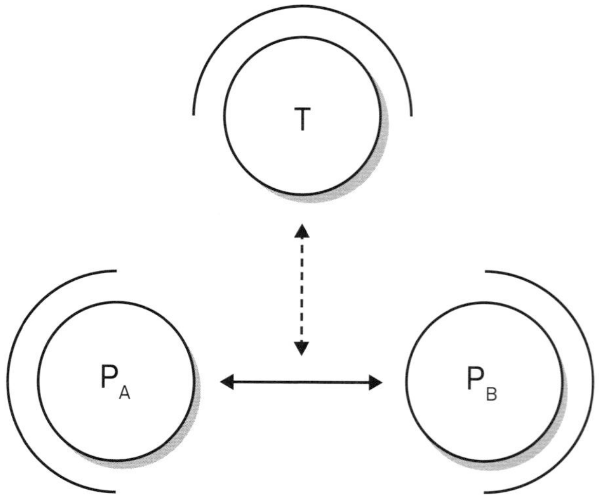

Abbildung 2: Sitzanordnung und Interaktion im dyadischen Setting (Bodenmann, 2012, S. 96)

- Therapeut:in sitzt etwas zurückversetzt in der Mitte zwischen den Partner:innen und achtet darauf, dass der Abstand von ihr zu beiden Partner:innen gleich ist (Allparteilichkeit).
- Therapeut:in wendet die Technik des Prompting an. Prompting bedeutet wohlwollendes Begleiten und fazilitierendes Unterstützen des Paares durch Prompts, z. B. konstruktive Äußerungen verstärken, Hilfestellungen zur Anwendung der Kommunikationsregeln geben, offene, gefühlsbezogene Fragen stellen.
- Therapeut:in bleibt diskret im Hintergrund, obgleich er/sie aktiv promptet. Die Interaktion spielt sich zwischen den Partner:innen ab (kein Blickkontakt, kein Reden mit Therapeut:in, sondern mit Partner:in).
- Das dyadische Setting wird bei Übungen (z. B. Kommunikationstraining, 3-Phasen-Methode) verwendet.
- Es sollte in der Therapie so häufig wie möglich ins Spiel gebracht werden, um dem Paar neue Lernerfahrungen zu ermöglichen und so die Gewohnheitsstärke eingeschliffener Verhaltensmuster zu reduzieren.

Aufbau der Module

Die Ansätze werden jeweils nach einer einheitlichen Struktur dargestellt, die die Arbeit mit den verschiedenen Tools erleichtern soll:

A. Kurzüberblick
B. Indikation
  B1. Zielgruppe und Problemkonstellation
  B2. Zeitpunkt der Durchführung und Voraussetzungen
C. Ziele der Methode
D. Therapieanleitung
  D1. Formale Kriterien
  D2. Vorgehen bei der Methode
  D3. Materialien

Bei dem Modul KT weicht die Struktur geringfügig ab. Die jeweiligen Materialien wie Informations- und Übungsblätter (im Folgenden abgekürzt mit „Info“ und „ÜB“) sowie diagnostische Unterlagen sind als digitaler Anhang verfügbar (siehe Hinweis dazu auf Seite 199).

Übersicht und Struktur der Module

Tabelle 1: Übersicht über die Module

Modul	Passende Therapiekarten (Bodenmann & Bodenmann-Kehl, 2024a)	Farbcode
Fallbeispiele und differenzialtherapeutische Entscheidungsbäume • Zunehmende Unzufriedenheit • Emotionale Entfremdung • Sexualitätsprobleme • Untreueproblematik • Gewaltproblematik	–	
Einstieg in die Paartherapie • Problemanalyse und Zielanalyse (PA-ZA)	Nr. 1 bis 8	
Positivität erhöhen • Oral History Interview (OHI) • Reziprozitätstraining (RT) • Beziehungs-Lifeline (B-LL)	Nr. 9 bis 18	
Kommunikation stärken • Kommunikationstraining (KT) • Interventionen bei Gewalt (IG)	Nr. 19 bis 38	
Dyadisches Coping fördern • 3-Phasen-Methode (3-Ph-M) • Problemlösetraining (PL)	Nr. 39 bis 52	
Kognitiv-emotionale Interventionen • Trennungsklärung (TK) • Reattributionstraining (RAT) • Beziehungspyramide (B-Pyr) • Interventionen zu Kapitalization (IK) • Akzeptanzarbeit (AA) • Umarmungsmeditation (UM) • Versöhnungsarbeit (VA)	Nr. 53 bis 66	
Sexualität • Verbesserung der Sexualität (SEX1) • Interventionen bei sexuellen Störungen (SEX2) • Interventionen nach Untreue (UT)	Nr. 67 bis 75	

Fallbeispiele

Fallbeispiele und differenzialtherapeutische Entscheidungsbäume

Die nachfolgenden Fallbeispiele mit den differenzialtherapeutischen Entscheidungsbäumen sind zur Illustration verschiedener Therapieverläufe sowie als Unterstützung bei der Therapieplanung gedacht und stellen kein verbindliches Vorgehen dar. Vielmehr wird die Paartherapie – vergleichbar mit der Einzeltherapie – gemeinsam mit dem Paar auf der Grundlage diagnostischer Erkenntnisse, des Fallverständnisses sowie der aktuellen Situation und der Kompetenzen des Paares für jedes Paar maßgeschneidert aufgegleist. Die Entscheidungsbäume dienen dazu, die einzelnen Module der Therapie-Tools abhängig von der Problematik und des zeitlichen Verlaufs einer Paartherapie einordnen zu können. Zu folgenden Konstellationen werden nachfolgend Fallbeispiele und differenzialtherapeutische Entscheidungsbäume dargestellt:

- Zunehmende Unzufriedenheit
- Emotionale Entfremdung
- Sexualitätsprobleme
- Untreueproblematik
- Gewaltproblematik

So finden beispielsweise die Problemanalyse (PA) und Zielanalyse (ZA) jeweils in der ersten Sitzung statt. Bei Paaren ohne spezifische Problematik (z. B. Untreue oder Gewalt) wird auch das Oral History Interview (OHI) bereits während des Erstgesprächs durchgeführt, um einen Kontrapunkt zur aktuellen Negativität zu setzen und frühere Ressourcen zu aktivieren. Das Reziprozitätstraining (RT) schließt sich an, um durch die Erhöhung der Positivität im Paar die Grundlage für die Verbesserung der Beziehung zu schaffen. Erst danach wird in der Regel das Kommunikationstraining (KT) durchgeführt.

Bei hochproblematischen Paaren (z. B. bei denen Gewalt auftritt oder eine Außenbeziehung bekannt wurde) ist häufig ein „klassischer Ablauf" nicht möglich. Häufig steht in der ersten Sitzung die Krisenintervention im Vordergrund, weshalb in diesem Manual für diese beiden Fälle ein anderer Ablauf vorgeschlagen wird. Meist kommen dann später im Verlauf der Therapie die anderen Module ebenfalls noch zum Einsatz, sodass es sich bei diesen Problemkonstellationen meist um eine Frage der Reihenfolge und des richtigen Zeitpunkts und nicht komplett andere Interventionen handelt, außer denjenigen, die sich direkt auf die Problematik beziehen (z. B. wird bei Gewalt die SENF-Methode angewandt oder bei Untreue diesbezügliche Interventionen).

Bei starken emotionalen Verletzungen, dem Gefühl, dass man in der Beziehung nie fair behandelt wurde, und bei starken Gefühlen von Groll, Hader oder Bitterkeit ist beispielsweise das Reziprozitätstraining nicht durchführbar, bevor nicht diese negativen Gefühle und damit assoziierte Kognitionen (Einschätzungen, Attributionen) mittels kognitiv-emotionaler Methoden abgebaut und verändert werden. Man hat keine Motivation, dem anderen etwas zuliebe zu tun, wenn man überzeugt ist, dass man über Jahre zu kurz kam und nun hofft, dass endlich der andere in die Pflicht genommen wird.

Andererseits werden Module wie beispielsweise Versöhnungsarbeit (VA) nicht nur bei Gewalterfahrungen oder Untreue eingesetzt, sondern sehr viel breiter, da die Kumulation vieler kleiner Verletzungen, Versagungen oder Unterlassungen seitens des Partners oder der Partnerin genauso aufgearbeitet und verziehen werden müssen, um der Beziehung wieder eine Perspektive zu geben, wie bei schwerwiegenden Verletzungen.

Die kognitiv-emotionalen Methoden werden je nach Problemstellung zu unterschiedlichen Zeitpunkten in der Paartherapie angewendet, meist jedoch nach dem Aufbau von Kompetenzen mittels des Kommunikationstrainings (KT), damit ein konstruktiver Kommunikationsstil dafür genutzt werden kann. Sie können auch ergänzend zu anderen Interventionen punktuell ins Spiel gebracht werden (z. B. nach einem Kommunikationstraining das Reattributionstraining oder nach der 3-Phasen-Methode die Umarmungsmeditation).

Die 3-Phasen-Methode (3-Ph-M) stellt eine genuin von uns entwickelte Methode dar, bei der das Paar über paarexterne Stressoren spricht, die nichts mit der Beziehung oder dem Partner oder der Partnerin zu tun haben. Ziel ist es, die stressbezogene emotionale Selbstöffnung zu fördern und die Gelegenheit zu erhalten, die Ursachen für die heftige und nachhallende Stressreaktion zu ergründen (Herausarbeiten persönlicher Schemata), das empathische Zuhören sowie das gegenseitige Verständnis für die in der Persönlichkeit liegenden Gründe für das starke Stresserleben zu schaffen. Dadurch werden Intimität, Verbundenheit und das „Wir-Gefühl" des Paares gestärkt sowie das dyadische Copingrepertoire und die Passung zwischen den Bedürfnissen und dem dyadischen Coping verbessert. In der Regel wird die 3-Phasen-Methode nach dem Kommunikationstraining angewendet, damit die Paare die Kommunikationsregeln bereits weitgehend beherrschen und der/die Therapeut:in sich vor allem auf das Prompting beider Partner:innen – im Hinblick auf die Freilegung der Schemata und der damit assoziierten tiefen, schmerzhaften Gefühle seitens der sprechenden Person und das emotionale Mitgehen seitens der zuhörenden Person – konzentrieren kann.

Während sich viele Methoden sehr gut bei hochkonfliktreichen Paaren einsetzen lassen (z. B. Kommunikationstraining, Problemlösetraining, 3-Phasen-Methode), eignen sich andere, wie beispielsweise die Q-Sort-Technik der Beziehungspyramide (B-PYR), auch hervorragend bei Paaren, die unter emotionaler Entfremdung, Verstärkererosion und Beziehungs-Burnout leiden. Bei dieser Zielgruppe geht es häufig darum, die langweilig gewordene Partnerschaft neu zu definieren und eine neue Perspektive als Paar zu finden. Begleitend dazu werden häufig Interventionen zur Revitalisierung der Sexualität angewendet.

Die Akzeptanzarbeit stellt eine Möglichkeit dar, sich davon zu verabschieden, den/die Partner:in um jeden Preis verändern zu wollen. Zusammen mit dem Therapeuten/der Therapeutin wird mehr gegenseitige Toleranz, Großzügigkeit und Verständnis für den anderen aufgebaut. Dabei kommen oft unterschiedliche Methoden kombiniert zum Einsatz, z. B. die erste Phase der 3-Phasen-Methode zur Schaffung des wechselseitigen Verstehens, die Akzeptanzarbeit zum Aufbau größerer gegenseitiger Toleranz und das Reattributionstraining zur veränderten kognitiven Einordnung des Verhaltens des Partners/der Partnerin.

Interventionen zur Kapitalization sind beispielsweise bei Paaren indiziert, die wenig am Leben des anderen teilhaben, bei denen Gefühle von Eifersucht und Neid dominieren und wenig Raum für die persönliche Entwicklung des anderen gelassen wird.

Zusammen bilden die verschiedenen Methoden eine solide Basis für erfolgreiche Interventionen bei Paaren, die nun nachfolgend anhand der Fallbeispiele und den differenzialtherapeutischen Entscheidungsbäumen illustriert und im Therapieverlauf verortet werden.

Zunehmende Unzufriedenheit

Differenzialtherapeutischer Entscheidungsbaum

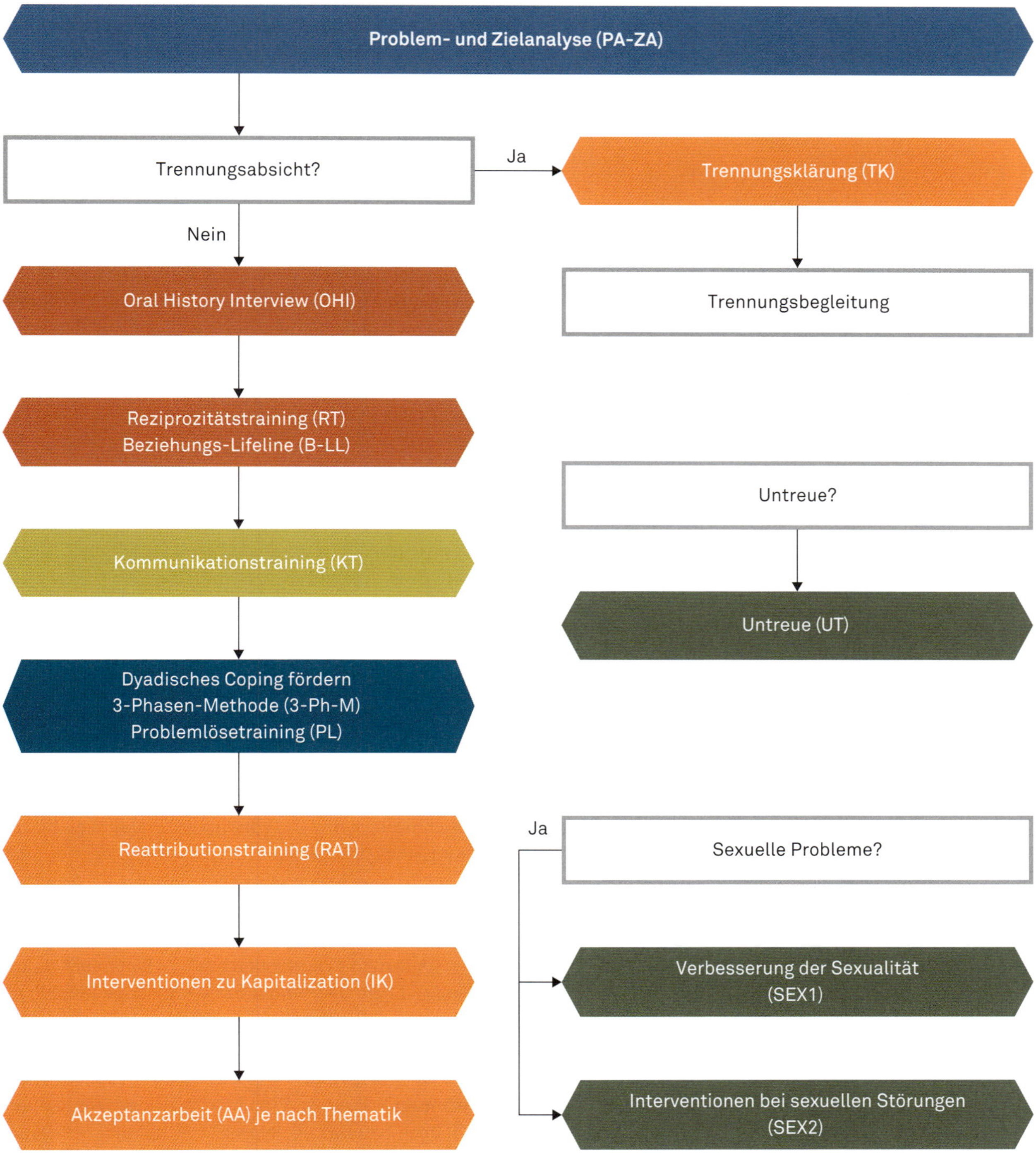

Abbildung 3: Differenzialtherapeutischer Entscheidungsbaum bei zunehmender Unzufriedenheit

Merke

Dies ist eine idealtypische Abfolge. Es gilt, die Abfolge der Interventionen bei jedem Paar gemäß Problemanalyse und spezifischen Bedürfnissen des Paares maßgeschneidert festzulegen. Wird im Verlauf der Therapie eine Untreueproblematik thematisiert, erfolgen die Interventionen gemäß Entscheidungsbaum *Untreueproblematik*.

Fallbeispiel

Herr und Frau L. sind seit 17 Jahren verheiratet. Sie haben zwei Töchter (15 Jahre und 13 Jahre alt). Herr L. (42 Jahre alt) ist Inhaber einer Reinigungsfirma, Frau L. (40 Jahre alt) arbeitet bei ihm in der Buchhaltung. Sie kümmern sich beide um die Erziehung der beiden Töchter.

In der Problemanalyse gibt Frau L. vor allem Kommunikationsprobleme an. Sie fühle sich von ihrem Mann unverstanden und nicht gesehen. Er rede kaum mit ihr, und wenn doch, dann seien es Gespräche über die Firma oder die Kinder. Persönliches werde seit längerem nicht mehr ausgetauscht, auch erhalte sie keine Komplimente von ihm, kein Lob oder positive Rückmeldungen zu ihrer Arbeit oder ihrer Rolle als Mutter. Wenn sie etwas störe und dies anspreche, höre er gar nicht richtig hin, grummle und ziehe sich zurück. Sie rufe ihm dann hinterher und werde laut, manchmal gehe sie ihm auch nach, dränge ihn, Stellung zu beziehen, doch ohne Erfolg. Schließlich sei Kommunikation wichtig, ohne gelingende Kommunikation würde die Beziehung zugrunde gehen.

Herr L. gibt an, dass ihn die Kommunikation mit seiner Frau ebenfalls störe. Es herrsche ein Mangel an gegenseitigem Interesse, Konflikte würden immer gleich eskalieren. Sie werde immer gleich emotional, schreie herum und mache ihn klein. Besonders wenn seine Frau müde sei, eskaliere die Situation schnell. Er höre auch nichts Positives mehr von ihr. Früher hätten sie sich viele nette Dinge gesagt, auch Kosenamen verwendet, davon sei nichts mehr übrig.

Sex hätten sie zwar noch, doch nicht mehr so viel wie früher, je nach Situation vielleicht ein- bis zweimal pro Monat. Zu Beginn habe Sexualität eine große Rolle in ihrer Beziehung gespielt, beide hätten sehr gern Sex gehabt. Doch mit zunehmender Entfremdung habe auch die Häufigkeit sexueller Handlungen abgenommen. Zärtlich zueinander sei man nur noch selten. Wenn sie sich voneinander distanziert fühlen würden, entstünde auch keine erotische Spannung. In den Ferien, wo sie meist entspannt seien, hätten sie es nach wie vor sehr gut zusammen, da käme es auch mehrmals pro Woche zu Sex. Es sei dann alles entspannt und locker.

Beide stimmen darin überein, dass sie zu wenig Zeit miteinander verbringen würden, die Firma und die Kinder sie stark absorbieren würden und es eigentlich für die Beziehung nicht förderlich sei, dass sie beide im selben Betrieb arbeiten. So hätten sie auch wenig Außenimpulse und würden sich ständig sehen.

Als weiteres Problem schildern sie die Unterschiedlichkeit bezüglich ihrer Erziehungsvorstellungen. Während Herr L. findet, dass man den bald erwachsenen Töchtern längere Zügel lassen und sie auf die Unabhängigkeit vorbereiten sollte, indem man ihnen mehr zutraut und sie weniger kontrolliert, sieht Frau L. das anders. Eben jetzt in dieser sensiblen Phase würden die Töchter die Eltern stärker als je benötigen und es sei wichtig, ihnen weiterhin klare Strukturen vorzugeben.

Nach der Problem- und Zielanalyse (PA-ZA) führt die Therapeutin das Oral History Interview (OHI) durch. Die beiden hätten sich bereits in der Oberstufe kennengelernt und seien kurz als Paar in dieser Zeit zusammen gewesen. Nach einem halben Jahr hätten sie die „Schwärmerei" beendet und er sei für die Berufslehre in eine andere Stadt gezogen. Sie habe eine kaufmännische Lehre im gleichen Dorf absolviert. In dieser Zeit hätten sie sich aus den Augen verloren. Auf einem Dorffest Jahre später hätten sie sich zufällig wieder getroffen und da sei der Funke definitiv gesprungen. Sie hätten in derselben Nacht miteinander geschlafen, alles sei wild und aufregend gewesen. Kurz darauf hätten sie sich verlobt und zwei Jahre später geheiratet. Dann seien die Kinder gekommen – eine glückliche Zeit. Mit der Firmengründung sei alles hektischer geworden, doch auch diese Phase sei letztlich schön gewesen, selbständig zu sein, sich selbst organisieren zu können, zusammen im Betrieb zu sein und sich häufig zu sehen, während andere Paare den ganzen Tag voneinander getrennt sind.

Am Ende dieser Sitzung wird das Reziprozitätstraining (RT) mit einer ersten Hausaufgabe eingeführt zur Frage: „Was kann ich tun, um meinem Partner/meiner Partnerin eine Freude zu machen und damit es ihm/ihr gut geht?" Beide notieren eine Reihe von Vorschlägen und sind motiviert, diese im Alltag umzusetzen.

In der dritten Sitzung spürt man, dass das RT dem Paar guttut, dass diese verstärkenden Momente sie wieder einander näherbringen. Es wird mehr gelacht und Zuneigung wird wieder spürbar. Die Therapeutin führt ins Kommunikationstraining (KT) ein und nimmt das 10-minütige Konfliktgespräch auf, das sie in der nächsten Sitzung mit dem Paar analysiert.

Beim Konfliktgespräch wird das typische Demand-Withdraw-Muster erkennbar. Frau L. wird schnell laut und fordernd, doch bewahrt sie Respekt und Achtung vor ihrem Partner. Dieser zeigt viel Defensivität, gefolgt von Rückzug. Beide gehen nicht auf Möglichkeiten ein, um dem Gespräch eine konstruktive Dynamik zu geben.

Nach dem Kommunikationstraining wird rasch zur 3-Phasen-Methode (3-Ph-M) übergeleitet, die in 3 Sitzungen durchgeführt wird. Im Zuge dieser Gespräche nähern sich beide erheblich aneinander an, es entsteht eine tiefe Intimität und herzliche Nähe und ein gegenseitiges Verständnis für das Erleben des anderen. So erkennt Frau L., dass sein Rückzugsverhalten mit seiner Grundüberzeugung zusammenhängt, dass er für andere uninteressant sei. Er fühlt sich von ihr emotional abgelehnt, wenn sie ihn kritisiert, und zieht sich in der Folge zurück. Sie wiederum hat die Grundüberzeugung, dass sie für alles die Verantwortung übernehmen müsse, was sie stark unter Druck setzt. Wenn sie ihn kritisiert, dann vor allem, um Dinge zu verändern oder zu verbessern, für die sie sich verantwortlich fühlt.

Um die Ressourcen des Paares weiter zu stärken, werden in einer darauffolgenden Sitzung Interventionen zur Kapitalization (IK) durchgeführt. In diesem Rahmen wird herausgearbeitet, welche Stärken beide haben und wie diese im Alltag vom anderen vermehrt validiert werden können. Sie entdecken einige Gelegenheiten, wo dies umsetzbar ist, und möchten auch als Eltern Kapitalization gegenüber ihren Töchtern vermehrt anwenden.

Interventionen zur Verbesserung der Sexualität erübrigen sich schließlich, da das Paar aufgrund der merklichen Verbesserung ihrer Beziehung eine neue Grundlage der einfühlsamen, aneinander interessierten Begegnung gefunden hat, die die Tür zu Zärtlichkeit, körperlicher Nähe und Interesse am Sex wieder aufgestoßen hat.

In Bezug auf die unterschiedlichen Einstellungen zur Erziehung der Töchter erarbeitet die Therapeutin mit dem Paar eine gemeinsame Haltung und streicht die Bedeutung von Co-Parenting heraus, wonach beide am gleichen Strick ziehen und sich auf eine gemeinsame Grundhaltung einigen sollten. Zu diesem Zweck wird die Beziehungspyramide (B-PYR) angepasst und Kärtchen mit wichtigen Aspekten der Erziehung beschriftet, die mit dem Paar gemeinsam gefunden werden (z. B. Sicherheit geben; Autonomie gewähren; klare Zeiten, wann man nach Hause kommt; wissen, mit wem Tochter unterwegs ist; finanzielle Freiheiten). Das Paar legt schließlich gemeinsam eine Pyramide in Bezug auf Aspekte, die ihnen in der Erziehung besonders wichtig sind.

Als letzter Punkt wird die Berufstätigkeit im selben Betrieb angesprochen. Frau L. meint, dass sie mit ihrem Mann nun wieder eine ausreichend gute Beziehungsgrundlage gefunden habe, in der das bisherige Arbeitsmodell für sie weiterhin passend sei. Die Therapeutin regt das Paar an, dennoch auch neue Impulse in die Partnerschaft hineinzubringen, welche durch Selbstpflege und externe Hobbys im Sinne der Akzeptanzarbeit (AA) erarbeitet werden.

Emotionale Entfremdung

Differenzialtherapeutischer Entscheidungsbaum

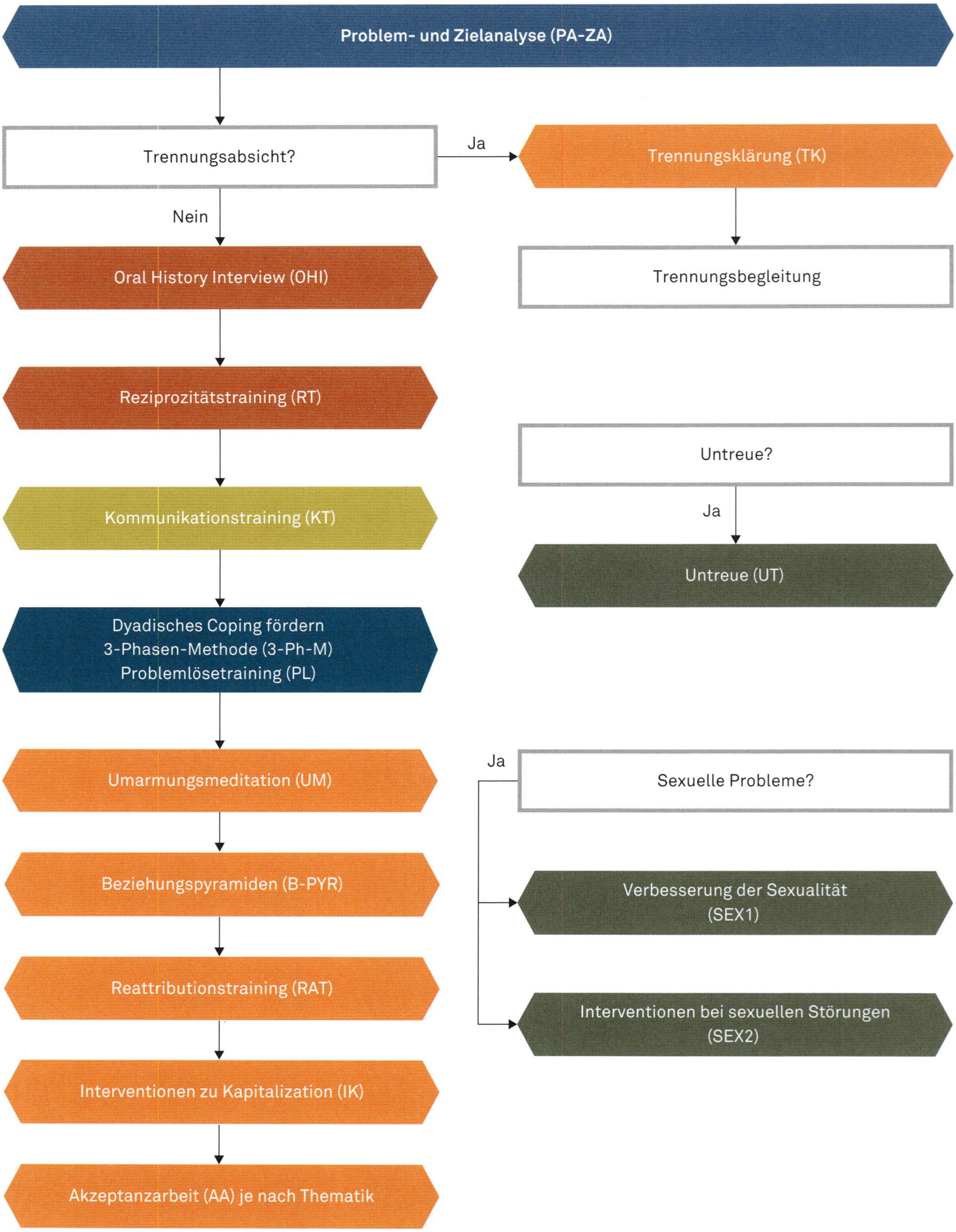

Abbildung 4: Differenzialtherapeutischer Entscheidungsbaum bei emotionaler Entfremdung

Merke

Dies ist eine idealtypische Abfolge. Es gilt, die Abfolge der Interventionen bei jedem Paar gemäß Problemanalyse und spezifischen Bedürfnissen des Paares maßgeschneidert festzulegen. Falls Anzeichen von beginnender oder bereits existierender Untreue vorhanden sind, erfolgen Interventionen gemäß Entscheidungsbaum *Untreueproblematik*, *bei sexuellen Problemen*, Interventionen gemäß Entscheidungsbaum *sexuelle Probleme*.

Fallbeispiel

Karin (51 Jahre alt) und Birgit (45 Jahre alt) sind seit 11 Jahren zusammen. Karin ist freischaffende Fotografin und berufsbedingt viel unterwegs. Je nach Auftrag ist sie teils mehrere Wochen im Ausland. Birgit ist im Kulturbereich tätig, sie organisiert Ausstellungen und amtet als Kuratorin. Sie haben sich damals bei einer Fotovernissage eines Bekannten von Karin kennengelernt.

Beide hatten vor dieser Beziehung mehrere kürzere und längere Partnerschaften, die jedoch immer enttäuschend zu Ende gingen. Birgit hatte anfangs auch zwei heterosexuelle Beziehungen, bis sie merkte, dass sie lesbisch ist. Karin hatte dies schon in der Pubertät realisiert und sich früh geoutet und war ausschließlich mit Frauen zusammen gewesen.

Die Zeit für die Partnerschaft ist rar, da häufig Sitzungen am Abend anstehen und Birgit auch im Gemeinderat tätig ist. Sie hat abends häufig Vernissagen und Kulturanlässe oder politische Sitzungen und Veranstaltungen.

Karin begleite sie ungern zu diesen Events, da sie ihre Ruhe brauche und tagsüber bereits genug Leute gesehen habe oder von den Auslandsreisen ausgelaugt sei. Beide verbarrikadieren sich abends in ihren Zimmern und arbeiten bis spät in die Nacht.

Wenn sie Zeit füreinander haben, dann verläuft diese meist latent gereizt und endet in schwelenden Konflikten. Birgit wirft Karin häufig vor, dass ihr die Karriere wichtiger sei als ihre Partnerschaft. Wie es ihr gehe, sei ihr egal, sie liebe sie nicht mehr, das spüre sie ganz deutlich. Birgit weint dann bitterlich und schließt sich in ihrem Arbeitszimmer ein, wo sie die Nacht verbringt und anschließend über mehrere Tage Karin aus dem Weg geht (einmal länger als eine ganze Woche). Karin leidet stark unter diesem „Liebesentzug", auch sie erlebt diese schleichende Entfremdung und Abkühlung der Gefühle als ein Hauptproblem ihrer Beziehung, wünscht sich jedoch auch eine klarere Kommunikation und einen Verzicht von Birgit auf solche „Spielchen". Sie ist genervt von diesen „infantilen Schmollattacken".

Beide fühlen sich hilflos und sind unzufrieden. „Wir haben uns verloren", denkt Karin immer häufiger wehmütig und hadert. Ihr ist es besonders wichtig, einen stabilen, sicheren Hafen zu haben, da sie erste Anzeichen der Menopause verspürt und nicht wieder neu auf Partnerinnensuche gehen möchte.

In der Problemanalyse (PA) werden die folgenden Probleme festgehalten:

- Kaum Zeit füreinander und wenig gemeinsame Aktivitäten
- Emotionale Entfremdung und Verlust der Liebe
- Wenig Zärtlichkeit und Sex
- Unbefriedigende Kommunikation (schwelende Konfliktaustragung)

Als Ziel legen beide in der Zielanalyse (ZA) die Klärung fest. Sie möchten prüfen, ob diese Beziehung eine Zukunft hat und sie diese fortführen oder beenden sollen.

Anschließend führt die Therapeutin ein OHI durch, das viele schöne gemeinsame Erlebnisse zutage fördert, auch wenn die ganz große Liebe zu Beginn nicht vorhanden war. Birgit hatte Karin als Fotografin toll gefunden, sie bewundert für ihre Unkonventionalität, ihren Nonkonformismus und dafür, dass sie so selbstverständlich zu ihrer Homosexualität stehen konnte. Karin hatte das Klare, Strukturierte und Häusliche bei Birgit gefallen, sie fühlte sich bei ihr sicher und aufgehoben, meinte, sie habe „das Zuhause gefunden", das ihr bei den vielen Reisen und der starken Außenorientierung, die mit ihrem Beruf einhergeht, gefehlt habe. Obgleich beide nicht dem Idealpartnerinnenbild entsprachen und sehr unterschiedlich sind (außer der Kultur verband sie zu Beginn wenig), gewannen sie sich lieb und gingen die Beziehung ein. Beide sehnten sich nach etwas Stabilem und Längerfristigem. Sie schilderten, dass sie zu Beginn (die ersten zwei Jahre) eine sehr gute und intensive Zeit verbracht hätten, mit stimulierenden Besichtigungen von Kirchen, Museen, historischen Bauten und Kunstausstellungen, wo sie sich gegenseitig viele neue Perspektiven eröffneten. An der Biennale für Kunst in Venedig gaben sie sich dann vor neun Jahren feierlich das Versprechen, zusammenbleiben zu wollen und ihre Partnerschaft offiziell zu machen, auch wenn eine Heirat für Birgit nicht infrage kam.

Danach werden Zeitinseln für das Paar vereinbart: mindestens ein fix festgelegter Paarabend pro Woche, freies gemeinsames Wochenende zweimal pro Monat. Diese werden in einem Kalender notiert, der am Kühlschrank in der Küche angebracht werden sollte. Das Reziprozitätstraining (RT) erfolgt im Anschluss und zeigt gute Erfolge. Beide sind motiviert, sich Gutes zu tun, und planen wechselseitig gemeinsame Aktivitäten, die sie gerne unternahmen (Wanderungen, Spaziergänge, Radtouren), sowie mehr gemeinsame kulturelle Erlebnisse ein (Theaterbesuche, Museen, Kulturwochenende in Deutschland, Italien und Frankreich). Sie nennen vor allem gemeinsame Verstärker, da sie sich mehr Zeit miteinander wünschen.

Als nächstes wird das Kommunikationstraining (KT) eingesetzt. Beide lernen, ihre Gefühle und Bedürfnisse auszudrücken, anstatt Konflikte schwelend auszutragen. Birgit bekundet zu Beginn Mühe damit, da sie im Elternhaus nie einen Streit der Eltern erlebt hatte und keine Modelle für eine funktionale Konfliktkommunikation vorgelebt bekommen hatte.

Um die emotionale Nähe und Intimität zu stärken, wird die 3-Phasen-Methode (3-Ph-M) durchgeführt. Dabei werden kleinere und größere Verletzungen aufgearbeitet und das Verständnis füreinander gefördert. Karin kann ihre Ängste in Bezug auf eine drohende Trennung äußern. Birgit öffnet sich ihrerseits emotional und schildert tiefe Unsicherheiten in Bezug auf ihren Selbstwert und wie wichtig ihr das politische Amt und ihre Berufstätigkeit sei, um diesen zu stabilisieren. Sie versuche, sich mit der vielen Arbeit und ihrem Status etwas zu beweisen und hoffe innerlich, dass Karin sie toll findet. Das Paar erlebt nach drei 3-Ph-M eine starke Annäherung. Die Gründe für die gegenseitigen Verletzungen zu verstehen, erweist sich für beide als hilfreich.

Die Therapeutin sondiert im Anschluss an die Übungen, ob sie Bedarf an Versöhnungsarbeit (VA) haben oder eine Umarmungsmeditation (UM) durchführen möchten. Das Paar entscheidet sich für Letzteres. Die Umarmung erfolgt im Anschluss an die dritte Phase der 3-Ph-M nach einer tiefen emotionalen Selbstöffnung von Birgit und wird von beiden als äußerst innig beschrieben. Beide weinen während der Umarmung und halten sich lange in den Armen, eng umschlungen.

Inzwischen hat eine emotionale Annäherung stattgefunden, die auch in einem weicheren Gesichtsausdruck bei Karin, häufigerem entspanntem Lachen und zärtlichem Körperkontakt (Berührungen während der Therapie, näher sitzen etc.) sichtbar wird. Die Frage, ob sie zusammenbleiben sollten, ist indes noch nicht restlos geklärt, es müssten sich weitere Aspekte verbessern.

Um diese herauszuarbeiten, schlägt die Therapeutin die Beziehungspyramide (B-PYR) vor und lässt beide unabhängig voneinander eine Real-Pyramide („Wie erleben Sie die Partnerschaft aktuell?") und eine Ideal-Pyramide legen („Wie sollte die Partnerschaft künftig aussehen?"). Die vier Pyramiden werden miteinander verglichen und Punkte herausgearbeitet, die für die Zukunft des Paares von Bedeutung sind. Dabei zeigt sich, dass beide das Kärtchen „emotionale Nähe/Sicherheit" zuoberst in der Idealpyramide gelegt haben, gefolgt von „Kommunikation" und „Sexualität" bei Birgit respektive „Gemeinsamkeiten" und „Treue" bei Karin. Darunter dann die jeweiligen Kärtchen, die die Partnerin eine Zeile höher gelegt haben.

Die beiden realisieren, dass ihre Ideal-Pyramiden nicht fundamental unterschiedlich sind und sie gemeinsame Werte und Bedürfnisse verbinden. Birgit kann den Wunsch von Karin nach Treue und Verbindlichkeit nachvollziehen und meint, dass ihr dies auch sehr wichtig sei. Sie spüre wieder sehr viel deutlicher, wie sehr sie Karin möge, und wolle die Beziehung fortführen. Karin ist erleichtert und meint auch, dass ihre Pyramiden nicht so unterschiedlich seien. Diese Visualisierung ist für beide sehr hilfreich.

Die Therapeutin fragt das Paar, wo es weiteren Behandlungsbedarf sehe und ob die Sexualität (Reanimation der Sexualität und Regelmäßigkeit von Sex) oder Interventionen zur Kapitalization (IK) als nächstes Therapieelement sinnvoll seien. Das Paar entscheidet sich für die sexualitätsorientierten Interventionen und erarbeitet mit der Therapeutin Möglichkeiten, ihre Sexualität wieder in Schwung zu bringen (Modul „SEX1"). Trotz ersten Anzeichen der Menopause bei Karin äußert diese (ähnlich wie Birgit) einen starken Wunsch nach körperlicher Zärtlichkeit und Intimität, äußert in der Trichtermethode jedoch auch Ängste in Bezug auf den Altersunterschied und dass Birgit sie sexuell nicht mehr attraktiv finden könnte. Schließlich werden regelmäßige Sextermine festgelegt.

Zum Schluss wird das Thema Konkurrenz und Neid angesprochen, das schwelend immer wieder in den Therapiesitzungen aufkommt. Aufbauend auf den Erfahrungen von gegenseitigem Verständnis, warum beiden der Erfolg so wichtig ist, und der erlebten Intimität und Nähe während der 3-Ph-M, wird von der Therapeutin die Intervention zur Kapitalization vorgeschlagen. Das Paar spricht gut darauf an und erlebt es als befreiend, sich am Erfolg des anderen zu freuen, statt ihn einander zu missgönnen.

Sexualitätsprobleme

Differenzialtherapeutischer Entscheidungsbaum

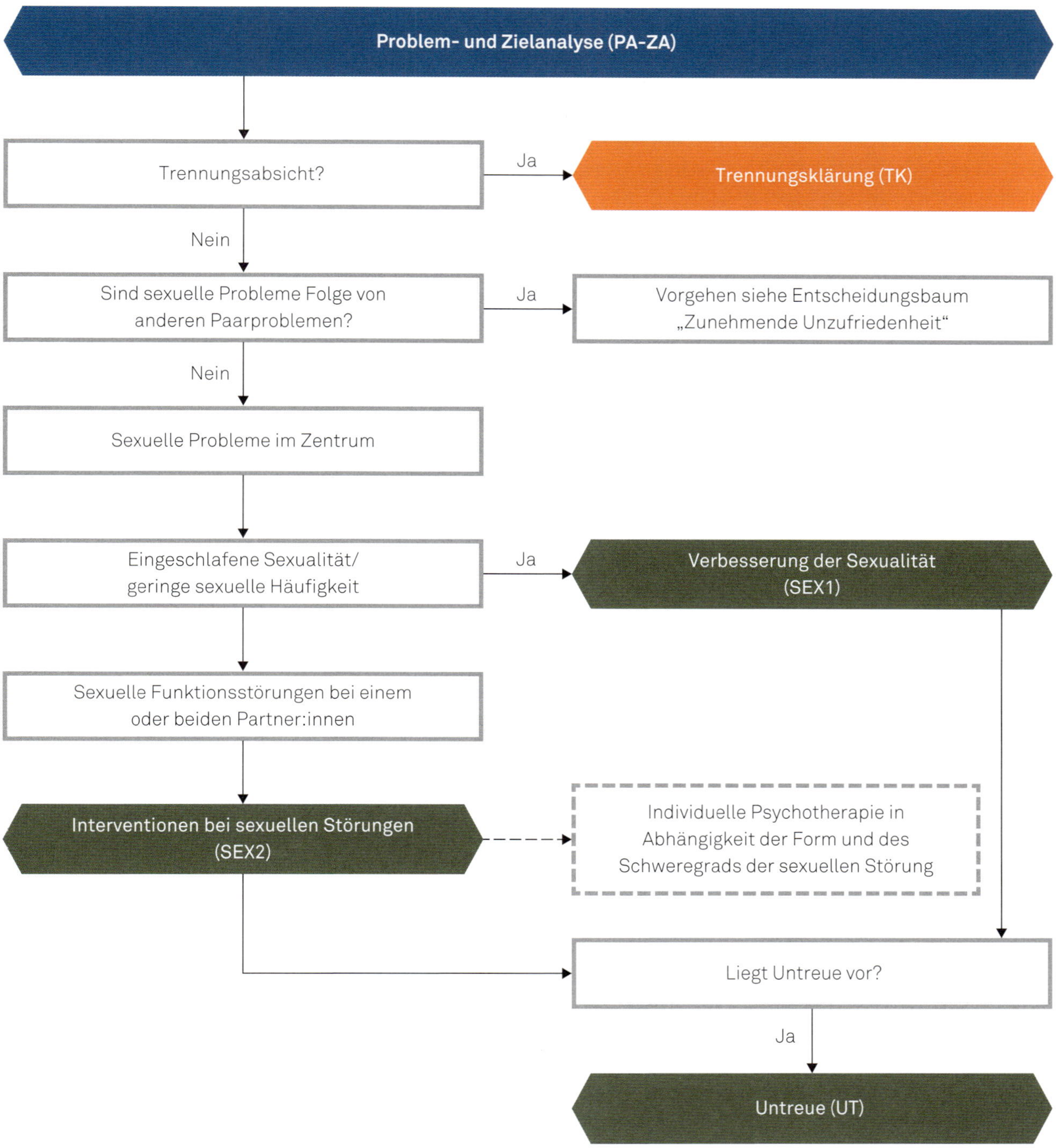

Abbildung 5: Differenzialtherapeutischer Entscheidungsbaum bei Sexualitätsproblemen

Merke

Bei Paaren mit einer sexuellen Problematik gilt es, zuerst die Trennungsabsicht zu klären. Danach werden die sexuellen Probleme exploriert (vgl. auch funktionale Bedingungsanalyse SORCK). Bei einer fehlenden oder sehr geringen sexuellen Aktivität werden Interventionen zur Verbesserung der Sexualität eingesetzt, bei sexuellen Problemen Interventionen bei sexuellen Störungen. Wenn Untreue und Gewalt ein Thema sind, werden zudem diese Themen bearbeitet. Zudem gilt es zu klären, ob eine individuelle Psychotherapie angesagt ist.

Fallbeispiel

Frau K. und Frau M. sind seit sieben Jahren ein Paar. Sie haben einen Sohn (4 Jahre alt). Frau K. (39 Jahre alt) ist Ärztin, Frau M. (35 Jahre alt) arbeitete vor der Geburt ihres Sohnes als Fachfrau Gesundheit. Nach der Geburt machte sie eine einjährige Mutterschaftszeit, da der Sohn große Schwierigkeiten mit dem Schlafen hatte. Sie hatten versucht, mit dem Spital auszuhandeln, dass sie beide abwechselnd je ein halbes Jahr zuhause die Familienarbeit übernehmen könnten. Die Anfrage wurde negativ beantwortet und es frustrierte beide sehr.

So begann Frau M. nach einem Jahr wieder mit 40 % in Teilzeit zu arbeiten. Durch die Kombination der Erwerbs- und Familienarbeit wurde für beide Eltern alles sehr stressig. Frau K. gelangte nochmals an die ärztliche Direktion mit der dringenden Bitte um Reduktion auf 60 %, aber aufgrund des Fachkräftemangels wurde ihr Gesuch abgelehnt. Darauf kündigte sie ihre Stelle, denn die aktuelle Situation war für beide langfristig zu hektisch und gesundheitsschädigend. In diese Zeit fiel das verlockende Angebot für Frau K., in einem anderen Landesteil zu arbeiten. Sie entschieden gemeinsam, das Angebot anzunehmen und dass Frau M. sich vorerst hauptsächlich um ihren gemeinsamen Sohn kümmert, bis er in das zweite Kindergartenjahr kommt. Danach würden sie die Rollen tauschen. Doch bald realisierten beide, dass die Infrastruktur (Kita, Tagesschulen) begrenzt vorhanden und sehr teuer war.

In der Problem- und Zielanalyse (PA-ZA) gibt Frau M. an, dass sie sehr damit hadere, dass sie umgezogen seien. Sie fühle sich isoliert und ihr fehlten ihre Freundinnen und immer mehr auch ihr Beruf. Auch finde sie es manchmal unfair, wie finanziell schlecht abgesichert sie bei der aktuellen Aufteilung eigentlich sei. Zusätzlich sei ihre Partnerin beruflich sehr engagiert und arbeite oft sehr lange und unregelmäßig, sodass sie sich kaum sehen würden. So habe sie sich ihr Familienleben nicht vorgestellt. Auch die Kommunikation leidet immer mehr, Frau M. macht ihrer Partnerin zunehmend Vorwürfe, weil sie wenig im Haushalt und der Kindererziehung mithilft. Frau K. findet die Anschuldigungen ungerecht, denn sie leiste ja ihren Beitrag mit der Erwerbsarbeit auch. Sie empfindet ihre Vorwürfe als ungerecht und geht Frau M. deshalb abends oft aus dem Weg. Sie haben oft Streit, es eskaliert leicht, Lösungen finden sie selten.

Durch die dauernde Angespanntheit findet die Sexualität nur noch selten statt und wird von M. als schmerzhaft erlebt. Beiden fehle Sex, darin stimmen sie überein. Zeit füreinander ist ein weiteres Thema. Seit zwei Jahren fokussiert sich Frau K. vor allem auf ihren Job und Frau M. auf den gemeinsamen Sohn. Es sei sicher ein Jahr her, dass sie zusammen einen Tag nur für sich Zeit hatten.

Nach der Problem- und Zielanalyse (PA-ZA) wird das Oral History Interview (OHI) durchgeführt. Das Paar hatte sich an einem Weihnachtsessen des Spitals, an dem sie beide arbeiteten, kennengelernt. Sie waren sich schon vorher positiv aufgefallen. Beide fanden die jeweils andere sehr hübsch und attraktiv, und beim Weihnachtsessen ergab sich die Gelegenheit, miteinander anzustoßen und ins Gespräch zu kommen. Sie entdeckten, dass sie beide ihren Beruf mit Leidenschaft ausübten, sich für Politik interessierten, gerne reisten und Freundschaften ihnen viel bedeuteten. Frau K. sprach schon damals an, dass sie ihre langjährigen Freundinnen sehr vermisse, da sie zu weit weg wohnen würden, um sie an Wochenenden und zusätzlich bei den unregelmäßigen Arbeitszeiten besuchen zu können. Sie wussten schon nach diesem Abend, dass sie sich nicht mehr aus den Augen verlieren wollten, und begannen, sich jeweils in der Mittagspause zu treffen.

Frau K. wurde initiativ und lud Frau M. nach zwei Monaten zu einem Date ein. Frau M. war sehr nervös und freute sich unglaublich über die Einladung. Beide fühlten sich sehr wohl und hatten einen sehr angeregten, lustigen Abend zusammen. Dann lud Frau K. Frau M. zu sich nach Hause ein, und es war für beide stimmig, als sie danach auch Sex miteinander hatten. Beide waren genauso leidenschaftlich, wie sie das von der anderen vermutet hatten. Am Tag danach war für beide klar, dass sie sich ineinander verliebt hatten und dass sie zusammen eine Beziehung beginnen wollten.

Sie sprachen oft miteinander über ihre Zukunftsvorstellungen und über ihren Kinderwunsch. So war es für beide nur folgerichtig, dass sie zusammen auch eine Familie gründen wollten. Aufgrund ihrer Ausbildungen wollten beide mindestens noch zwei Jahre warten und sich auch besser kennenlernen.

Sie hatten zwar im Alltag nicht viel Zeit zusammen, aber sie genossen zwei längere Reisen ins Ausland. Zusammen waren sie ein gutes Team, beide brachten sich ein und waren neugierig unterwegs. Gesprächsstoff gab es immer. In die zwei Jahre fiel dann die definitive Entscheidung, den Wunsch nach einer gemeinsamen Familie nicht länger hinauszuzögern. Als Frau M. schwanger wurde, war die Freude bei beiden groß.

Es war eine schwierige Geburt und danach änderte sich ihr Leben komplett, was sie so nicht erwartet hatten. Beide fanden oftmals keinen Schlaf, und da Frau K. in Vollzeit erwerbstätig war, zog sie zum Schlafen jeweils in ein anderes Zimmer, um genügend Schlaf zu finden und ihren anspruchsvollen Beruf angemessen ausüben zu können.

In der Therapie wird das OHI eingesetzt. Gegen Ende der Sitzung werden beide nachdenklich und betrübt, da sie realisieren, wie lieblos und gehässig sie mittlerweile miteinander umgehen, nachdem alles so schön begonnen hatte. Sie spüren, dass sie ihrer Partnerschaft wieder eine größere Priorität einräumen wollen. Nach dem OHI wird die erste Hausaufgabe im Rahmen des Reziprozitätstrainings (RT) aufgegeben: Beide sollen für sich überlegen, was sie schon lange nicht mehr tun, von dem sie wissen, dass es der Partnerin Freude bereiten würde.

In der zweiten Sitzung werden die jeweiligen Ideen beider Partnerinnen besprochen. Beide hatten sich viel Zeit für die Aufgabe genommen und bringen sich engagiert ein. Auch bei der Umsetzung des RT sind beide motiviert und notieren sich abends zusätzlich kurz, was sie tagsüber seitens der Partnerin gefreut hat. In der nächsten Sitzung erzählen beide, dass ihnen das OHI und das RT verdeutlicht haben, dass sie sich immer sehr geliebt haben und immer noch lieben, dass aber einfach die Motivation nicht mehr da gewesen ist, dies einander aktiv zu zeigen.

Nach der Einführung zum Kommunikationstraining (KT) zeigt die Analyse des 10-minütigen Konfliktgesprächs auf, dass sich beide laufend Vorwürfe machen, sich wiederholt unterbrechen und kein einziges Mal nachfragen. Generalisierende Kritik oder verächtliche Kommunikation sind nicht vorhanden. Beide sind dominant im Gespräch und lassen einander nicht ausreden. So kämpfen beide um ihre Redezeit und schweigen irgendwann resigniert. Als die Therapeutin zurückkehrte, sind beide etwas ratlos. Beide sind betroffen, als sie im Video erkennen, wie jede am eskalierenden Verlauf beteiligt ist, beide egozentrisch und defensiv sind, während sie es im Alltag vor allem so wahrnehmen, dass nur die Partnerin unterbricht und laut wird. Die Therapeutin arbeitet mit ihnen die Dynamik zwischen ihnen heraus, die Dominanz löst sich ab, beide sind nur bei sich, hören einander nicht zu und machen sich gegenseitig Vorwürfe. Es wird deutlich, dass beide zum negativen Verlauf beitragen.

Da das Paar selbst zu keiner Lösung bezüglich des Wohn- und Arbeitsorts gelangen kann, wird im anschließenden Problemlösetraining (PL) dieses Thema bearbeitet.

Die Klärung und gemeinsame Problemlösung ergibt, dass sie sich auf den gemeinsamen Wohn- und Arbeitsort einigen können, was für beide Partnerinnen eine große Erleichterung ist. Erstaunlicherweise sind es mehrere Aspekte am neuen Ort, die für beide im Vergleich zum früheren Ort doch deutlich mehr Pluspunkte erhalten, kurz- wie auch langfristig.

Nachdem sich das Paar zusammen entscheiden kann, definitiv am neuen Wohnort zu bleiben, rücken die weiteren paarinternen Konfliktthemen ins Zentrum: die Ungleichheit im Paar bezüglich Erwerbs- und Familienarbeitsaufteilung, die fehlende Unterstützung, die Isolation und die nicht mehr vorhandene Sexualität.

In mehreren Gesprächen unter Anwendung der Trichtermethode (3-Ph-M) lernen sich beide besser verstehen, indem sie sich tiefer öffnen und das Gespräch weg kommt von Vorwürfen, sondern substanzieller und intimer wird.

Sie finden Möglichkeiten, dass sich Frau K. mehr in der Familie engagiert und dass sich Frau M. nun auch wieder auf Stellen bewirbt. Frau K. hat ihrerseits auf ihr Gesuch im Spital die Erlaubnis erhalten, dass sie auf Anfang des neuen Jahres auf 50 % reduzieren kann, was ein Lichtblick für Frau M. ist. Frau K. sieht ein, dass es nun an der Zeit ist, dass sie sich mehr in der Familienarbeit und für die Partnerschaft engagiert und dass ihre Partnerin beruflich wieder mehr zum Zug kommen sollte.

Die Beziehung verbessert sich deutlich, aber die sexuellen Probleme (Lustlosigkeit, Schmerzen) bleiben weiterhin ein Thema. Deshalb wird eine differenziertere Anamnese zur Sexualität erhoben (PA bezüglich Sexualität).

Es zeigt sich, dass Sexualität zu Beginn und in den ersten zwei Jahren leidenschaftlich und für beide erfüllend gewesen war. Nach der Schwangerschaft und Geburt begann sich die Sexualität zu verändern. Sie hatten noch gelegentlich Sex, aber mehr zärtlich, weniger leidenschaftlich. Nach der Geburt und den zunehmenden Problemen im Paar schlief die Sexualität langsam ein, aber sie hatten danach nie wirklich den Mut gefunden, darüber offen miteinander zu sprechen. Über ihre Wünsche zu reden, schien ihnen beiden auch zu technisch, und es war ihnen beiden auch peinlich.

Da ihre Partnerschaft infolge der Interventionen für beide wieder einfühlsamer und wertschätzender wird und sie sich wieder emotional näher und verbundener fühlen, wird der Wunsch nach körperlicher und erotischer Nähe, Zärtlichkeit und Sexualität größer. Gleichzeitig ist aber auch die Angst da, von der Partnerin nicht mehr begehrt zu werden, da Sex über so lange Zeit nicht stattfand oder schmerzhaft war.

Um Leistungsängste und Ängste vor Zurückweisung zu reduzieren, wird zuerst mit Sensate Focus (siehe Modul „SEX2“) gearbeitet. Der erste Schritt wird vom Paar als „Sprung vom 10 Meter-Sprungbrett“ erlebt, wie beide rückmelden: Sich das erste Mal nach den letzten zwei Jahren wieder nackt zu sehen und zu spüren, löst bei beiden Angst aus. Aber sie entscheiden sich, die Übungen der fünf Stufen nacheinander in ihrem Tempo umzusetzen.

Schon nach dem zweiten, dritten Erleben der sanften, mit der Zeit intensiver werdenden stimulierenden Berührungen (Stufen 1 bis 3) und den Nachbesprechungen können die Ängste überwunden werden. Dadurch entspannen sich die beiden Partnerinnen und es kommt Vorfreude auf die Fortsetzungen der Stufen 4 und 5 auf. In den Nachbesprechungen werden vor allem Leistungs- und Zurückweisungsängste wiederholt thematisiert, aber das Paar kann eine neue Sinnlichkeit und Erotik wiederentdecken, die sie so vorher über eine lange Zeit nicht mehr miteinander hatten. Die Sexualität wird immer mehr zu einer intimen, emotionalen und erregenden Begegnung. Die Leistungs- und

Zurückweisungsängste können in den Nachbesprechungen der einzelnen Stufen mittels RAT eingeordnet und bearbeitet werden.

Nachdem sich die Ängste immer mehr legen, rückt die Kommunikation über sexuelle Wünsche (Modul „SEX1") ins Zentrum. Mittels unterschiedlicher Methoden werden a) persönlich wichtige Ziele in der Sexualität und b) dafür erforderliche Kompetenzen erarbeitet. Es freut beide Partnerinnen zu hören, dass sie recht viel Übereinstimmungen in den Zielen ihrer Sexualität haben (Q-Sort zu Wünschen in der Sexualität).

Spannend wird es, als sich das Paar damit auseinandersetzt, wie sie sich gegenseitig mehr verführen können und welches Ambiente für beide eine knisternde Spannung erzeugt. Das Paar gewinnt an Mut zu äußern, welche Veränderungen und auch Kompetenzen dazu notwendig sind, damit wieder eine lebendige und ungezwungene Sexualität entstehen kann.

Was früher sofort als Kritik angekommen wäre, kann nun als Wunsch gehört werden: gewünschte Berührungen während des Tages, visuelle Reize bezüglich des Aussehens, Kleidung, aber auch Stellungen, oder auch das Erleben von sexueller Erregung und Lust aufeinander durch das gemeinsame Schauen von passenden Pornofilmen. Das Thema Sexualität kann enttabuisiert werden, das Paar wagt sich nun miteinander auf neues Territorium, und eine neue, und dennoch bekannte Intimität kann wieder ohne Ängste freudvoll miteinander genossen werden.

Untreueproblematik

Differenzialtherapeutischer Entscheidungsbaum

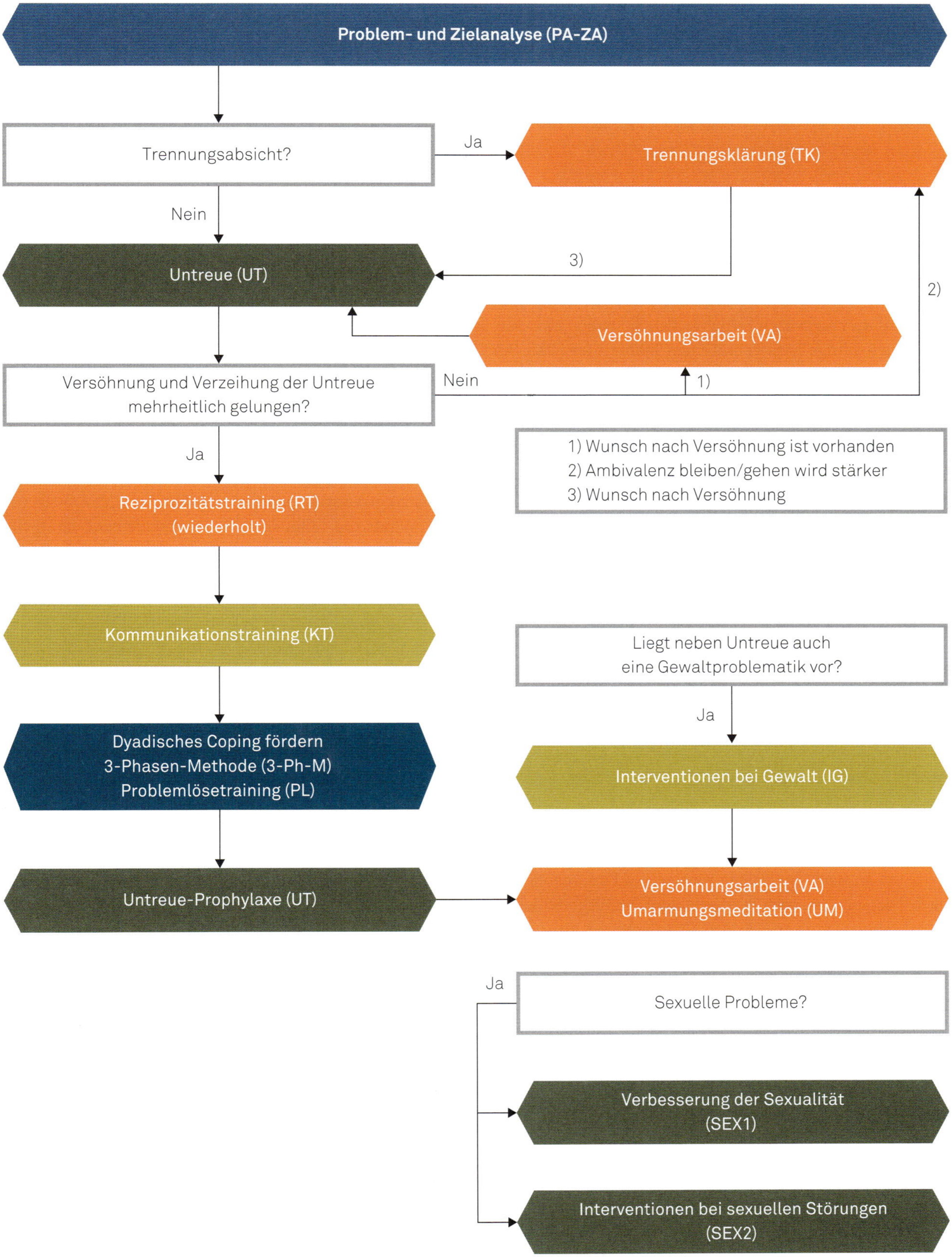

Abbildung 6: Differenzialdiagnostischer Entscheidungsbaum bei Untreueproblematik

Merke

Liegt Untreue vor, ist zu klären, ob das Commitment noch vorhanden ist. Falls ja (wenn auch sehr ambivalent), folgen die UT-Interventionen maßgeschneidert an die PA-ZA. Insbesondere die wiederholte Umsetzung der einzelnen Bausteine bilden neben spezifischer Untreue-Prophylaxe die Basis für ein stärkeres sexuelles, emotionales und kognitives Commitment. Die Abfolge der Interventionen ist immer maßgeschneidert an die PA und ZA des jeweiligen Paares anzupassen.

Fallbeispiel

Das Paar M. ist seit neun Jahren zusammen. Herr M. ist selbständiger IT-Berater (36 Jahre alt), sie eine erfolgreiche Kauffrau im Bankwesen (37 Jahre alt). Sie haben zwei Kinder, eine 6-jährige Tochter und einen 4 Jahre alten Sohn. Seit der Geburt des zweiten Kindes verschlimmerten sich die Partnerschaftsprobleme, welche sich bereits nach einem Stellenwechsel von ihr und der Geburt der Tochter zu manifestieren begannen.

Herr M. schildert bei der Problemanalyse, dass sein Hauptproblem die Untreue seiner Partnerin sei. Er leide zusehends unter ihrer Promiskuität und könne sich allmählich eine Fortsetzung der Beziehung nicht länger vorstellen. Er sei erschöpft und fühle sich missbraucht und gedemütigt. Seine Frau gehe regelmäßig fremd, mit unterschiedlichen Typen, wie er schildert. Mit ihm habe sie dagegen keinen Sex mehr. Er sei einfach „ausgewechselt" und aufs „Rangiergleis" gestellt worden.

Frau M. gibt zu, dass sie diverse Außenbeziehungen habe, die sie lange vor ihm zu verheimlichen suchte. Sie suche in diesen Beziehungen zu anderen Männern nicht primär Sex, sondern Bestätigung, Zuspruch und „intensive Gefühle, emotionale Nähe und Verbundenheit". Ihr fehlen diese Aspekte in ihrer Beziehung zu ihrem Mann. Sie ging in den letzten zwei Jahren mit rund zehn verschiedenen Männern ins Bett. Immer nach demselben Muster: bei Firmenanlässen, nach Überstunden, nach Teamsitzungen, an Weiterbildungsveranstaltungen mit auswärtiger Übernachtung. Neuerdings lernte sie auch Männer über Tinder kennen. Inzwischen sei es fast zur Sucht geworden, fremde Männer zu treffen.

Ihr Partner sei jahrelang nicht für sie verfügbar gewesen, habe nur in den Beruf investiert und sie mit den Kindern allein gelassen. Sie habe sich oft überfordert gefühlt, was ihn nicht interessiert hätte. Sie habe sich innerlich von ihm distanziert. Nach rund zwei Jahren heimlicher Außenbeziehungen habe sie ihrem Mann vor zwei Monaten diese „gebeichtet". Sie habe es nicht mehr ausgehalten, ihn zu hintergehen. Er habe sehr heftig darauf reagiert. Sie hätten daraufhin beschlossen, eine Paartherapie in Anspruch zu nehmen.

Herr M. schildert, dass diese Enthüllungen „traumatisierend" gewesen seien. Er würde alles für sie tun, er wäre ein engagierter Vater, ein fürsorglicher Ehemann und immer für sie da gewesen, auch wenn er viel gearbeitet habe, als er sich selbständig machte. Das sei zudem ein gemeinsamer Entscheid gewesen. Und sie hätte auch stets in ihre Karriere investiert. Er spricht mit viel Bitterkeit in der Stimme.

Sie bestätigt seine Sicht und gibt zu, dass er ein wunderbarer, liebevoller Vater sei, wenn er denn mal zuhause sei. Als Partner habe sie ihn jedoch längst nicht mehr wahrgenommen.

Herr M. äußert, dass er zusehends depressiver geworden sei und immer häufiger an eine Scheidung denke. Zwar möchte er dies wegen der Kinder nicht, doch für ihn wäre es das Beste. Er könne ja schließlich auch jemand Neues kennenlernen, er sei dazu ja noch im besten Alter.

Auf sein Drängen hin habe sie ihm ihren SMS-Austausch mit einigen der Männer gezeigt und ihm Details vom Sex mit ihnen erzählt. Er fühle sich ausgenützt, verraten und wertlos. Er spüre, wie er die Achtung vor sich selbst verliere, wenn er das weiter mitmache.

Nach der Problemanalyse (PL) erörtert der Therapeut, dass er mit dem Paar nur arbeiten werde, wenn beide sich bereit erklären, einen Vertrag zu unterzeichnen, in dem sie sich verpflichten, während der Dauer von 6 Monaten keine Außenbeziehungen zu führen (6-monatiges Moratorium mit keinem Kontakt zu anderen Männern oder Frauen per SMS, WhatsApp, Mail, Telefon, Treffen etc.) und sämtliche aktuellen Kontakte auszusetzen. Andernfalls würde die Therapie nichts bringen und daher würde er auch nicht mit ihnen arbeiten. Die Frau erbittet sich Bedenkzeit bis zur nächsten Sitzung.

Schließlich willigt die Frau ein, beide unterzeichnen den Moratoriums-Vertrag. Um dem Paar den Austausch über die Hintergründe der Untreue und wie man diese jeweils erlebt zu ermöglichen, führt der Therapeut ein Kommunikationstraining (KT) zu einem weniger belastenden Thema durch. Am Ende der Sitzung erklärt er ihnen die SENF-Methode (IG), da es bei ihnen beinahe bereits zu Gewalt gekommen wäre. Er erklärt ihnen, dass es wichtig sei, bei einem eskalierenden Konflikt diese Methode anzuwenden und Belastendes in der nächsten Therapiesitzung anzusprechen.

In der dritten Sitzung wird anhand der Trichtermethode (erste Phase der 3-Ph-M) die Untreue angesprochen. Beide sollen aus ihrer Warte schildern, wie sie diese erleben. Dabei werden tiefere Emotionen herausgearbeitet.

Herr M. schildert eindrücklich, wie er im Schmerz ertrinke, es kaum mehr aushalte. Er fühle sich wertlos und minderwertig, habe schon früher nie jemandem genügen können. Es mache ihn unendlich traurig, hilflos. Er habe Angst vor der Zukunft. Während er dies schildert, ergreift ihn ein heftiger Weinkrampf. Sie wirkt ebenfalls sehr berührt, hat Tränen in den Augen.

Sie schildert, wie es ihr zu Beginn nicht leichtgefallen sei, andere Männer zu treffen, dass sie quasi hineingeschlittert sei. Sie habe aber auch gemerkt, wie es ihr guttue, sie aufblühe, sich wieder als Frau fühle, sich gesehen und geschätzt empfinde. Seine Komplimente hätten nicht denselben Wert wie die von anderen Männern. Sie brauche sie von einem Mann, der stark, männlich sei und auch bei anderen Frauen gut ankomme. Das gebe ihr das Gefühl, dass sie „mithalten" könne, dass sie eine „tolle und begehrenswerte" Frau sei. Sie möchte nicht einfach Mutter sein, sondern in ihrer Gesamtheit gesehen werden. Um Sex gehe es zwar auch, doch insbesondere um diesen Aspekt der Aufwertung. Dass sie ihm untreu geworden sei, war für sie schlimm, sie habe sich verachtet, dafür gehasst. Sie habe häufig nächtelang geweint und sich geschämt. Die Schuldgefühle hätten sie zerfressen. Sie weint heftig, er ist ebenfalls berührt und schluckt schwer.

Der Therapeut lädt das Paar ein, zuhause jede/r für sich einen Brief zu schreiben, in welchem nochmals alle Gefühle und Gedanken im Zusammenhang mit der Untreue niedergeschrieben werden (UT). Sie sollen schonungslos, im Sinne eines reinigenden Prozesses geäußert werden. Der Brief selbst dient nur der eigenen emotionalen Auseinandersetzung mit dem Thema und wird dem Partner/der Partnerin nicht gezeigt. Er soll dem Therapeuten ausgehändigt werden, welcher mit den beiden entscheidet, was damit geschehen soll. Schließlich werden die Briefe in einem Ritual feierlich verbrannt, um einen Schlussstrich unter dieses schmerzhafte Kapitel zu ziehen. Der Brief der Frau ist sieben Seiten lang, derjenige des Mannes fünf. Um das Kapitel der Untreue zu schließen, wird ein Versöhnungsritual (VA) durchgeführt. Das Paar legt ein Wochenende fest, an dem es zusammen (ohne Kinder) in den Bergen in einem Wellness-Hotel, mit dem es schöne Erinnerungen an den Anfang seiner Beziehung verbindet, den Neuanfang wagen will. Dies erweist sich allerdings als nicht erfolgreich und es wird weiter an den Gründen für die Untreue gearbeitet.

So wird in der nächsten Sitzung herausgearbeitet, wie es zur Untreue kommen konnte, welche Aspekte dabei eine Rolle gespielt haben, welche Bedeutung die Herkunftsfamilie dabei gespielt haben könnte. Die Beziehungs-Lebenslinie des Paares (B-LL) wird rekonstruiert und schöne und schwierige Zeiten aufgearbeitet und im Hinblick auf die Entstehung und Aufrechterhaltung der Untreue diskutiert. Dabei werden auch das OHI und schließlich das Reziprozitätstraining (RT) durchgeführt. Das OHI ist unauffällig, beide haben sich relativ schnell ineinander verliebt. Es ging vor allem zuerst um Äußerlichkeiten, um gutes Aussehen von ihr und die Intelligenz von ihm. Dass er ein Nerd gewesen sei, habe sie angezogen, da sie damals noch sehr schüchtern gewesen sei. Er fühlte sich durch ihr Werben geschmeichelt und als Mann bestärkt.

Im RT blockiert er zuerst, es fällt ihm schwer, ihr Gutes zu tun. Er findet, dass sie ihn so stark verletzt habe, dass sie dies zuerst reparieren müsse, sie habe einen großen Schuldenberg bei ihm abzutragen. Der Therapeut versucht die Sichtweise einzubringen, dass ein neues Kapitel zu schreiben bedeute, dass das Alte abgeschlossen werde und damit auch keine Hypothek mehr fortbestehe. Herrn M. fällt dies nicht leicht; zwar könne er es rational nachvollziehen, doch emotional falle ihm dies schwer. Er lässt sich schließlich auf die Übung ein.

Anschließend wird erneut auf die Versöhnungsarbeit (VA) eingegangen und ein neuer Versuch unternommen. Diesmal einigt sich das Paar auf einen gemeinsamen Vernissage-Besuch eines Künstlers, den beide mögen und mit dem beide positive Zukunftsvisionen verbinden. Der Abend verläuft angenehm und beide gehen schließlich Hand in Hand nach Hause. In der darauffolgenden Sitzung wird die Umarmungsmeditation (UM) durchgeführt, welche einen Durchbruch bringt. Beide weinen heftig, fallen sich in die Arme und halten sich lange und innig.

In weiteren Sitzungen werden Interventionen zur Wiederbelebung der Sexualität des Paares ins Spiel gebracht (RV). Dabei geht es darum, behutsam die Sexualität im Paar wieder zu entdecken, zuerst mittels rein zärtlicher Annäherung, dann einem Einbezug der erogenen Zonen und schließlich erkundendem Sex. Hier wird nach dem Sensate Focus (SEX2) vorgegangen. Auch hier bedarf es mehrerer Anläufe, um die Blockaden zu überwinden. Dazu finden in jeder Therapiesitzung ausführliche Gespräche statt, die dazu dienen, den Druck zu reduzieren und das Verzeihen zu fördern, um einen neuen Weg des Zusammenlebens zu ermöglichen. Bei Herrn M. wird eine Entspannungsmethode (Progressive Muskelrelaxation) und positive Imaginationen trainiert, damit er aufkommende Gedanken an Sex seiner Frau mit anderen Männern unterbinden kann.

Zusätzlich werden das Reattributionstraining (RAT) und die Beziehungspyramide (B-PYR) angewendet, um eine Neugestaltung der Partnerschaft zu ermöglichen und einen positiven Blick in die gemeinsame Zukunft zu schaffen. Abschließend wird die Untreue-Prophylaxe angesprochen (gemäß UT).

Gewaltproblematik

Differenzialtherapeutischer Entscheidungsbaum

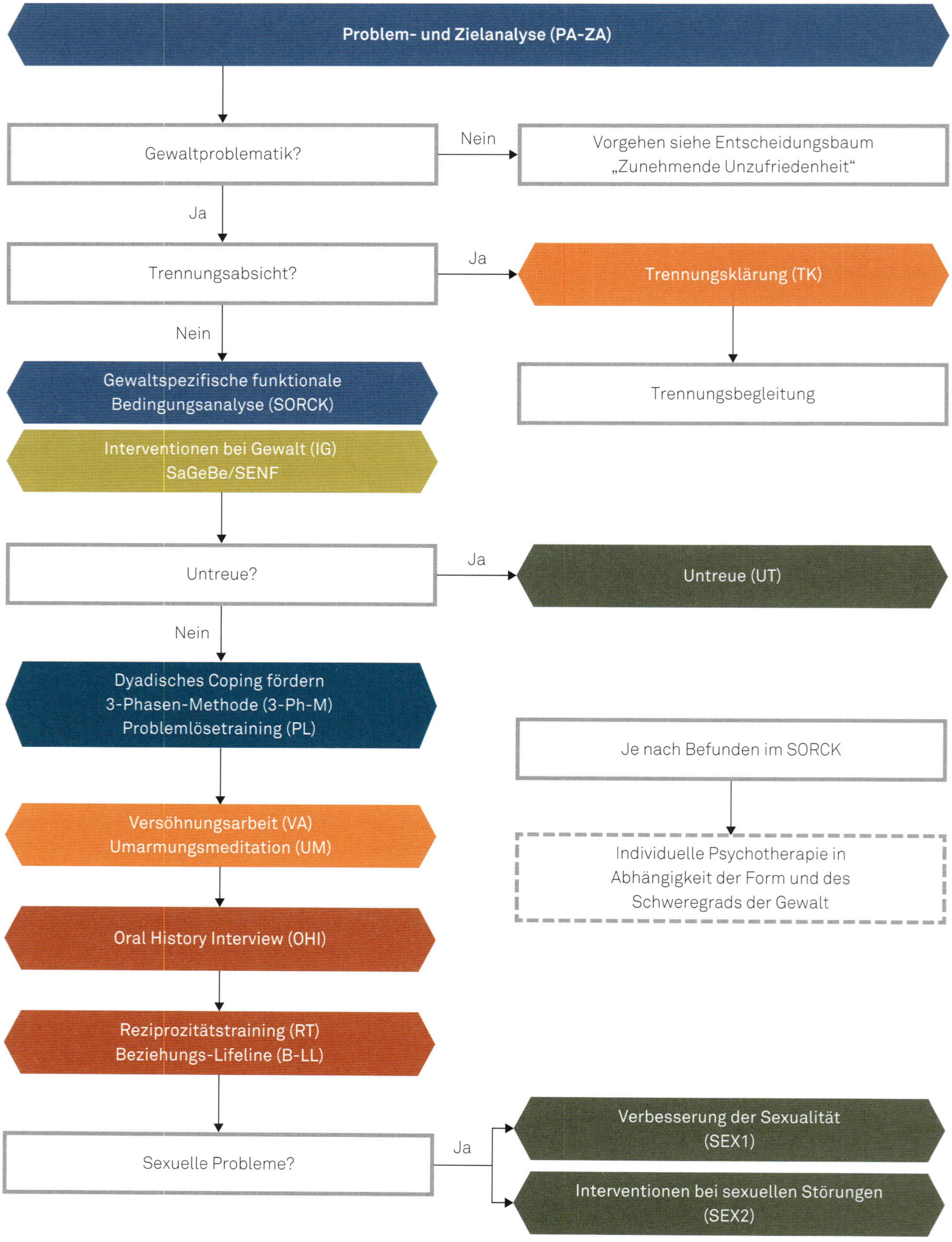

Abbildung 7: Differenzialtherapeutischer Entscheidungsbaum bei Gewaltproblematik

Merke

Bei Paaren mit einer Gewaltproblematik gilt es, zuerst die Trennungsabsicht zu klären. Danach wird eine funktionale Bedingungsanalyse (SORCK) durchgeführt. Wird erst im Verlauf der Therapie ersichtlich, dass Gewalt auftritt, geht Therapeut:in zunächst gemäß Entscheidungsbaum *Zunehmende Unzufriedenheit* vor, wechselt dann aber unverzüglich zum Modul „Interventionen bei Gewalt“ (IG) (vgl. „Fallbeispiel Gewaltproblematik“). Häufig funktionieren in diesem Fall OHI und RT zuerst nicht, und es muss zunächst Versöhnungsarbeit (VA) geleistet werden.

Fallbeispiel

Das Paar K. (Mann 49 Jahre alt, Frau 47 Jahre alt, Tochter 15 Jahre alt) sucht eine Paartherapie auf, weil beide unsicher sind, ob sie die Beziehung weiterführen wollen. Sie sind seit etwas mehr als 16 Jahren zusammen. Die Beziehung habe sich in den letzten fünf Jahren kontinuierlich verschlechtert, schildert die Frau. Seit er zum Direktionsmitglied aufgestiegen sei, würden sich gravierende Zusammenstöße häufen. Er habe keine Zeit mehr für sie, sei viel abwesend und desinteressiert an ihr. Die meiste Zeit sei er emotional kühl und distanziert. Er liebe sie nicht mehr. Dass er so viel weg sei, sei verdächtig, vielleicht habe er eine Geliebte. Bei ihren Schilderungen hat sie einen anklagenden und quengelnden Tonfall.

Der Mann nimmt seine Frau als fordernd und nörgelnd wahr und beschreibt sie als grenzüberschreitend. Er fühle sich konstant von ihr verfolgt und könne ihren Ansprüchen nie genügen. Seit er beruflich mehr Stress habe, werfe sie ihm ständig vor, sie zu vernachlässigen, was nicht stimme. Er sei ein Perfektionist und wolle seine Arbeit gut machen. Seine Eltern hätten ihn immer zu Bestleistungen angetrieben. Er wirkt insgesamt selbstunsicher und beschreibt sich als Zweifler und Grübler.

Hauptthema sind Konflikte darüber, dass sie sich von ihm im Stich gelassen fühlt, dass er nicht würdigt, was sie für ihn und die Familie geleistet hat, und dass er sich keine Zeit für die Beziehung nimmt. Sie empfindet starken Groll und Bitterkeit. Sie sei nie auf ihre Rechnung gekommen, während er sich beruflich verwirklichen konnte. Da sie aus einem Elternhaus stammt, wo der Vater die Mutter betrogen hatte und es zur Scheidung gekommen war, als sie 12 Jahre alt war, empfindet sie häufig das Gefühl von Ungerechtigkeit. Sie komme überall im Leben zu kurz. Sie beschreibt sich als nachtragend, auch ihren Eltern habe sie die Scheidung nie verziehen.

Die Frau hat jüngst eine Bekanntschaft gemacht, noch sei bisher nichts gelaufen, wie sie sagt. Sie genieße jedoch die Aufmerksamkeit dieses Mannes und spüre eine Seelenverwandtschaft. Dieses Gefühl sei auch zu Beginn zu ihrem Mann nicht vorhanden gewesen.

Der Mann reagiert eifersüchtig und mit einer gewissen Verbitterung auf die „Affäre“ und fühlt sich hintergangen. Er merkt an, dass er ihr nie genügen könne und sich hilflos und ausgeliefert fühle. Sie sei diejenige, die alles bestimme.

In der dritten Sitzung kommt es zur Thematisierung von Gewalt. Sie beschreibt, dass die Gewalt damit begonnen habe, dass er bei einem Streit sie zuerst beschimpft und abgewertet und dann in der Erregung ein Glas zu Boden geworfen habe. Dieses sei zersprungen und eine Scherbe habe sie am Knöchel verletzt. Sie sei daraufhin unter Schock gestanden und habe am selben Abend die Koffer gepackt. Eine Freundin habe sie und ihre Tochter für zwei Wochen bei sich aufgenommen. Er hatte verzweifelt darauf reagiert und war in panischer Angst, dass die Polizei vorfahren und ihn verhaften würde. Er dachte, nun sei alles aus, sie würde ihn schon früher als angekündigt verlassen. Er sei an diesem Abend eingebrochen und habe zur Flasche gegriffen, was ihm bisher nie passiert sei.

Der Mann hat daraufhin auf Anraten von Freunden eine Einzeltherapie begonnen, in welcher ihm Kompetenzen bezüglich gewaltfreier Kommunikation und angemessener Emotionsregulation vermittelt wurden. Auf diese Initiative hin und sein Bitten, dass sie doch wieder nach Hause kommen solle, zog sie wieder bei ihm ein. Die Tochter strafte ihn mit Rückzug und redete mehrere Tage kein Wort mit ihm.

Bei einem neuerlichen Konflikt verweigerte der Mann nach einer verbalen Eskalation das Gespräch. Als sie nicht aufhörte, ihn zu bedrängen, schloss er sich ein und schrie, sie solle ihn in Ruhe lassen. Die Frau beschimpfte ihn vor der Türe weiter, trat gegen diese und drohte, die Türe einzutreten. Schließlich öffnete er und bat sie wegzugehen. Sie trat nahe an ihn heran und fuhr fort, ihn zu beschimpfen. Unter anderem nannte sie ihn „eine egoistische Missgeburt“, eine „Nullnummer“. Sie bestreitet den Vorgang und die Wortwahl nicht. Sie sei außer sich gewesen.

Der Streit eskalierte. Er drängte sich an ihr vorbei und wollte aus dem Haus. Dabei stieß er sie weg. Sie verlor das Gleichgewicht, prallte gegen ein Gestell und brach sich eine Rippe. Im Spital wurde die behandelnde Ärztin misstrauisch und erkundigte sich nach häuslicher Gewalt. Die Frau bestätigte, dass ihr Mann sie misshandelt habe.

Auf die Nachfrage in der Therapie, warum sie ihren Mann nicht in Ruhe gelassen habe, obgleich er versucht hatte, Strategien aus der gewaltfreien Kommunikation anzuwenden, erwidert sie, dass er auch mal spüren solle, wie es sich anfühle, wenn sich andere nicht für einen interessieren. Ihm sei es auch egal, wie es ihr gehe, wie sie sich fühle. Sie empfand Genugtuung, dass sich ihr Mann aufgrund des Vorfalls selbst schwere Vorwürfe machte und die Behörden wegen Körperverletzung ermittelten.

In der Problemanalyse berichtet das Paar von

- Stress und wenig gemeinsamer Zeit,
- Kommunikationsproblemen,
- großer emotionaler Distanz und Entfremdung,

- einer sich anbahnenden Außenbeziehung der Frau und
- Gewalt in der Partnerschaft.

Therapeutisch wird mit dem Paar wie folgt gearbeitet:

Nach der Problemanalyse und Zielanalyse werden folgende Therapieelemente umgesetzt:

- Klärung des Bedürfnisses nach Trennung und welche Ursachen dahinterstehen
- Planung von mehr gemeinsamer Zeit und Aufbau von Positivität mittels Reziprozitätstraining (RT)
- Anti-Gewalt-Vertrag bei beiden und Abmachung, dass Frau K. während 6 Monaten darauf verzichtet, mit dem neuen Mann Kontakt zu haben, bis definitiv geklärt ist, wie es mit der aktuellen Partnerschaft weitergehen soll (IG)
- Förderung der emotionalen Kommunikation mittels 3-Phasen-Methode (3-Ph-M)
- Durchführen der SENF-Methode (IG)
- Repair-Gespräche mit anschließendem Versöhnungsritual (IG)

Nach der klassisch durchgeführten Erstsitzung (siehe Fallbeispiel „Zunehmende Unzufriedenheit") wurden in den beiden Folgesitzungen gemeinsame Zeitfenster für die Partnerschaft etabliert. Gleichzeitig wurde versucht, die Grundpositivität mittels Reziprozitätstraining (RT) zu erhöhen, indem beide eingeladen wurden, im Alltag wieder mehr Zeichen der Aufmerksamkeit, des Interesses, der Zuwendung und der Wertschätzung zu setzen.

Als gegen Ende der dritten Sitzung das Thema Gewalt aufkommt, wird auf dieses eingegangen und ein funktionales Verständnis der Gewalt erstellt (SORCK). Da es sich um reziproke Gewalt handelt, werden dem Paar mittels Psychoedukation allgemeine Informationen zu dyadischer Gewalt gegeben. Dabei werden folgende Punkte angesprochen:

- Ursachen für die Gewalt
- Auslöser für die Gewalt
- Wer in welcher Form zur Gewalt während des Prozesses beiträgt
- Welche Strategien vermittelt werden sollen, um gewaltfrei zu interagieren

Dabei wird herausgearbeitet, dass die hohe Negativität, welche in Gewalt umschlägt, in stark negativen Emotionen begründet liegt. Diese Emotionen gilt es wahrzunehmen und ihnen nachzuspüren, um verstehen zu können, was sie einem mitteilen wollen. Da Eifersucht eine wichtige Emotion ist, wird auf die sich anbahnende Außenbeziehung eingegangen und zusätzlich zum Anti-Gewalt-Vertrag (siehe UT) ein 6-monatiges Moratorium verhängt, während dessen die Frau sämtliche Kontakte zum anderen Mann unterlassen soll.

Zur Schaffung eines besseren gegenseitigen Verständnisses wird die 3-Phasen-Methode (3-Ph-M) eingeführt und in mehreren Sitzungen die emotionale Selbstöffnung bei Frau K. und Herrn. K. trainiert (siehe erste Phase der 3-Phasen-Methode [3-Ph-M]).

Insgesamt werden fünf Trichter-Gespräche (mit jeweils beiden Partner:innen in beiden Rollen, d.h. als Sprecher:in und Zuhörer:in) durchgeführt (3-Ph-M). Frau K. äußert in diesen Gesprächen, dass sie das Gefühl habe, dass ihr Mann nicht wegen des Jobs keine Zeit mehr für sie habe, sondern fremdgehen könnte. Sie interpretiere seine Ablehnung als Zeichen dafür, dass er seine Liebe von ihr abgezogen habe. Als Beweise für ihre Theorie fügt sie an, dass sie ihn mehrfach telefonisch zu erreichen versucht habe, wenn er abends wegen Überstunden nicht nach Hause gekommen sei und sie ihn jeweils nicht erreicht habe. Bei seiner Rückkehr habe er keine gute Erklärung dafür gehabt. Sie nahm an, dass er anstatt hart zu arbeiten, sich mit einer Geliebten vergnügte. Als weiteres Indiz für ihre Annahme führt sie an, dass er in seiner Agenda Termine eingetragen habe, die sie nicht habe zuordnen können. Auch hier sei er ausweichend geblieben und habe sie nicht beruhigen können. Die Aussicht, dass er sich neu verliebt habe, habe ihr den Boden unter den Füßen weggezogen. Sie habe starke Verlustängste und eine tiefe Traurigkeit und Einsamkeit verspürt. Das alte „Scheidungstrauma" sei in ihr hochgekommen und sie habe ihm gegenüber nur noch Abneigung und Hass empfunden. Gefühlsmäßig beschreibt sie eine Achterbahn mit Gefühlen der Traurigkeit, Angst und Verzweiflung auf der einen Seite und Wut, Hass und Bitterkeit auf der anderen Seite. Ihr Bedürfnis nach Sicherheit und Geborgenheit sei nicht mehr befriedigt worden. In späteren Gesprächen äußert Frau K. zudem Gefühle der Reue, es tue ihr leid, dass sie ihn bis zum Äußersten getrieben habe, sie habe jedoch keinen anderen Ausweg gesehen. Es sei schrecklich, dass sie beide an einen solchen Punkt gekommen seien und es tue ihr auch für die Tochter leid. Sie weint bitterlich.

Herr K. schilderte in der Trichtermethode der 3-Phasen-Methode, dass er seit dem Aufstieg in die Direktion unter ständigem Druck gestanden und Angst gehabt habe, den neuen Anforderungen nicht genügen zu können. Er fühlte sich als Hochstapler, der in eine Position gerutscht war, die er nicht ausfüllen konnte. Er meinte, durch möglichst viel Arbeit und Überstunden wenigstens seine Motivation zeigen zu müssen, und fühlte sich wie ein gehetztes und gejagtes Reh. Er habe ein starkes Leistungsdenken internalisiert, da seine Eltern immer Bestleistungen von ihm erwartet hätten. Dass seine Frau ihn zusätzlich unter Druck gesetzt und immer mehr Forderungen und Ansprüche an ihn gehabt habe, anstatt ihn zu fragen, wie es ihm gehe und ihn emotional zu unterstützen, habe er als besonders überfordernd erlebt. Er habe sich alleingelassen gefühlt, sei mit seinen Ängsten nicht klargekommen und habe sich dafür geschämt. Ihre Unterstellungen, dass er fremdgehe, hätten ihn stark getroffen und innerlich „zerstört". Als sie dann ihrerseits drohte, ihn mit einem anderen Mann zu verlassen, sei seine Welt zusammengebrochen. Er habe sich minderwertig und defizitär gefühlt. Ihm sei alles entglitten. Tiefe Trauer und Resignation hätten ihn erfüllt.

Beide schildern in weiteren Gesprächen, dass sie stark darunter gelitten hätten, dass ihnen die wichtigste Stütze, der/die Partner:in, weggebrochen sei und sie sich orientierungslos und hoffnungslos gefühlt hätten. Beide hätten sich Zeichen der Zuneigung, des Verständnisses und der Wertschätzung vom anderen erhofft, stattdessen jedoch Ablehnung und Zurückweisung erfahren. Beide äußern, dass sie tief traurig über das Vorgefallene seien. Er thematisiert wiederholt starke Gefühle der Scham und Insuffizienz. Er habe nie gewalttätig werden dürfen, das sei inakzeptabel. Das könne er nie wiedergutmachen, an ihm würden diese Vorfälle nun wie „Pech" kleben.

Beim Erarbeiten der jeweiligen Beiträge zum Gewaltprozess wird die SENF-Methode (IG) eingeführt. Herr und Frau K. definieren ein Stopp-Signal (Hand heben) und legen fest, wie sie die Auszeit gestalten wollen. Er will sich ins Arbeitszimmer zurückziehen und mit klassischer Musik beruhigen, sie will sich ins Schlafzimmer zurückziehen und dort auf dem Bett meditieren. Beim Nachdenken wollen sie sich bewusst machen, dass eigentlich beide einander weiterhin gernhaben, dass das Misstrauen unangebracht sei und sie sich einander zuwenden möchten. Sie vereinbaren als Zeichen, um das Gespräch wieder aufzunehmen, das Gehen in die Küche. Dort wollen sie sich treffen, wenn sie sich beruhigt und „mental richtig kalibriert" haben, wie sie sagt. Wer sich früher beruhigt hat, wartet bereits in der Küche. Falls die Tochter dort sei, werde sie aufgefordert, in ihr Zimmer zu gehen. Beide erklären sich als einverstanden, dass der Rückzug des anderen akzeptiert wird. Es soll nicht gedrängt werden, das Gespräch wieder aufzunehmen. Man wolle warten, bis beide dazu bereit seien.

Mit dem Paar wird zudem bearbeitet, wie es zu diesem Vertrauensverlust kommen konnte, wie sie künftig angemessener mit Misstrauen umgehen können, indem sie schneller ansprechen, wenn sie etwas belastet. Die sich anbahnende Außenbeziehung von Frau K. wird thematisiert, deren Funktion gemeinsam eruiert und herausgearbeitet, wie diese definitiv beendet werden kann.

Die Repair-Gespräche werden eingeführt und mit dem Paar ausgearbeitet und im Rollenspiel geübt. Beide erleben diese als nützlich, um keine negativen Gefühle zuzulassen und das bekannte Muster (ruminieren über das Verhalten des anderen und sich in negativen Erklärungsansätzen verlieren) zu durchbrechen.

Der Therapeut erarbeitet mit dem Paar ein Entschuldigungs- und Versöhnungsritual. Herr und Frau K. schlagen vor, gemeinsam eine Donauschifffahrt zu machen und dabei die Etappen ihrer Ehe bei den verschiedenen Stationen (Wien, Bratislava, Budapest) Revue passieren lassen und ihr Eheversprechen erneuern zu wollen.

Einstieg in die Paartherapie

Problemanalyse und Zielanalyse (PA-ZA)

A. Kurzüberblick

Problematik	Therapeut:in sollte sich zu Beginn einen klaren Überblick über die Probleme und Schwierigkeiten verschaffen, weshalb das Paar in die Behandlung kommt und welche Vorstellungen und konkreten Ziele es verfolgt.
Ziele	Zum einen geht es darum, die Probleme zu inventarisieren und sich einen Überblick zu verschaffen, wo überall Handlungsbedarf besteht. Zum anderen soll ein Problemverständnis aufgebaut werden, sowohl beim Paar wie auch für den Therapeuten/die Therapeutin, um die Behandlung maßgeschneidert planen und umsetzen zu können.
Methode	Exploration
Indikation	Bei allen Paaren zu Beginn der Therapie, um den Auftrag zu klären (was will das Paar vom Therapeuten/von der Therapeutin)
Diagnostik	Exploration (unsystematische Verhaltensbeobachtung)
Voraussetzungen	Keine, wird bei allen Paaren durchgeführt
Setting	Triadisches Setting
Therapeut:innenverhalten	Wertschätzende, akzeptierende und authentische Grundhaltung; sammeln und inventarisieren von Problemen und Schwierigkeiten; offenes nachfragen, strukturieren und kanalisieren, klären und verdeutlichen, synthetisieren und reduzieren
Anzahl Sitzungen	1 Sitzung
Therapiekarten (Bodenmann & Bodenmann-Kehl, 2024a)	Therapiekarten Nr. 4, 5, 6 (eventuell auch 7, 8)
Übungsblätter	Keine
Informationsblätter	Keine

B. Indikation

B1. Zielgruppe und Problemkonstellationen

- Die PA und ZA sind zu Beginn einer Behandlung bei allen Paaren durchzuführen.
- Unabhängig von den Problemen und deren Schweregrad (z.B. Untreue) wird immer in der ersten Sitzung eine PA und ZA vorgenommen.
- Je nachdem können im Verlauf der Therapie weitere Probleme hinzukommen. In diesem Fall werden sie in der PA ergänzt und auch die ZA wird angepasst.

B2. Zeitpunkt der Durchführung und Voraussetzungen

- Erste Sitzung (mit allfälligen späteren Ergänzungen)
- Keine besonderen Voraussetzungen, außer dass beide Partner:innen der Sprache mächtig sein müssen, in welcher die Therapie stattfindet

C. Ziele der Methode

- Sammeln und Inventarisieren der Probleme und Schwierigkeiten des Paares
- Ordnen und Strukturieren der Probleme
- Zusammenlegen von Problemen, z.B. (a) dysfunktionale Kommunikation bei Konflikten mit Schreien und verletzenden Bemerkungen und (b) kein Austausch mehr von lieben Worten, kein Loben und keine Komplimente → (a) + (b) = (c) Kommunikationsprobleme
- Visualisieren der Probleme auf einem Blatt Papier oder am Flipchart
- Verdeutlichen, dass nicht alles im Argen liegt, sondern dass das Paar 4–5 Probleme hat
- Herleiten der therapeutischen Ziele ausgehend von den genannten Problemen des Paares

D. Therapieanleitung

D1. Formale Kriterien

Kurzer theoretischer Hintergrund

- Bei Krisen erscheint den Paaren oft alles negativ, sie sehen alles in einem ungünstigen, pessimistischen Licht, sind hoffnungslos und verzweifelt.
- Diese negative Sicht und negative Erwartungshaltung münden in einen Teufelskreis (→ „Selffulfilling Prophecy“), der durch die PA und ZA durchbrochen werden kann, indem das Paar realisiert, dass nicht alles ein großer Sumpf ist, sondern dass es 4–5 Probleme hat, welche angepackt werden können. Diese Sichtweise kann ihm Mut machen (→ Therapiemotivation).
- Oftmals empfinden nicht beide Partner:innen dieselben Aspekte der Beziehung als problematisch oder kennen die genauen Probleme nicht, die den anderen stören. Durch die PA wird dies verdeutlicht; eine gemeinsame Klärung und Festlegung auf die zu behandelnden Probleme kann stattfinden.
- Die PA gibt eine klare Struktur vor, was hilfreich für das Paar, aber auch den Therapeuten/die Therapeutin ist.

Charakteristika der Intervention

- Mischung zwischen
  - offenem *Explorieren* („Was führt Sie zu mir?“, „Was möchten Sie in dieser Therapie bearbeiten?“, „Wo drückt der Schuh?“, „Welche Probleme führen Sie zu mir?“, „Was haben Sie noch für weitere Schwierigkeiten?“)
  - *Strukturierung* („Bleiben wir noch bei diesem Problem, das Ihr Partner eben eingebracht hat“)
  - *Klärung* („Was genau meinen Sie mit Kommunikationsproblemen?“)
  - *Synthetisieren* („Diese beiden Aspekte gehören vermutlich zusammen, oder wie sehen Sie das?“)
- Bei der PA werden noch keine Verhaltensregeln (z.B. Kommunikationsregeln) vorgegeben, sondern der Interaktion freien Lauf gelassen, um auch diagnostische Hinweise zu erhalten (wie gehen die beiden miteinander um, wer ist dominant, wer setzt sich durch etc.?).
- Therapeut:in strukturiert in folgender Weise:
  - Beim jeweiligen Thema bleiben und zuerst dieses vollständig bearbeiten, bevor zum nächsten Problem übergegangen wird (ein Problem nach dem anderen besprechen → Struktur)
  - Kein Durcheinanderreden, die jeweilige sprechende Person darf ausreden, bevor die andere Person ihre Sicht schildert (ansonsten keine Regeln)
  - Beide aktiv einladen zum Schildern, wobei immer beide einbezogen werden und gleich lange Redeanteile haben sollen (→ Allparteilichkeit)

Wirkungsweise der Methode

- Klärung und Verdeutlichung schaffen Klarheit, Struktur und damit das Gefühl von Kontrolle und Selbstwirksamkeit.

Zeitrahmen

- Die PA wird in der ersten Sitzung direkt nach einer kurzen Begrüßung und eventuell der Vorstellung der Therapiemethode durchgeführt.
- Sie dauert in der Regel 40 bis 50 Minuten und füllt die erste Hälfte der ersten Sitzung, bevor zum OHI in der zweiten Hälfte übergeleitet wird.
- Auch wenn nicht alle Probleme im Detail geschildert werden können, wird nach 40 bis 50 Minuten die PA beendet und zur ZA übergegangen, wofür 5 bis 10 Minuten in der Regel ausreichen.

Therapeut:innenverhalten

- Therapeut:in leitet die Sitzung mit offenen Fragen, strukturiert und synthetisiert.
- Therapeut:in gestaltet die PA unter strikter Einhaltung der Allparteilichkeit:
  - *Regelmäßiges Joining* von beiden Partner:innen (regelmäßiger, häufiger Blickkontakt auch zu der Person, welche gerade nicht spricht)
  - *Gleich langes Nachfragen* bei beiden Partner:innen (gleichschwebendes Interesse)
  - *Gleiche Verstärkung* beider Partner:innen (Therapeut:in geht gleichermaßen verstärkend auf die Problemschilderungen beider ein, paraphrasiert ähnlich lang und ist ausgewogen in Bezug auf ihr verbales und nonverbales Verstärkerverhalten („Mhm", „Ja", „Aha, ich verstehe" etc.))
  - Gewährleisten, dass beide Partner:innen *gleich viel Zeit* für die Schilderung der Probleme erhalten und keine/r übervorteilt wird, d.h., Therapeut:in bezieht den anderen Partner/die andere Partnerin regelmäßig ein und achtet darauf, dass beide bei der PA gleichermaßen zu Wort kommen und ihre Sicht einbringen können

D2. Vorgehen bei der PA

Explorieren

- Therapeut:in arbeitet mit offenen Fragen gemäß dem Sokratischen Dialog und exploriert die Probleme des Paares unvoreingenommen.

> *Therapeut:in (offen explorierend):*
>
> „Welche Probleme nehmen Sie wahr?"
>
> „Und Sie, wie sehen Sie das, was Ihr Partner/Ihre Partnerin eben geschildert hat?"
>
> „Können Sie dies anhand eines Beispiels verdeutlichen?"

- Als Einstiegsfrage eignet sich beispielsweise: „Was führt Sie zu mir?" Dabei werden beide einladend angeschaut. Wer beginnt, ist irrelevant, da beide gleichermaßen einbezogen werden.
- Um das jeweilige Problem verstehen zu können, wird wohlwollend nachgehakt, um mehr und detailliertere Informationen zu erhalten.

> *Therapeut:in (wohlwollend nachhakend):*
>
> „Können Sie dies noch etwas ausführen?"
>
> „Wie genau kann ich mir das vorstellen?"
>
> „Was genau meinen Sie damit?"
>
> „Bleiben Sie da dran, erläutern Sie dies noch detaillierter."
>
> „Bleiben Sie bei diesem Aspekt, was meinen Sie damit?"

Strukturieren

- Es wird ein Problem nach dem anderen behandelt und nicht zwischen den Problemen hin und her gesprungen.
- Wenn der/die andere Partner:in ein neues Thema einbringen möchte, wird er/sie zurückgebunden und es wird beim aktuellen Problem fortgefahren.

> *Therapeut:in (strukturierend):*
>
> „Bleiben wir noch bei diesem Problem. Seit wann leiden Sie darunter?"
>
> „Bevor wir zu diesem neuen Problem kommen, möchte ich noch dieses hier besser verstehen. Könnten Sie mir erklären, weshalb es immer zu diesen Eskalationen kommt? Wer trägt in welcher Weise dazu bei?"

- Wenn das aktuelle Problem ausreichend exploriert wurde, greift Therapeut:in das neue, bereits eingebrachte Thema auf.

> *Therapeut:in (strukturierend):*
>
> „Sie haben vorhin die Sexualität angesprochen. Da wir die Schwierigkeiten bei der Kommunikation besprochen haben, können wir gerne dieses nächste Thema aufgreifen. Was genau stört Sie am Sex in Ihrer Partnerschaft?"

Klären

- Hier fasst Therapeut:in nach und versucht, das Problem noch stärker und konkreter fassbar zu machen.
- Dieses spezifische Nachfragen schließt sich direkt an die jeweiligen offenen Fragen an oder folgt auf den ersten Block mit nur offenen Fragen.

> *Therapeut:in (klärend nachfragend):*
>
> „Wie kann ich mir das vorstellen?"
>
> „Was genau meinen Sie damit?"
>
> „Welche Situationen lösen das aus?"
>
> „Wer trägt in welcher Form dazu bei?"
>
> „Wann tritt das Problem vor allem auf?"
>
> „Welche Rolle spielt der Alkohol dabei?"
>
> „Welche Bewältigungsversuche haben Sie bereits unternommen?"

Synthetisieren

- Hier versucht Therapeut:in Bezüge zwischen den genannten Themen herzustellen und Verbindungen zu schaffen.

- Er/sie versucht damit, ein klareres Problembewusstsein bei beiden Partner:innen zu schaffen.
- Die Fragen sind weiterhin offen und regen zum Nachdenken und Verstehen an.

> *Therapeut:in (synthetisierend):*
>
> „Hängen der Alkoholkonsum und die verbale Gewalt zusammen?"
>
> „Hat der Stress einen Einfluss auf Ihr Sexualleben und wenn ja, in welcher Weise?"
>
> „Wie reagieren Sie auf diese Äußerungen Ihres Mannes?"
>
> „Wie erklären Sie sich, dass immer dasselbe Thema zu einem Streit führt?"

Visualisieren

- Hilfreich kann sein, wenn Therapeut:in gewisse Problemzusammenhänge visuell in einer grafischen Skizze darstellt, um das Problemverständnis zu fördern.
- Diese visuelle Problemdarstellung kann mit dem Paar erweitert, ergänzt oder korrigiert werden.
- Auch im späteren Verlauf kann auf diese grafische Darstellung Bezug genommen werden.

> **Achtung!**
>
> Es ist wichtig, dass bei der Problemanalyse beide Partner:innen folgende Erfahrungen machen können:
> - Ich bin wichtig und der/die Therapeut:in interessiert sich für meine Meinung und Sicht der Dinge.
> - Ich und mein Partner/meine Partnerin erhalten gleiche Aufmerksamkeit und niemand wird bevorzugt.
> - Unsere Probleme werden ernst genommen.
> - Der/die Therapeut:in wirkt kompetent, allparteilich und weckt die Hoffnung auf eine Lösung der Probleme durch ihre klare, strukturierte und engagierte Haltung und Herangehensweise.

Funktionelle Bedingungsanalyse (SORCK-Kon)

- Beim Vorliegen von Untreue oder Gewalt kann es angezeigt sein, zusätzlich zur paarbezogenen Problemanalyse eine *funktionale Bedingungsanalyse* (SORCK-Kon) (**Abbildung 8**) durchzuführen, um die Gründe, die dazu geführt haben, und die Faktoren, die die Problematik aufrechterhalten, besser verstehen zu können.
- Zu explorieren sind insbesondere folgende Aspekte:
  - *Situation (S),* in der Untreue oder Gewalt auftritt, mit Fragen wie: Wann/wann nicht? Wo/wo nicht? Bei wem/bei wem nicht?
  - *Organismus (O),* mit Fragen wie: Welche Persönlichkeitsmerkmale spielen bei der Problematik eine Rolle? Welche verinnerlichten kulturellen und gesellschaftlichen Normen oder sozialen Einstellungen beeinflussen die Problematik? Gibt es in der Herkunftsfamilie oder engeren Verwandtschaft Fälle einer ähnlichen Problematik? Wie sind die Verhaltens- und Emotionsregulationsfähigkeiten der Person? Wie ist die Frustrationstoleranz? Wie sieht es mit der Impulskontrolle aus?
  - *Reaktion (R),* mit Fragen wie: Was tut die Person? Was geht ihr durch den Kopf während der Untreue oder Gewaltausübung oder danach? Was passiert im Körper, nimmt man Stresssymptome wahr oder ist man im Gegenteil abgebrüht und kaltblütig? Welche Gefühle erlebt man während und nach der Untreue oder Gewalt?
  - *Konsistenz (C),* mit Fragen wie: Stehen Situation und Reaktion in einem Zusammenhang? Ist dies jedes Mal so?
  - *Konsequenzen (K),* mit Fragen wie: Was haben Untreue oder Gewalt für kurz-, mittel- oder langfristige Konsequenzen für die Person?
  - *Kontext (Kon),* mit Fragen wie: Wie sieht es im Leben aktuell aus? Gibt es besondere Vorfälle, kritische Lebensereignisse, eine Kumulation von Alltagsstress?
- Diese Exploration erlaubt es, ein besseres Verständnis für die Untreue oder Gewaltproblematik zu erhalten.
- Die Fragen werden im Beisein beider Partner:innen und wie bei der Problemanalyse mit Einbezug beider Partner:innen gestellt.
- Sie dienen der konkreten Planung der paarbezogenen Interventionen und der Klärung, ob zusätzlich zur Paartherapie auch eine individuelle Psychotherapie indiziert ist.

D3. Vorgehen bei der ZA

- Die ZA schließt an die PA an und rundet diese ab.
- Therapeut:in beendet die PA und leitet zur ZA über.

> *Therapeut:in:*
>
> „Danke, ich habe mir nun ein Bild von Ihren Problemen machen können, welche Sie in der Paartherapie angehen möchten. Nun möchte ich mit Ihnen konkrete Ziele definieren."

- Bei der ZA geht es zum einen um die Klärung der folgenden drei Hauptziele:
  - *Klärung*: Lohnt es sich, die Beziehung weiterzuführen? Sind beide bereit, die Beziehung weiterzuführen?
  - *Verbesserung* der Beziehungsqualität: Ansetzen bei den Problemen und deren Veränderung, Aufbau von Kompetenzen etc.
  - *Trennungs- oder Scheidungsbegleitung*: Beide Partner:innen stimmen überein oder eine Person setzt sich durch, dass die Partnerschaft nicht mehr fortgeführt werden soll, dass sie jedoch eine verträgliche und

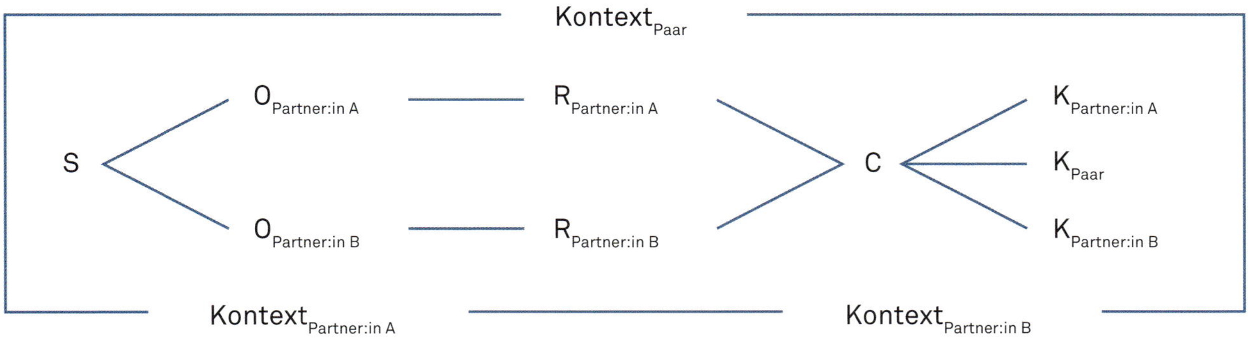

Abbildung 8: Funktionale Bedingungsanalyse (SORCK-Kon) (Bodenmann & Bodenmann-Kehl, 2024a, S. 32)

konstruktive Trennung/Scheidung wünschen – sich und den Kindern zuliebe.

- Zum anderen geht es um konkrete Ziele in Bezug auf die in der PA genannten Probleme.
- Pro Problem/Schwierigkeit wird ein operationalisierbares, konkretes Ziel formuliert.

> *Therapeut:in:*
>
> „Sie haben fünf Probleme genannt, welche Sie in dieser Therapie angehen möchten. Nehmen wir das Problem ‚dysfunktionale Kommunikation'. Welches Ziel haben Sie diesbezüglich?"

- Die Zielformulierung soll klar und prägnant sein, Therapeut:in geht analog vor wie bei der PA, bezieht beide wechselseitig ein (Joining mit Blickkontakt, gleiche Sprechanteile, Einbezug beider Meinungen).

> *Therapeut:in:*
>
> „Sie sagen, die Kommunikation soll sich verbessern. Was meinen Sie konkret damit? Wie genau soll diese Verbesserung aussehen?"

- Er/sie nutzt offene Fragen, strukturierende und klärende Fragen sowie synthetisierende Fragen.
- Die Zielformulierung erfolgt zusammen mit dem Paar und wird in den Therapieunterlagen festgehalten, damit jederzeit darauf Bezug genommen werden kann.

> *Therapeut:in:*
>
> „Wir haben nun die Ziele festgelegt und wissen, was zu tun ist. Ich schlage vor, dass wir mit dem Problem X und dessen Bearbeitung beginnen. Zwar scheint Ihnen anderes dringender oder belastender, doch können wir nicht mit der Türe ins Haus fallen. Wir müssen sorgfältig bauen und neue, solide Grundlagen schaffen, bevor wir die ganz heißen Themen angehen und lösen können."

- Die Priorisierung/Hierarchisierung der Ziele nimmt Therapeut:in nach theoretischen Überlegungen vor (schneller erreichbare Ziele zuerst, komplexere und schwierigere Ziele im späteren Verlauf).

Beispiel für eine Problemanalyse (Transkript)

Offenes Explorieren
Strukturieren
Klären
Synthetisieren

Therapeut:in: Was führt Sie zu mir?
Partner:in A: Wir haben es nicht mehr gut miteinander, streiten ständig, haben uns auseinandergelebt.
Therapeut:in: Mhm, führen Sie das weiter aus.
Partner:in A: Wir sind seit zwei Jahren in einer Krise und es wird immer schlimmer.
Therapeut:in: Was meinen Sie mit Krise?
Partner:in A: Wir sehen uns kaum, und wenn wir mal zusammen sind, dann kommt es garantiert gleich zu einem Streit und zu Verletzungen.
Therapeut:in: Mhm. *(Zu Partner:in B)* Wie sehen Sie es?
Partner:in B: Ja, unsere Beziehung ist am Ende. Ich habe keine Hoffnung mehr. Wir dachten, wir probieren es noch bei Ihnen, aber große Chancen rechnen wir uns nicht aus.
Therapeut:in: Was meinen Sie mit „unsere Beziehung ist am Ende"?
Partner:in B: Wie sie sagte, nur noch Streit, Vorwürfe, Abwertungen, Verletzungen ... Da ist nichts mehr, was Freude macht.
Therapeut:in: Mhm. Ich höre heraus, dass Ihre gemeinsame Kommunikation ein Problem ist?
Partner:in B: Ja, es gibt nichts Liebevolles mehr zwischen uns. Nur noch Anfeindungen ...
Therapeut:in: Mhm. *(Zu Partner:in A)* Wie nehmen Sie Ihre Kommunikation im Paar wahr?
Partner:in A: Ja, unsere Kommunikation ist ein Hauptproblem. Ober besser gesagt, dass wir überhaupt nicht mehr kommunizieren, nur noch streiten, er mich ständig fertig macht.

Therapeut:in: Wie genau läuft so ein Streit ab?

Partner:in A: Er kommt müde, gereizt nach Hause. Ich bin dann auch bereits etwas angesäuert. Da braucht es nur eine unpassende Bemerkung von ihm und das Feuer ist im Dach.

Therapeut:in: Was für eine Bemerkung zum Beispiel?

Partner:in A: Dass ich kein Verständnis für seine Situation habe, dabei habe ich genauso hart gearbeitet, bin genauso müde und ausgelaugt, aber er meint immer, dass ich für ihn bei bester Laune sein muss, dass nur er streng arbeitet. Immer dreht sich alles nur um ihn. Wie es mir geht, interessiert niemanden.

Therapeut:in (zu Partner:in B): Können Sie Ihre Sicht schildern?

Partner:in B: Das ist es genau. Kaum komme ich nach Hause, beginnt das Nörgeln. „Warum kommst du erst jetzt nach Hause?" „Was ist dir schon wieder über die Leber gekrochen?" „Hast du schon wieder keine Lust auf einen gemeinsamen Abend?" Da löscht es mir gleich ab. Nach einem anstrengenden Tag braucht man so was nicht auch noch.

Therapeut:in: Mhm. Können Sie beschreiben, wie Sie dann reagieren? Was Sie beispielsweise sagen?

Partner:in B: Ich werde dann wütend, fühle mich unverstanden und angegriffen. Dann gebe ich halt zurück und werfe ihr vor, dass sie das Leben nicht im Griff hat, zu viel macht und deshalb ständig schlechter Laune ist.

Therapeut:in (beide wechselseitig ansehend): Gut. Ein erstes Problem, das ich von Ihnen beiden höre, ist Ihre Kommunikation. Es gibt viel Nörgeln, Vorwürfe, Anschuldigungen, Abwertungen, wenig Verständnis füreinander und kaum mehr Liebevolles. Dies färbt auf Ihr Erleben der Partnerschaft ab, macht Sie unzufrieden und pessimistisch in Bezug auf die Zukunft. Wollen wir als erstes Problem die dysfunktionale Kommunikation benennen? Was gibt es für weitere Probleme?

Beispiel für eine Zielanalyse (Transkript)

Therapeut:in: Welches Hauptziel verfolgen Sie in dieser Therapie? Ich gebe drei mögliche Ziele vor. Erstens: Klärung, ob man zusammenbleiben will, zweitens: Verbesserung der Paarbeziehung oder drittens: Trennungs- oder Scheidungsbegleitung. Welches dieser drei Ziele verfolgt jeder von Ihnen?

Partner:in A: Ich weiß nicht. Irgendwie ist es schon mein Wunsch, dass wir zusammenbleiben und versuchen, unsere Partnerschaft wieder auf Kurs zu bringen.

Therapeut:in: Mhm, das tönt nach dem zweiten Ziel „Verbesserung der Paarbeziehung". Verstehe ich das richtig?

Partner:in A: Ja, ich denke, wir sollten es mit Ihrer Hilfe nochmals versuchen.

Therapeut:in (zu Partner:in B): Und Sie, welches Ziel haben Sie?

Partner:in B: Ich bin mir sehr unsicher. Es ist sehr viel zerbrochen in letzter Zeit. Manchmal kommen mir ernste Zweifel, ob es sich lohnt, weiterzumachen.

Therapeut:in: Mhm.

Partner:in B: Vielleicht ist es sinnvoll, dass wir zuerst miteinander prüfen, ob noch ausreichend Substanz vorhanden ist, ob es sich wirklich lohnt, weiter in diese Partnerschaft zu investieren.

Therapeut:in: Mhm, bei Ihnen höre ich das Ziel „Klärung" heraus. Ihre Frau strebt eher direkt eine Verbesserung an, Sie möchten sich zuerst sicher sein, dass sich dies lohnt.

Partner:in B: Ja, es haben doch viele Verletzungen stattgefunden, die man nicht einfach so ignorieren kann.

Therapeut:in (zu beiden): Gut, wenn zwei unterschiedliche Ziele vorliegen, wie in Ihrem Fall – Verbesserung versus Klärung –, werden wir zuerst mit der Klärung beginnen. Erst nach der Klärung werden wir die Ziele neu definieren können und festlegen, ob nun eine Verbesserung der Beziehung oder eine Trennung mit eventueller Trennungsbegleitung angestrebt wird. Sind Sie einverstanden?

Partner:in B: Ja, mir scheint das Vorgehen so sinnvoll.

Partner:in A: Ich hätte gerne gleich mit einer Verbesserung begonnen, doch wenn du *(zu ihrem Partner gewandt)* zuerst eine grundlegende Klärung möchtest, bleibt mir ja nichts anderes übrig.

Therapeut:in (zu beiden): Eine Klärung macht sicher Sinn, wenn nicht beide überzeugt sind, dass es sich lohnt, weiter in die Beziehung zu investieren. Gut, damit wäre fürs Erste die Zielsetzung festgelegt. Ich möchte hier nun einen Schnitt machen und mit Ihnen im zweiten Teil der Sitzung an den Anfang Ihrer Partnerschaft gehen, dahin, als Sie sich kennengelernt haben. Mögen Sie erzählen, wie alles begonnen hat? Wie haben Sie sich kennengelernt? (→ *Überleitung zum OHI*)

Zusammenfassung

- Die PA ist ein wichtiger Bestandteil der Paartherapie.
- Sie wird zu Beginn durchgeführt und kann jederzeit adaptiert werden.
- Die ZA bezieht sich auf die Probleme und deren Lösung und dient der Klärung des Auftrags an den Therapeuten/die Therapeutin.
- Neben der Klärung der Hauptziele (Klärung, Verbesserung, Trennungs-/Scheidungsbegleitung) werden konkrete und operationalisierbare Ziele in Bezug auf die genannten Probleme in der PA formuliert.
- Ziele werden gemeinsam festgelegt.
- Die Hierarchisierung der Ziele (mit welchen Problemen und deren Lösung begonnen wird) nimmt der/die Therapeut:in gemäß theoretischer Überlegungen vor.

Positivität erhöhen

Oral History Interview (OHI)

A. Kurzüberblick

Problematik	Prädominierend negative Sicht der Partnerschaft
Ziele	Rekonstruktion der Beziehungsgeschichte und Ressourcenaktivierung; positive Erfahrungen zu den Grundbedürfnissen Liebe, Wertschätzung, und gemeinsame, lustvolle Erlebnisse werden reaktiviert (Grawe, 1998)
Methode	Halbstrukturiertes Interview mit Fragen zu früheren wichtigen Erlebnissen in der Partnerschaft
Indikation	Bei sämtlichen Paaren (bei Untreue erst in der zweiten Hälfte der Paartherapie)
Diagnostik	Das OHI dient selbst als Teil der Diagnostik.
Voraussetzungen	Keine
Setting	Triadisches Setting
Therapeut:innenverhalten	Fragend, verstärkend, positiv auf beide Partner:innen eingehend
Anzahl Sitzungen	1 Sitzung
Therapiekarten (Bodenmann & Bodenmann-Kehl, 2024a)	Therapiekarte Nr. 9
Übungsblätter	Keine
Informationsblätter	Keine

B. Indikation

B1. Zielgruppe und Problemkonstellationen

- Das OHI wird bei sämtlichen Paaren durchgeführt.
- Bei Untreue sollte das OHI auf keinen Fall zu Beginn angewendet werden (siehe Modul UT).

B2. Zeitpunkt der Durchführung und Voraussetzungen

- Das OHI wird in der Regel in der ersten Sitzung durchgeführt.
- Beginn des OHI erfolgt erst, nachdem eine sorgfältige Inventarisierung der Probleme (Problemanalyse) und Zielformulierungen (Zielanalyse) vorgenommen worden sind (Modul PA-ZA).

C. Ziele der Methode

- Nutzung früherer Beziehungsressourcen und Zulassen früherer positiver Erfahrungen:
  - Initiierung einer positiven Therapiemotivation und Stärkung des Commitments
  - Förderung des Beziehungsaufbaus während des Erstgesprächs
- Fokussierung auf frühere Beziehungsressourcen und Aktivierung wechselseitiger Kenntnisse der gemeinsamen Paargeschichte
- Erweiterung der Optik bezüglich der Partnerschaft auf die Positivität
- Förderung von Diskriminationslernen
- Erfassung einerseits diagnostischer Informationen und andererseits Informationen zu den in der Therapie reaktivierbaren Beziehungsressourcen
- Innerhalb des OHI sind diagnostisch relevant:
  - Häufigkeit der Verwendung des Pronomens „Wir“, welches ein starkes Wir-Gefühl signalisiert, das sich prognostisch als günstig für den Therapieverlauf erweist
  - Erinnerungsfähigkeit bei heterosexuellen Paaren vor allem des Mannes (als Zeichen dafür, dass er noch weiterhin involviert und bereit ist, sich auf früher Positives einzulassen oder von der Partnerin zu Beginn der Partnerschaft schwärmt)
  - Betroffenheit des Paares durch die Dissonanz zwischen aktuellem Zustand der Beziehung und dem Beginn, als sie glücklich zusammen waren („Wie konnte es soweit kommen?“; „Was hat wer dazu beigetragen, dass dieses Schöne zu Beginn verloren gegangen ist?“)
  - Eignet sich für die adaptive Indikation (d.h. die Anpassung der verschiedenen Therapiemethoden an das jeweilige Paar), indem es eine Fülle von Informationen bereitstellt, die nicht nur nostalgische Bedeutung haben

D. Therapieanleitung

D1. Formale Kriterien

Charakteristika der Methode

- Das OHI ist ein halbstandardisiertes Interview.
- Es dient der Erkundung der früheren Beziehungsgeschichte (d.h. vor dem Auftreten der Krise):
  - Geschichte der Partnerschaft: Wie hat sich das Paar kennengelernt? Was hat einen am anderen fasziniert? Was hat man Schönes gemeinsam erlebt?
  - Erinnern schöner gemeinsamer Erlebnisse, schöner Zeiten, Feste (beispielsweise auch der Hochzeit, falls das Paar verheiratet ist)
  - Partnerschaftsphilosophie der beiden Partner:innen
  - Bewältigung von schwierigen Zeiten
  - Veränderungen der Partnerschaft im Verlauf der Jahre mit Fokus auf Positives: Was hat es einem gebracht? Wofür ist man dem anderen dankbar?
- Erkennen, dass die Partnerschaft früher befriedigend und stimulierend war und dass man diesen früheren Zustand wieder erreichen könnte/kann (→ Was man früher Positives getan hat, kann man auch heute wieder tun, z.B. Komplimente machen, Schönes am anderen wahrnehmen)

Wirkungsweise des OHI

- *Ressourcenaktivierung:* Die Reaktivierung der Beziehungsgeschichte zeigt auf, was einmal möglich war, welche Grundbedürfnisse früher befriedigt werden konnten und welche Ressourcen diese Beziehung zu Beginn charakterisiert hatten, die nun reaktiviert werden können.
- *Beziehungsaufbau und Förderung der Therapiemotivation:* Die Einsicht, dass die Liebe zwar aktuell verschüttet, kaum mehr wahrnehmbar und spürbar ist, doch dass sie vielleicht wiederentdeckt und reanimiert werden kann. Damit legt das OHI eine Grundlage für die Hoffnung auf Veränderung (positive Erwartungshaltung) und bildet einen wesentlichen Baustein für die Therapiemotivation beider Partner:innen.
- *Diskriminationslernen:* Beide Partner:innen nehmen wieder unterschiedliche Facetten ihrer Beziehung wahr (positiv, neutral, negativ). Die Partner:innen erleben im Hier und Jetzt, was sie zu Beginn in der Partnerschaft verbunden hat. Sie realisieren, dass sie den/die Partner:in, mit dem/der sie jetzt nur noch streiten, früher liebten und von ihm/ihr geliebt wurden. Dadurch wird die Schwarz-Weiß-Sicht durchbrochen.
- Vorbereitung des Aufbaus der partnerschaftlichen Selbstwirksamkeitserwartung („Das haben wir mal gekonnt, das können wir bald wieder.“)

Zeitrahmen

- Das OHI dauert ca. 30 bis 40 Minuten.

Therapeut:innenverhalten

- Therapeut:in wendet Sokratischen Dialog an (offene Fragen), ist verstärkend und geht positiv auf beide Partner:innen ein.
- Strikte *Neutralität* (Wertschätzung des subjektiven Erlebens beider Partner:innen gleichermaßen)
- Interesse am Erzählten/Mitschwingen/keine Bewertungen (nur positive Verstärkung)
  - Erfahrung einer wertungsfreien, anteilnehmenden Beziehung
  - Schemata der sozialen Bewertung und Bindung werden positiv aktiviert
  - Therapeut:in sollte eine herzliche, warme Atmosphäre schaffen
- Für die Durchführung des OHI braucht es viel Fingerspitzengefühl, damit das Paar in seine Paargeschichte mit wichtigen positiven Erlebnissen und damit verbundenen Gefühlen eintauchen kann.
- Wenn mit dem Paar in der Zeitreise weit zurück zur ersten Begegnung gegangen wird, ist es von großer Bedeutung, mit dem Paar in seinen Erzählungen mitzugehen, emotional mitzuschwingen und die erlebten positiven Gefühle beider Partner:innen zu Beginn der Partnerschaft mitzuerleben, zu spiegeln, und dadurch die Verliebtheit oder generell schöne Zeiten im Paar potenziert erlebbar zu machen.
- Im Fall von negativen Assoziationen/Gefühlen in den Schilderungen sollte entweder Löschung durch geleitete Fokusverschiebung auf gleichzeitig positiv genannte Erinnerungen oder – falls dies nicht ausreicht – Validierung der schwierigen Gefühle in der Vergangenheit und/oder Gegenwart erfolgen. Danach folgt eine Einladung zur Rückkehr zur Positivität,
  - um Kontrollerfahrung und aktive Beteiligung am Geschehen sowie
  - eine aktive Durchbrechung der automatisierten Negativdynamik zu gewährleisten.

D2. Vorgehen beim OHI

- Nachdem die Problem- und Zielanalyse (PA-ZA) sorgfältig durchgeführt worden sind und beide Partner:innen bejaht haben, dass sie das, was sie aktuell belastet, ansprechen und auch Veränderungswünsche dazu formulieren konnten, lädt Therapeut:in zu einer Zeitreise zum Beginn der Partnerschaft (OHI) ein (außer bei Krisenfällen, z. B. Untreue oder Gewalt).
- Dazu kann die Therapiekarte Nr. 9 „Beziehungsrückblick OHI" (Bodenmann & Bodenmann-Kehl, 2024a) verwendet werden.

Einführung und Methode erklären

- Therapeut:in spricht explizit an, dass im OHI die Vergangenheit des Paares interessiert, wie es sich kennengelernt hat, wie die ersten Eindrücke voneinander waren, was sie zueinander hingezogen hat und was sie mehr und mehr miteinander verband.
- Zur Orientierung informiert Therapeut:in das Paar aber auch, dass ab der zweiten Sitzung an den aktuellen Konflikten gearbeitet wird. Damit wird dem Grundbedürfnis *Orientierung/Kontrolle* (Grawe, 1998) Rechnung getragen.

> *Therapeut:in:* „Ich habe nun von Ihnen beiden erfahren, welche Bereiche/Themen für Sie beide sehr belastend sind."
>
> *Therapeut:in:* „Sie haben mir danach auch geschildert, welche Veränderungen Sie sich wünschen, damit es Ihnen wieder besser geht in Ihrer Partnerschaft. Ab der nächsten Sitzung beginnen wir, die Konflikte zu klären und Lösungen zu suchen."

- Therapeut:in beginnt das OHI mit einer Einladung. Damit respektiert sie/er sowohl das *Kontroll- als auch Autonomiebedürfnis der beiden Partner:innen* (beides sind Grundbedürfnisse).

> *Therapeut:in:* „Nun möchte ich Sie einladen, für die verbleibende Zeit der heutigen Sitzung, ungefähr 30 bis 40 Minuten, mit mir an den Anfang Ihrer Beziehung zu kommen. Wären Sie dazu bereit?"

- Falls es Bedenken gibt, klärt Therapeut:in nochmals sorgfältig, was die Partner:innen hindert, in die Vergangenheit zurückzukehren. Wenn bei einer Person Inkongruenzen spürbar sind, ist es wichtig, diese nicht zu übergehen, sondern nochmals zu klären, was die Person daran hindert, sich auf die Zeitreise einzulassen.

> *Therapeut:in (zu beiden):* „Sie sagen, dass Sie es lieber in der nächsten Sitzung ansprechen wollen. Ich notiere es mir."
>
> *Therapeut:in:* „Ist es für Sie denn nun so möglich, mit mir an den Anfang Ihrer Beziehung zu gehen?"
>
> *Partner:in (kongruent in Stimme, Mimik, Gestik):* „Ja."
>
> *Therapeut:in:* „Gut, dann gehen wir jetzt an den Anfang Ihrer Partnerschaft – im Wissen, dass wir sicher ab nächster Sitzung an den einzelnen aktuellen Problemen arbeiten werden."

- Sich ernst genommen fühlen bezüglich der Hinderungsgründe ermöglicht dem Paar, offen in die Vergangenheit zurückzukehren, ohne negativen Beigeschmack, dass durch die OHI-Methode die heutige Situation „schöngeredet" wird.

Durchführung des Oral History Interviews

- Therapeut:in stellt Fragen mit Fokus auf das Positive und Erfreuliche in der Vergangenheit des Paares.
- Der Leitfaden (siehe Box unten) dient als „roter Faden" im Gespräch und nicht als starrer Interviewleitfaden.
- Therapeut:in stellt wiederholt Anschlussfragen an Erzähltes, um das Paar einzuladen, die positiven Schilderungen auszuschmücken und in positive Erinnerungen und Gefühle einzutauchen.
- Mit den Fragen wird das Paar laufend zum chronologischen Beziehungsverlauf und positiven Erlebnissen zurückgeführt.

Leitfaden (chronologisch zur Paargeschichte):

- Mögen Sie schildern, wie Sie sich kennengelernt haben?
- Wo genau und wann haben Sie sich das erste Mal gesehen?
- Gab es etwas, was Ihnen am anderen gleich zu Beginn auffiel?
- Wie war Ihr erster Eindruck vom anderen?
- Wer von Ihnen hat ein erstes Treffen vorgeschlagen? Wie war das für Sie? Wie war das für die/den anderen?
- Was faszinierte Sie an Ihrem Partner/Ihrer Partnerin?
- Welche Kleidung trug Ihr Partner/Ihre Partnerin, als Sie ihn/sie das erste Mal zum Date trafen?
- Woran erinnern Sie sich bei diesem ersten Date? Können Sie mir davon erzählen?
- Wie ging es danach weiter? Wer warb aktiv um die/den anderen? Wie war das für die/den anderen?
- Ab wann wurde es für Sie und auch für Sie beide immer klarer, dass Sie als Paar zusammen sein möchten? Was führte zum Wunsch und der Entscheidung, gerade mit diesem Menschen eine Beziehung einzugehen?
- Was haben Sie zusammen erlebt, als Sie ein Paar waren? Was fällt Ihnen aus dieser Zeit ein? Was war besonders schön in dieser Zeit?
- Was führte zum Wunsch und der Entscheidung, gerade mit diesem Menschen langfristig eine feste Beziehung einzugehen?
- Falls verheiratet:
  - Was sprach dafür, gerade sie/ihn zu heiraten?
  - Erinnern Sie sich an die Hochzeit (oder ein ähnliches Ritual/Initiationsfest)? Woran erinnern Sie sich, wenn Sie an diesen Tag denken?
  - Wie waren die Flitterwochen?
  - Haben Sie Erinnerungen an gemeinsame schöne Momente? An welchen Orten fanden sie statt?
- Was würden Sie sagen, welches waren die schönsten Zeiten in Ihrer Partnerschaft?
- Woran erinnern Sie sich spontan, wenn Sie an Ihre Partnerschaft denken, was Sie tief beglückt, Ihnen Freude und auch Stolz bereitet hat?
- Was war/ist Ihre Partnerschaftsphilosophie? Was glauben Sie, dass es braucht, damit eine Beziehung funktioniert und ein Paar zusammen glücklich sein kann?
- Wie haben Sie es bisher, vor der Krise, immer wieder geschafft, zufrieden und glücklich miteinander zu sein?
- Was möchten Sie sehr gerne von der Faszination, des gemeinsamen Glücks und der Zufriedenheit des Anfangs in Ihre aktuelle Paarbeziehung hineinretten?
- Was möchten Sie Ihrer Partner:in wieder mehr schenken, vor allem in Ihrem positiven Verhalten?

- Es ist wichtig, dass Therapeut:in herzlich, interessiert und engagiert mit der Frage des Augenblicks des Kennenlernens einsteigt und damit eine emotionale Leichtigkeit und Wärme hineingibt, die auch das Paar für das OHI beflügeln kann.

Therapeut:in (zu beiden): „Also, dann starten wir mit der Reise in die Vergangenheit: Wo haben Sie sich das erste Mal gesehen?"

Therapeut:in (zu beiden): „Und wann war das genau?"

- Danach kommt von ihr/ihm konsequent laufend unmittelbare positive Verstärkung nach positiven Äußerungen beider Partner:innen und inhaltliche Anschlussfragen, die zum Ausschmücken des Gesagten einladen.

Therapeut:in (zu beiden): „Sie sagen, Sie waren hin und weg, als Sie sie das erste Mal sahen." „Hin und weg ...? Was von ihr hat das in Ihnen ausgelöst, und was passierte mit Ihnen?"

Partner:in: „Ja, das war schon toll, wie du damals alle Blicke auf dich gezogen hast und dir alle Mädchen nachschauten, obgleich es ja eklig war, wie du geraucht hast ... und von dieser üblen Gewohnheit bist du ja bis heute nicht mehr weggekommen."

Therapeut:in: „Mhm, Sie faszinierte die Bewunderung, die Ihr Partner von allen Seiten bekam. Schildern Sie noch mehr, wie das für Sie war ..."

- Therapeut:in geht mit Interesse auf die positiven Schilderungen der beiden Partner:innen ein, löscht negative Kommentare durch Ignorieren (Shaping) und lenkt mit Fragen wieder auf die genannten erfreulichen Erinnerungen (wichtig: nichts vorgeben).
- Therapeut:in achtet darauf, dass beide Partner:innen gleichermaßen einbezogen werden, und spielt beiden den Ball zu, lockt sie „aus der Reserve" und versucht bei beiden, positive Erinnerungen zu reaktivieren.

> *Therapeut:in (zu der zuhörenden Person):* „Ihre Partner:in faszinierte also Ihre Anziehungskraft. Haben Sie bemerkt, wie sie Sie bewundert hat? Wie hat sich das denn *für Sie* angefühlt?"
>
> *Therapeut:in (zu beiden):* „Wie haben denn *Sie* die gleiche Situation erlebt? Haben Sie sie gleich oder etwas anders erlebt, als es Ihre Partner:in geschildert hat?"
>
> *Therapeut:in (zu beiden):* „Da haben Sie sehr schöne Erlebnisse zusammen geteilt." „Das klingt nach einer lustigen und gleichzeitig schönen Geschichte, wie Sie Ihre Partnerin damit überrascht haben. Und wie haben Sie darauf reagiert?" „Toll, konnten Sie nach der gemeinsamen Meisterung dieser anspruchsvollen Zeit stolz aufeinander sein! Schön, dass es Sie danach noch näher zueinander gebracht hat!"

- Therapeut:in fragt in stetem Wechsel auch bei der jeweils zuhörenden Person nach, ob er/sie sich auch erinnere und was diese Schilderung bei ihm/ihr für Erinnerungen wachruft.
- Gerade wenn die Partner:in etwas schüchtern und zaghaft erzählt und sich unsicher fühlt, ob diese schönen Schilderungen angesichts der aktuellen Krise angebracht seien, ermuntert Therapeut:in sie/ihn aktiv und verstärkt die Erzählungen durch Interesse, positives Feedback und Paraphrasierungen.

> *Partner:in* „Ich stellte mir vor, dass es tatsächlich zwischen uns klappen könnte."
>
> *Therapeut:in*: „Was gab Ihnen diesen Eindruck?"
>
> *Partner:in:* „Ja, sie war so interessiert an meinem Alltag als alleinerziehender Vater, wollte wissen, wie es meinem Sohn mit dieser Situation gehe. Da habe ich anderes erlebt, wissen Sie!"
>
> *Therapeut:in*: „Wie war das für Sie, dieses Interesse zu spüren?"
>
> *Partner:in*: „Ich spürte, es ging ihr um mich."
>
> *Therapeut:in:* „Und wie war das für Sie?"

- Falls die Entscheidung für den Beginn der Partnerschaft sehr rational begründet war: nicht auf Romantik oder Begeisterung insistieren, sondern ausschmücken lassen, was erlebt und als wichtig eingestuft worden ist.

> *Therapeut:in*: „Was haben Sie in diesen Treffen Schönes zusammen erlebt?"
>
> *Partner:in:* „Ja, schon das Wandern und einfach mit ihr einen Ruhepol im Gegensatz zu meinem Trubel im Alltag zu haben."
>
> *Therapeut:in*: „Ruhepol ... wie war das für Sie?"

- Es kann auch die Situation eintreten, dass die Erinnerungen an schöne Erlebnisse viel Betroffenheit und Traurigkeit auslösen, da die Diskrepanzen zwischen schönen, gemeinsamen Momenten und der aktuell unbefriedigenden, konflikthaften oder distanzierten Situation spürbar werden. Das mag auf den ersten Blick vielleicht entgegen der Zielsetzung wirken. Die Betroffenheit beider Partner:innen kann aber als große intrinsische Motivationshilfe für die Überleitung zur ersten Aufgabe des Reziprozitätstrainings genutzt werden.

> *Therapeut:in*: „Ich sehe, dass Sie die Erinnerungen plötzlich sehr traurig machen. Mögen Sie erzählen, was gerade in Ihnen abläuft und was Sie fühlen?"
>
> *Partner:in A:* „Es macht mich sehr betroffen zu realisieren, wie wir uns über die Jahre hinweg zu wenig Sorge getragen haben – unsere Beziehung kam immer zuletzt. Dadurch sind wir schrittweise zuerst nüchterner, und dann immer distanzierter miteinander umgegangen. Das macht mich so traurig, und ich bereue vieles in meinem Verhalten in den letzten Jahren."
>
> *Therapeut:in (zu Partner:in B)*: „Und wie erleben Sie es im Moment?"
>
> *Partner:in B:* „Es geht mir sehr ähnlich, ich fühle mich auch traurig und schuldig, dass ich mich in all den Jahren so wenig für unsere Partnerschaft engagiert habe, die mir doch das Wichtigste ist in meinem Leben. Ich möchte das ändern!"
>
> *Therapeut:in (zu beiden):* „Ich möchte Sie einladen, sich bis zur nächsten Sitzung Zeit zu nehmen und für sich zu notieren, was Sie schon lange nicht mehr tun, von dem Sie wissen, dass es Ihre Partnerin/Ihr Partner sehr freuen würde."

- In jedem Fall folgt zum Abschluss eine motivierende Überleitung des Therapeuten/der Therapeutin zur ersten Hausaufgabe im Rahmen des Reziprozitätstrainings.

> *Therapeut:in:* „Sie erinnern sich beide an sehr viel Schönes zusammen, z. B. wie Sie zusammengekommen sind, aber auch, was Sie gemeinsam erlebt haben, und auch, wie Sie Schwierigkeiten miteinander sehr gut gemeistert haben. Das hat Sie beide sehr berührt."
>
> *Therapeut:in:* „Was denken Sie, mit welchem Verhalten könnten Sie Ihrem Partner/Ihrer Partnerin öfters zeigen, dass Sie sie lieben, schätzen, und gerne Zeit mit ihr verbringen?"

- Therapeut:in händigt dafür jeder Person einzeln nach dem OHI als erste Aufgabe die Liste mit den positiven Verstärkern und das dazugehörige Übungsblatt aus (→ RT).

Therapeutische Richtlinien für die Würdigung unterschiedlicher Partnerschaftsverläufe

- *Therapeutische Handlungsanweisung bei positivem Beginn:* Das Paar erinnert sich leicht, bei beiden „sprudelt“ es trotz der aktuell sehr schwierigen Konflikte sehr bald nach der Geburt des ersten Kindes. Beide gehen leicht in die Vergangenheit zurück, erinnern sich mit vielen Details, werden weich, schauen sich plötzlich wieder sehr liebevoll und verliebt an. Es ist wichtig, mit dem Paar in diesen Gefühlen zu verweilen, sie ausschmücken zu lassen, die Verliebtheit und starke Liebe füreinander erlebbar zu machen.
- *Therapeutische Handlungsanweisung bei sehr rationalem Beginn:* Es kann sein, dass zwei Partner:innen aus sehr rationalen Gründen, wie beispielsweise dem unbedingten Wunsch nach einer Familie, zusammengefunden haben. Auch hier gilt, behutsam aufzunehmen, was beide als positiv am anderen beschreiben, und es ausschmücken zu lassen. Hier treten oftmals die Wertschätzung für die positiven Eigenschaften beider Partner:innen in der Elternrolle und positive gemeinsame Familienerlebnisse in den Vordergrund.
- *Therapeutische Handlungsanweisung bei schwierigem Beginn:* Es ist wichtig, bei beiden Partner:innen wiederholt nachzufragen, was sie trotz schwierigem Beginn aneinander angezogen hat, welches Verhalten des anderen sie trotz der Schwierigkeiten sehr berührt hat, welche Gründe beide bewogen, trotz schwierigem Beginn zusammen eine Partnerschaft zu beginnen. Es mag sein, dass der Beginn der Partnerschaft karg und schwierig erscheint. Hier ist es besonders wichtig, dass Therapeut:in mit dem Paar herausarbeitet, welche Ressourcen beide als Personen mitbrachten, dass sie die Beziehung dennoch zeitweise als zufriedenstellend erlebten und zusammen konstruktiv gestalten konnten.
- *Therapeutische Handlungsanweisung bei turbulentem Auf und Ab:* Es ist hier besonders darauf zu achten, dass Therapeut:in den „roten Faden“ der Positivität nicht verliert. Die schwierigen Zeiten sind wiederholt zu validieren, aber gleich danach wiederholt in offener Frageform zu positiven Erinnerungen zurückzukehren.
- *Therapeutische Handlungsanweisung, wenn im OHI realisiert wird, dass die Verletzungen zu stark und die Ambivalenz zur Fortführung der Partnerschaft größer geworden sind:* Es kann der Fall eintreten, dass die Aktivierung früherer Erinnerungen an die ersten Begegnungen und schönen Zeiten eine unüberbrückbare Kluft zwischen der Vergangenheit und der Gegenwart spürbar werden lassen. Wenn beispielsweise ein Paar vor allem aus rationalen Gründen (z. B. die Familie aufrechterhalten) zusammenblieb, kann das OHI vor Augen führen, dass die ursprüngliche Liebe aufgrund von zu vielen Verletzungen erloschen ist und es sich eine Partner:in nicht mehr vorstellen kann, in der Beziehung zu bleiben, obwohl sie/er sich es rational und wohl vor allem für die Familie gewünscht hätte. In diesem Fall klärt Therapeut:in, was diese Wende im OHI für das Paar bedeutet. Möglicherweise wird hier der Wunsch nach einer Trennungsklärung (→ TK) geäußert. Therapeut:in geht in diesem Fall zu TK über und klärt mithilfe der darin angewandten Methoden die starken Ambivalenzen im Paar. Gründe zum Bleiben und Gehen werden von beiden Partner:innen emotional gewichtet und zueinander in Beziehung gesetzt. Die aktuellen Schwierigkeiten werden im Vergleich zu positiv erlebten Zeiten im Paar gewichtet. Der/die Therapeut:in bietet Unterstützungshilfen, damit jede Person für sich einen Entscheid wohlüberlegt, nicht impulsiv und eventuell sogar gemeinsam treffen können.

Schwierigkeiten für den Therapeuten/die Therapeutin

- Es kann der Fall eintreten, dass eine Partnerin/ein Partner während des OHI ins Schwärmen kommt, während der/die andere eher oder sehr nüchtern bleibt.
- Wenn beide Partner:innen nicht gleich stark emotional berührt werden, arbeitet Therapeut:in mit beiden Partner:innen heraus, was sie beide schließlich zueinander hingezogen hat.

> *Partner:in A:* „Wir haben uns online kennengelernt. Ich war vor dem ersten realen Treffen extrem nervös, weil ich durch das viele Schreiben schon von Beginn weg ein sehr starkes Zusammengehörigkeitsgefühl gespürt hatte. Ich hoffte, dass es für ihn auch so war …“
>
> *Therapeut:in:* „Und wie war es dann im realen Treffen für Sie“?
>
> *Partner:in A:* „Genauso, wie ich erwartet hatte.“
>
> *Therapeut:in:* „Und das fühlten Sie beim ersten Treffen auch?“
>
> *Partner:in A:* „Ja, sehr!“
>
> *Therapeut:in:* „Zusammengehörig – was bedeutet das für Sie?“

- Wichtig dabei ist, dass Therapeut:in auch bei der Partner:in, die nüchtern bleibt, ihr Erleben ausschmücken lässt.

> *Therapeut:in (zu Partner:in B):* „Und wie war es denn für Sie?“
>
> *Partner:in B:* „Okay.“
>
> *Therapeut:in:* „Was meinen Sie mit ‚Okay‘?“
>
> *Partner:in B:* „Sie war sympathisch, nett, und wir hatten vor allem ein gutes Gespräch.“
>
> *Therapeut:in:* „Was hatte für Sie Bedeutung?“
>
> *Partner:in B:* „Das gute Gespräch.“

Therapeut:in: „Wie war das für Sie?"

Partner:in B: „Ich fühlte mich das erste Mal wirklich ernst genommen in dem, was ich sagte."

- Wenn Negativität in der Erzählung auftaucht:
  - Szenario A: Therapeut:in übernimmt mit „Einfädeln" („*mhm* ...") sanft die Führung, fasst nur Positives zusammen und ignoriert Negatives (→ Shaping).
  - Szenario B: Therapeut:in validiert kurz (unter Beachtung der Allparteilichkeit mit Blickkontakt zu beiden) und lädt die Person anschließend ein, zu positiven Erinnerungen zurückzukehren.

Partner:in: „Ja, du warst sehr selbstbewusst, aber auch schon damals sehr dominant, das konnte ich schon damals nicht ausstehen."

- Szenario A:
  - *Therapeut:in*: „Mhm ... sehr selbstbewusst. Was hat Sie daran fasziniert?"
- Szenario B:
  - *Therapeut:in:* „Dieses Verhalten Ihrer Partner:in belastet Sie schon länger, früher wie auch heute. Wir werden ungünstiges Verhalten, das Sie *aneinander* stört, in den nächsten Sitzungen genauer anschauen. Ist es für Sie möglich, dass wir wieder zu den positiven Erinnerungen zurückkehren?"
  - *Partner:in A:* „Ja, wenn ich weiß, dass wir es später genau anschauen werden, kann ich mich wieder auf das Positive einlassen."

- Wichtig ist, dass Therapeut:in das Paar im Interview laufend zu den positiven Schilderungen zurückführt.

Therapeutin: „Sehr positiv für Sie war, dass Ihre Partner:in genau wusste, was sie wollte. Das hat Sie fasziniert, richtig?"

Partner:in: „Ja, genau, sie war so selbstbewusst und hatte so viele Ideen für das Leben, was sie alles machen wollte, es war so spannend!"

- Wenn zu Beginn einer Partnerschaft wenig oder nichts Positives vorlag, geht Therapeut:in darauf ein, was dennoch an Gefühlen und Wünschen zu unterschiedlichen Zeitpunkten spürbar war.
- Therapeut:in fragt nach, wie es gelungen war, trotz nie vorhandener großer Liebe bis zum heutigen Zeitpunkt zusammenzubleiben und schöne gemeinsame Zeiten zu erleben.

Therapeut:in: „Was gab für Sie denn schließlich doch den Ausschlag, dass Sie sich entschieden haben, es miteinander zu wagen?"

Therapeut:in: „Wie Sie schildern, waren die Gefühle füreinander nie sehr intensiv, und doch sind Sie schon lange zusammen: Was hat es ermöglicht, so lange zusammenzubleiben?"

Therapeut:in: „Was haben Sie in der langen gemeinsamen Zeit auch an Schönem erlebt und zusammen gemeistert?"

Beispiel mit positiver Paargeschichte (Transkript)

Therapeut:in: Wenn Sie beide mit dieser „Zeitreise" einverstanden sind, dann gehen wir gemeinsam zurück in die Vergangenheit: Wann sind Sie sich das erste Mal begegnet oder haben sich das erste Mal gesehen?

Partner:in A: Das weiß ich auch heute noch ganz genau! *(Er strahlt.)* Wir haben uns auf einem Dorffest kennengelernt. Als ich sie sah, war ich hin und weg! Sie war so zierlich und keck und tanzte mit einer Leichtfüßigkeit, dass alle Männer hypnotisiert waren! Ich bin natürlich gleich zu ihr, um sie um einen Tanz zu bitten. Leider war sie sehr begehrt, und sie hatte noch drei anderen Männern versprochen, mit ihnen zu tanzen. Stellen Sie sich vor, wie lange ich mich da gedulden musste! *(Beide lachen.)*

Therapeut:in (zu Partner:in B): Und woran erinnern Sie sich?

Partner:in B: Ja, natürlich auch an dieses Dorffest! Als er mich um einen Tanz bat, sah ich diesen großen Mann mit den schönen blauen Augen und den blonden Locken. Ich konnte den Blick fast nicht mehr von ihm abwenden und musste mich versprochene Tänze hindurch gedulden. Ich war vermutlich sehr unhöflich, denn ich war abwesend und ich versuchte ständig, einen Blick auf ihn zu werfen.

Partner:in A: Ja, ich konnte den Tanz kaum erwarten, und ich sah nur noch sie!

Partner:in B: So habe ich zwar noch diese versprochenen Tänze mit den anderen Männern tanzen müssen, aber wir haben nur noch uns gesehen. *(Sie wird etwas verlegen.)*

Therapeut:in: Und wie war es dann für Sie beide, als Sie endlich miteinander tanzen konnten? Woran erinnern Sie sich?

Partner:in A: Ich war überglücklich, es war für mich wie nach Hause kommen. Ich war da schon über beide Ohren verliebt in sie. *(Beide lachen.)*

Partner:in B: Als wir endlich zusammen tanzen konnten, und es war ein langsamer Tanz, schwebte ich auf Wolke sieben. Ich fühlte mich gehalten, geborgen und wollte, dass es nie aufhört.

Partner:in A: Ja, mir ging es genauso, wir tanzten einfach immer weiter, und als die Musik zu Ende war, wussten wir, dass wir uns nie mehr verlieren wollten – mit ihr wollte ich durchs Leben gehen! *(Beide nicken.)*

Partner:in B: Ich auch!

Therapeut:in (zu beiden): Und wie ging es dann nach diesem Abend weiter?

Partner:in A: Ach, wissen Sie, früher war das gar nicht so einfach, sich jede Woche zu treffen. Wir hatten nicht das Geld, uns dauernd zu sehen, denn wir machten beide unsere Lehre in den nächsten größeren Städten. So schrieben wir uns Briefe, das half aber nur wenig gegen die große Sehnsucht. Aber so lernten wir uns besser kennen. Wir hatten auch noch keine Mobiltelefone. So las ich immer wieder ihre Briefe, wenn ich sie so sehr vermisste.

Partner:in B: Ja, ich auch – wenn ich Sehnsucht nach ihm hatte, las ich seine Briefe. Und freute mich auf den nächsten Sonntag, wo wir zusammen spazieren gehen konnten. Wissen Sie, mehr war damals noch nicht möglich, da wir beide aus einem konservativen Milieu stammen.

Therapeut:in: Was hat Sie in den Briefen sehr berührt?

Partner:in A: Es waren sehr zärtliche, liebevolle Briefe. Ich konnte sie mir direkt vorstellen, und ich spürte, dass ich ihr das Wichtigste im Leben war.

Therapeut:in: Mhm ... das Wichtigste?

Partner:in A: Ja, sie wollte nur mit mir zusammen sein, eine Familie gründen, und sie malte es in den Briefen aus, wie gut wir das zusammen machen würden. Es war das Gleiche, was ich auch wollte. Das war wunderschön *(strahlt)*!

Therapeut:in (zu Partner:in B): Nur mit ihm zusammen sein, eine Familie gründen, es zusammen gut machen – können Sie darüber mehr erzählen?

Partner:in B: Ich wollte einfach nur mit ihm meine Zukunft planen. Und ich konnte ihn mir so gut als liebevollen Vater vorstellen: Er war aufmerksam, aktiv, reflektiert und vor allem einfühlsam, so liebevoll. Ich war sicher, wir würden ein sehr gutes Team werden.

Therapeut:in (zu Partner:in A): Warum wollten Sie nur mit ihr eine Familie gründen?

Partner:in A: Sie war nicht nur hübsch und zierlich, sondern sie strahlte für mich auch eine sehr große Willensstärke aus. Und ich wollte jemanden, mit dem ich das bewältigen konnte, so viele Aufgaben, die mit einer Familie auf uns zukommen würden.

Therapeut:in: Und wie ging es dann weiter?

Partner:in A: An einem Sonntag, ungefähr ein Jahr, nachdem wir uns kennengelernt hatten, nahm ich allen Mut zusammen und machte ihr einen Antrag. Uh, war ich nervös, ich hoffte, sie sagt ja!

Therapeut:in (zu Partner:in B): Und wie haben Sie reagiert?

Partner:in B: Natürlich sofort ja gesagt *(strahlt)*. Ich wollte ja auch nur ihn, deshalb gab es für mich nur ein Ja!

Therapeut:in (zu Partner:in A): Und wie war das für Sie?

Partner:in A: Dass sie meinen Antrag angenommen hatte, machte mich zum glücklichsten Menschen auf der Welt!

Die beiden schildern im OHI weiter von ihren Hochzeitsvorbereitungen, der berührenden Trauung und dem schönen Fest, der kurzen einwöchigen Flitterwoche und danach dem Zusammenzug in eine erste, kleine gemeinsame Wohnung. Sie genossen dieses erste Jahr und unternahmen viele schöne Ausflüge zusammen und lebten auch ihre Sexualität leidenschaftlich und in vollen Zügen. Endlich durften sie einander auch körperlich nahe sein! Dann wurde sie schwanger, was beide sehr freute, aber ihnen auch Respekt einflößte. Die Geburt brachte sie beide nochmals näher, sie konnten ihr Glück kaum fassen. Es gab auch viele schwierige Situationen, aber ihre große Liebe zueinander half ihnen, diese zu meistern.

Sie erzählen auf die Fragen der Therapeut:in über die unterschiedlichen Stationen ihrer Partnerschaft und Familie, dass sie viele schöne Ferien mit den Kindern erlebten, die gleichen Werte ihren Töchtern weitergeben konnten und dass sie in schwierigen Zeiten immer zusammengehalten hatten. Im OHI wird spürbar, wie viel Liebe auch bei erlebten und den aktuell bestehenden Konflikten noch vorhanden ist. Aber beide konnten sich schon immer emotional schlecht öffnen und waren auch gleichzeitig ziemliche „Dickschädel", wie sie sich gegenseitig humorvoll attestierten.

Der Rückblick auf ihre lange gemeinsame Geschichte rührte beide sehr, sie saßen sich plötzlich viel zugewandter gegenüber und sie äußerten eine starke Motivation, dass sie in der Paartherapie zusammen alte Verletzungen aufarbeiten und sich versöhnen wollten und aktuelle Konflikte konstruktiver und vor allem auch fairer zusammen lösen lernen möchten.

D3. Materialien

Keine

Reziprozitätstraining (RT)

A. Kurzüberblick

Problematik	Niedrige Positivität, hohe Negativität, geringe Wertschätzung
Ziele	Aufbau von mehr positiver, zärtlicher Interaktion und Abbau von negativem Interaktionsverhalten gegenüber Partner:in
Methode	Operante Methode mit reziproker Verstärkung
Indikation	Bei Paaren mit hohem Konfliktniveau oder Paaren mit hoher Verstärkererosion (Langeweile, Gleichgültigkeit, erloschene Liebe)
Diagnostik	Modul OHI und Spinnendiagramm (siehe Anhang zum RT)
Voraussetzungen	Motivation und Commitment zur Weiterführung der Partnerschaft
Setting	Triadisches Setting
Therapeut:innenverhalten	Therapeut:in erklärt die Methode, erarbeitet mit dem Paar die Verstärkerlisten und überprüft mit dem Paar die Hausaufgaben.
Anzahl Sitzungen	2 Sitzungen (wird in allen künftigen Sitzungen zu Beginn immer wieder thematisiert und überprüft)
Therapiekarten (Bodenmann & Bodenmann-Kehl, 2024a)	Therapiekarten Nr. 12 bis 18
Übungsblätter	ÜB Verstärkerliste, ÜB Umsetzung, ÜB Aufbau hedonistisches Repertoire 1, ÜB Aufbau hedonistisches Repertoire 2
Informationsblätter	Info Beziehungspflege, Info Aufbau hedonistisches Repertoire

B. Indikation

B1. Zielgruppe und Problemkonstellationen

- Das RT wird bei den meisten Paaren besonders zur Vorbereitung des KT eingesetzt; hauptsächlich bei Paaren mit
  - niedriger Positivität (kaum Lob, Interesse, Zuhören, Zärtlichkeit, Aufmerksamkeit)
  - häufiger, lang andauernder Negativität (Vorwürfe, anklagendes Verhalten, Gesprächsverweigerung) oder erloschener Liebe (Monotonie, wenig Austausch)
  - eskalativen Gesprächsverläufen (emotionales Aufschaukeln bis hin zu verbaler oder physischer Gewalt)

B2. Zeitpunkt der Durchführung und Voraussetzungen

- Das RT folgt in der Regel auf das OHI.
- Damit wird ein basales Commitment der Partner:innen gefördert und eine tragfähige Basis für andere, weitreichende und häufig schwierigere Veränderungen geschaffen.
- Voraussetzung ist die Bereitschaft beider Partner:innen, dem anderen Gutes zu tun und an der Beziehung arbeiten zu wollen.

C. Ziele der Methode

- Erhöhung von positivem Verhalten im Alltag und Positivdynamik initiieren
- Dadurch gleichzeitig Reduktion von Negativität
- Negative Interaktionsspirale durchbrechen und dem Paar einen größeren Verhaltensspielraum schaffen
- Durchbrechen von negativen Erwartungen und ungünstigen Attributionen
- Auflösung der Klassischen Konditionierung (durch Gegenkonditionierung), in deren Folge Partner:in negativ besetzt wurde und nur schon sein/ihr Anblick Aversionen auslöst
- Förderung eines basalen Commitments
- Beziehungsressourcen stärken
- Selbstwirksamkeitserwartung des Paares erhöhen

D. Therapieanleitung

D1. Formale Kriterien

Charakteristika der Methode

- Da positives Verhalten installiert und nicht negatives Verhalten reduziert wird (was meist erst in einem späteren Stadium der Therapie möglich wird), fängt die Therapie mit einer bewältigbaren Aufgabe an und schafft dadurch zusätzliche Motivation.
- Es müssen nicht neue Verhaltensweisen gelernt werden, sondern es werden bereits bestehende, zur Zeit der Verliebtheit respektive zu Beginn der Partnerschaft meist selbstverständliche Verhaltensweisen reaktiviert und in ihrer Auftretenshäufigkeit erhöht.
- Die zwei Übungen (1. Erstellen einer Verstärkerliste, 2. Realisieren, was der/die Partner:in von seiner/ihrer Liste tut) werden dem Paar als Hausaufgabe aufgegeben.
- In den Sitzungen werden die Hausaufgaben besprochen und mit beiden Partner:innen die Umsetzung begleitet.

Formen des Reziprozitätstrainings

Bei der freien Form legen Partner:innen positives Verhalten, das sie gegenüber dem anderen zeigen möchten, selbst und freiwillig fest, wohingegen bei der vertraglichen Form das zu zeigende Verhalten vertraglich festgelegt wird.

Tabelle 2: Formen des Reziprozitätstrainings

Form der Methode	Bezeichnung der Methode	Beschreibung
Freie Form	Good-Faith-Methode	Die Partner:innen setzen unabhängig voneinander die vom Gegenüber gewünschten Verhaltensweisen um, ohne dass die Verhaltensweisen des einen an die des anderen direkt gekoppelt sind. Das Gesamtvolumen an Verstärkung sollte jedoch ausgewogen sein und beide sollten motiviert sein, positives Verhalten (welches auf der Liste notiert wurde) spontan zu zeigen.
Freie Form	Verwöhnungstage	An den Verwöhnungstagen sind die Partner:innen besonders aufmerksam gegenüber dem anderen und versuchen, seine/ihre Wünsche zu erfüllen. Dies sind exklusive Verstärkungsmomente, die aber in der Regel in Kombination mit der täglichen Verstärkung einhergehen sollten.
Vertraglich festgelegte Form	Quid-pro-Quo-Verträge	Es wird festgelegt, welches Verhalten des einen durch welches Verhalten des anderen als Gegenleistung beantwortet werden soll. Damit dienen die positiven Verhaltensweisen des einen als Verstärkung für Veränderungen des anderen und umgekehrt.

- In der Regel wird das Reziprozitätstraining im Sinne der Good-Faith-Methode durchgeführt (**Tabelle 2**).
- Das RT umfasst folgende drei Schritte:
  1) *Verstärker für den Partner/die Partnerin suchen:* Hausaufgabe zur Erstellung einer Liste mit potenziellen Verstärkern, die dem Partner/der Partnerin Freude bereiten könnten, wenn sie umgesetzt werden (Partner:in A überlegt sich, was er/sie tun kann, um Partner:in B Freude zu bereiten und umgekehrt)
  2) *Definitive Verstärkerliste erstellen:* Besprechung der Listen beider Partner:innen in Therapiesitzung, weitere Ausarbeitung, Operationalisierung und Prüfung der Items
  3) *Verstärkung des Partners/der Partnerin im Alltag:* Umsetzung der Listen im praktischen Verhalten im Alltag
- Es wird nur mittels Quid-pro-Quo gearbeitet, wenn dies unbedingt notwendig ist, zum Beispiel, wenn einer oder beide Partner:innen die zweite Hausaufgabe (Realisieren von Verstärkern) nicht umsetzen, d.h., wenn kein oder zu wenig Verstärkungsverhalten von einem oder beiden Partner:innen gezeigt wird.
- Erst wenn die Good-Faith-Methode nicht möglich ist, wird mit Quid-pro-Quo gearbeitet. Sobald das Paar mit dieser Methode Fortschritte erzielt, wechselt der/die Therapeut:in auf die Methode der freiwilligen Umsetzung (Good-Faith-Methode).

Wirkungsweise des Reziprozitätstrainings

Die Methode des Reziprozitätstrainings basiert auf der Operanten Konditionierung und hat sich aus mehreren Gründen als wirksam erwiesen:

- *Positivität erhöhen:* Das RT versucht nicht, die Negativität zu senken, was häufig sehr schwierig ist, sondern die Positivität in der Interaktion zu erhöhen.
- *Fokusverschiebung:* Es wird die Aufmerksamkeitskonzentration auf negative Verhaltensweisen durchbrochen (Erweiterung der eingeschränkten Sichtweise), die Wahrnehmung von positiven Verhaltensäußerungen stimuliert (Diskriminationslernen) und eine differenziertere Sicht der Partner:innen ermöglicht (man entdeckt wieder, dass es Seiten am anderen gibt, die einem entsprechen, die aber in der aktuell generalisiert negativen Sicht untergegangen sind). Verhalten kann wieder als neutral, positiv oder negativ wahrgenommen werden, was vorher nicht der Fall war, wo jegliches Verhalten negativ bewertet wurde. Die Positivität seitens des Gegenübers wird nicht länger als negativ attribuiert, wenn sie im therapeutischen Kontext angegangen wird (wenn z.B. vor der Therapie eine Umarmung gegeben oder Blumen nach Hause gebracht wurden, wurde dies als Zeichen eines schlechten Gewissens oder als Einschmeicheln interpretiert). Im Rahmen des RT erkennt man hinter der Umarmung und den Blumen nun das Bemühen, sich für die Partnerschaft einzusetzen. Im Zusammenhang mit dem RT lernen beide Partner:innen ein als positiv intendiertes Verhalten des Partners/der Partnerin richtig einordnen zu können.
- *Ressourcenaktivierung:* Es werden die Beziehungsressourcen und insbesondere das Interesse an dem anderen und seinen Bedürfnissen und Vorlieben stimuliert und reaktiviert. Damit erfüllt die Positivität die Grundbedürfnisse Liebe, Wertschätzung (resp. Selbstwert erhalten) und lustvolle Handlungen (resp. Unlust vermeiden) (Grawe, 1998).
- *Erhöhung der partnerschaftlichen Selbstwirksamkeitserwartung:* Die Partner:innen können sich gegenseitig in ihrer Positivität verstärken, sie können selbst auf die Paarbeziehung Einfluss nehmen und deren Geschick und Verlauf aktiv mitbestimmen und ausgestalten. Dabei sind die Verhaltensweisen, die gezeigt werden sollen, meist von früher her bekannt und müssen entsprechend nicht als neue Verhaltensweisen erworben werden.
- *Entkoppelung des Partners/der Partnerin von Negativität:* Durch diese operante Konditionierungsmethode (Setzen von positiven Verstärkern) findet neben dem Aufbau von positivem Verhalten gegenüber dem anderen zudem eine Gegenkonditionierung statt: Das Gegenüber löst künftig nicht mehr aversive Gefühle aus, sondern wird wieder mit den positiven Verstärkern gekoppelt.
- *Neue Sicht von Partnerschaft:* Im Verlauf eines erfolgreichen Einsatzes des Verhaltensaustausches kommt es zu einer neuen Sicht auf die Beziehung, zu einer stärkeren Intimität und einer positiven Verstärkerspirale, wodurch weiterführende, auf die zentralen Themen der Partnerschaft abzielende Interventionen (z.B. Kommunikationstraining) ermöglicht werden.

Zeitrahmen

- In der Regel ist eine Dauer von 2 Sitzungen à jeweils eine Therapiestunde erforderlich.
- Eine kurze Einführung ins RT und die Abgabe der ersten RT-Hausaufgabe (1. Schritt) erfolgt in der vorhergehenden Sitzung gegen Schluss (meist nach dem Erstgespräch mit zuerst Problem- und Zielanalyse und anschließendem OHI).
- Falls es Schwierigkeiten mit dem RT gibt, deutet dies auf gravierende Beziehungsprobleme hin und kann als Indikator dafür genommen werden, dass die gesamte Therapie schwierig werden wird. In diesem Fall kann es sich lohnen, dem RT mehr Raum zu geben und Gründe bereits jetzt herauszuarbeiten, weshalb es schwerfällt, dem anderen Freude zu bereiten.

Therapeut:innenverhalten

- Therapeut:in erklärt die Methode, bearbeitet mit dem Paar die Verstärkerlisten und die Hausaufgaben.
- Positive, wohlwollende, allparteiliche Haltung

Schwierigkeiten für den Therapeuten/ die Therapeutin

- Es ist strikt auf therapeutische Neutralität (Allparteilichkeit) zu achten.
- Wenn nur eine der beiden Partner:innen die Hausaufgabe (Erstellen der Verstärkerliste) gemacht hat, der andere aber nicht, wird nach Besprechung der Gründe die Hausaufgabe nochmals auf die nächste Sitzung aufgegeben.
- Die Hausaufgabe wird mit dem Paar erst bearbeitet, wenn beide Partner:innen die Verstärkerlisten in Papierform mitbringen und jeder mindestens zwei Items notiert hat. Es wird nicht darauf eingegangen, wenn moniert wird, dass man die Verstärker im Kopf habe und die Liste auszufüllen vergessen oder diese nicht mitgebracht habe.
- Hat ein Partner/eine Partnerin eine volle Liste (z. B. 10 Items für positive Verstärkung), der/die andere lediglich zwei Items, wird dennoch mit dem RT gearbeitet, da beide Commitment gezeigt haben.
- Wenn von Partner:in A moniert wird, dass B wieder mal minimalistisch unterwegs war, wird von dem Therapeuten/der Therapeutin darauf hingewiesen, dass zunächst nicht die Menge der Items zählt, sondern die Motivation und die Bereitschaft, sich auf die Aufgabe einzulassen, was beide getan haben.
- Negative Kommentare des einen oder andern werden schnell, wohlwollend aber konsequent ignoriert (gelöscht), indem nicht darauf eingegangen, sondern im Gegenzug gleich mit einer Frage zum weiteren offenen Zuhören reagiert wird.

D2. Vorgehen beim RT

Einführung und Methode erklären

- Das RT verfolgt das Ziel, die Positivität zu erhöhen.
- Dies ermöglicht, wieder positive Seiten an dem Partner/der Partnerin zu entdecken und von der generalisiert negativen Sichtweise wegzukommen.
- Die Sympathie einem Menschen gegenüber hängt mit dessen positivem Verhalten und Ausstrahlung zusammen. Je mehr Positivität wir zeigen, desto höher die Wahrscheinlichkeit, dass uns Positives widerfährt.
- Um den Teufelskreis der Negativität zu durchbrechen, soll man großzügig mit Positivität sein (nicht erwarten, dass der andere zuerst positiv ist, sondern selbst den ersten Schritt tun).
- Für die Einführung und Erklärung der Methode werden die Therapiekarten Nr. 12 bis 18 des Kapitels „Positivität erhöhen" empfohlen (Bodenmann & Bodenmann-Kehl, 2024a).

Schritt 1: Verstärkerliste erstellen (1. Hausaufgabe)

- Im ersten Schritt sollen sich beide Partner:innen überlegen, was sie tun können, um dem/der anderen eine Freude zu machen, ihm Gutes zu tun.

> *Therapeut:in:*
>
> „Bitte überlegen Sie sich zuhause, was Sie im Alltag viel öfters tun können, um Ihrem Partner/Ihrer Partnerin Freude zu bereiten, Gutes zu tun."
>
> „Nehmen Sie sich dazu etwas Zeit, und gehen Sie gedanklich zurück in zufriedene Zeiten in Ihrer Partnerschaft: Wie haben Sie sich damals Ihrer Partnerin/Ihrem Partner gegenüber verhalten?"

- Als Hilfestellung werden die vier Verstärkerklassen (**Abbildung 9**) vorgegeben:
  1) Materielle Verstärker
  2) Soziale Verstärker
  3) Handlungsverstärker
  4) Spirituelle Verstärker
- Beide Partner:innen sollen bis zur nächsten Sitzung Verstärker aus mindestens den drei Bereichen soziale, materielle und Handlungsverstärker finden und diese auf dem *Übungsblatt* „Verstärkerliste" (siehe Anhang zum RT) aufschreiben. Spirituelle Verstärker kommen nicht bei allen Paaren vor, daher sollte der/die Therapeut:in nicht auf diese drängen, sondern normalisieren, wenn keine solche vorliegen.
- Sie sollen konkrete Verstärker benennen, die möglichst täglich umgesetzt werden können.
- Das Ziel einer möglichst umfassenden Liste ist die Erweiterung des Verhaltensspielraums beider Partner:innen.
- Es wird herausgearbeitet, dass die sozialen Verstärker am wichtigsten sind und daher am häufigsten vorkommen sollten. Gleichzeitig sollte einem der/die Partner:in auch etwas wert sein, weshalb man sich die Verstärker auch etwas kosten lassen darf (z. B. dem Budget angepasste Aufmerksamkeiten und Geschenke).

Schritt 2: Überprüfen der Liste und Operationalisierung (Nachbesprechung der Hausaufgabe)

- Die Verstärkerlisten werden in der ersten RT-Sitzung einzeln durchgegangen (wer beginnt, ist nicht entscheidend), wobei alle notierten Verstärker besprochen werden.
- Wichtig ist, dass beim Vorlesen der aufgeschriebenen Items kein Feedback und keine negativen Kommentare der anderen Person erlaubt sind, um die positive Dynamik nicht abzuwürgen. Dabei wird wie folgt vorgegangen:
  1) *Überprüfung der Verstärker:* Prüfung bezüglich täglicher versus sporadischer Anwendung, und ob genügend soziale Verstärker vertreten sind (die meisten Verstärker sollten täglich eingesetzt werden können)
  2) *Operationalisierung (Überprüfen und Konkretisieren) der Verstärker:* Operationalisierung der Verstärker (Beispiel: Konkretisieren, welche Zärtlichkeiten man genau geben könnte, eine Umarmung, eine sanfte Berührung, einen Kuss etc., oder was man dem Part-

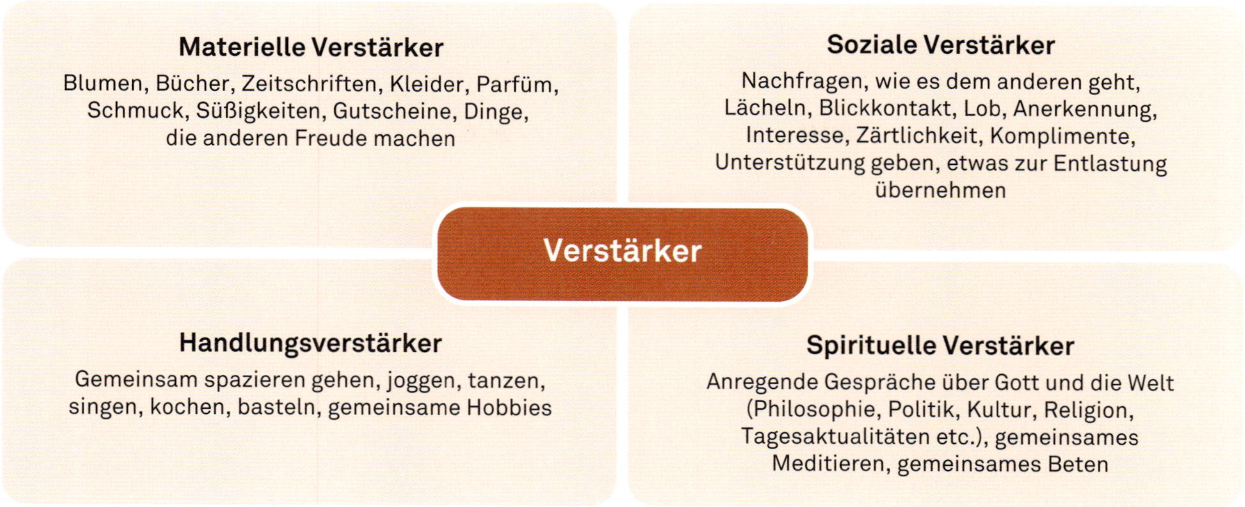

Abbildung 9: Vier Verstärkerklassen

ner/der Partnerin genau für Blumen kaufen möchte, welche Farbe, welche Sorte etc., um sicher zu sein, dass die Verstärker der anderen Person auch tatsächlich Freude bereiten)

3) *Rückmeldung des Partners/der Partnerin:* Erst jetzt wird das Feedback des Partners/der Partnerin eingeholt, ob die angegebenen Verstärker wirklich verstärkend sind (am besten zu jedem Bereich von Verstärkern einzeln). Die Verstärker, die ihm/ihr nicht entsprechen, werden ersatzlos von der Liste gestrichen.
4) *Vervollständigung der Liste:* Die Liste wird durch zusätzliche Wünsche, die der/die Partner:in nun einbringt, ergänzt. Hier wird geprüft, ob der andere sich vorstellen kann, diesen Verstärker in seine Liste aufzunehmen, und bereit ist, den Verstärker auch umzusetzen. Falls ja, wird er ergänzt.

> **Achtung!**
>
> Keine sexuellen Verstärker in diesem Stadium der Therapie (im besten Fall sich zärtlich halten, umarmen, küssen, jedoch noch keine sexuellen Handlungen)!

Schritt 3: Umsetzung im Alltag (2. Hausaufgabe)

- Die Therapeut:in lädt das Paar ein, gleich im Anschluss an die Sitzung zu beginnen, die verstärkenden Verhaltensweisen wieder täglich oder zumindest sehr regelmäßig umzusetzen.

> *Therapeut:in:* „Ich lade Sie beide ein, nun gleich nach dieser Sitzung damit zu beginnen, wieder mehr Verhalten zu zeigen, von dem Sie wissen, dass es Ihre Partnerin/Ihren Partner sehr freut."

- Es ist wichtig, dass beide zum gleichen Zeitpunkt beginnen, weil sonst die Gefahr besteht, dass keiner beginnen will und beide den ersten Schritt vom anderen erwarten.

> *Therapeut:in:* „Beide starten Sie nun ab dem gleichen Zeitpunkt und erwarten damit nicht, dass der andere beginnen soll."

- Beide Partner:innen sollten darauf achten, das positiven Verhalten wechselseitig wahrzunehmen.

> *Therapeut:in:* „Achten Sie einfach darauf, womit Ihnen Ihre Partnerin/Ihr Partner eine Freude machen möchte."

- Dazu werden beide Partner:innen aufgefordert, auf dem *Übungsblatt* „Umsetzung" (ÜB „Umsetzung", siehe Anhang zum RT) zu notieren, welche positiven Verhaltensweisen des Gegenübers sie wahrgenommen haben (realisieren, wenn der/die Partner:in einem etwas Gutes tut).

> *Therapeut:in:* „Nehmen Sie sich abends 5 Minuten Zeit, den Tag Revue passieren zu lassen, und notieren Sie auf Ihrem Übungsblatt, welche positiven Verhaltensweisen des andern Sie wahrgenommen haben."

- Durch diese Schritte des RT wird der Fokus auf das (positive) Partner:innenverhalten gelenkt und die selbstzentrierte Perspektive (typisch für unzufriedene Paare) durchbrochen.
- Zusätzlich kann das Informationsblatt „Beziehungspflege" abgegeben werden, das beide vor der Umsetzung lesen können.

Tabelle 3: Häufige Schwierigkeiten bei der Umsetzung im Alltag

Schwierigkeit/Problem	Lösungsmöglichkeiten
Zeitmangel	Verstärker suchen, die man ohne großen Zeitaufwand umsetzen kann
Erwartungshaltung *(Angst, dass der/die Partner:in nichts Positives tut)*	Zuerst darauf hinweisen, dass jede/r selbst den ersten Schritt tun und diesen nicht vom anderen erwarten soll. Wenn das Argument kommt, dass man das Leben lang nur gegeben habe und nun der andere an der Reihe sei, wird herausgearbeitet, dass wir im RT alles auf Null setzen und beide wieder voll in der Pflicht sind, einander positiv zu begegnen. Frühere „Einsätze" werden nicht eingerechnet, da man dazu als Therapeut:in keine unabhängigen Informationen hat. Erweist sich das weiterhin als schwierig, wird mit den Verwöhnungstagen gearbeitet oder gegebenenfalls mit der Quid-pro-Quo-Methode.
Machtproblematik *(Angst, abhängig zu werden, weil man etwas von Partner:in erhält)*	Exploration der Problematik mit dem Paar und allenfalls Quid-pro-Quo-Verträge
Umgang mit Verstärkern *(inadäquate Reaktion aus Unsicherheit)*	Behutsame Exploration der Hintergründe der Unsicherheit, im Anschluss Aufbau hilfreicher Selbstverbalisationen (kognitive Umstrukturierung) zusammen mit dem Paar zur leichteren Annahme positiver Verstärker. Allenfalls kurze Rollenspiele mit dem Paar zur Annahme z. B. eines Danks, einer Wertschätzung oder eines Kompliments; dadurch zusätzlich erlebte gegenseitige, positive Verstärkung der Verstärker.

- In der nächsten RT-Sitzung werden die ÜB nachbesprochen und Schwierigkeiten diskutiert (**Tabelle 3**).

Ergänzung: Aufbau von hedonistischen Aktivitäten

- Ergänzend wird der Aufbau von hedonistischen Aktivitäten empfohlen, die die Partner:innen gemeinsam ausführen und die beiden Freude bereiten.
- Diese sollen ohne Hektik, Zeit- und Leistungsdruck gemacht werden können und der gemeinsamen Erholung, aber auch der Förderung des Wir-Gefühls und der Kohäsion dienen.
- Anhand des Informationsblatts „Aufbau hedonistisches Repertoire" wird mit dem Paar erarbeitet, weshalb solche gemeinsamen Aktivitäten von Bedeutung sind.
- Mittels den Übungsblättern „Aufbau hedonistisches Repertoire 1" und „Aufbau hedonistisches Repertoire 2" werden Listen von möglichen Aktivitäten erstellt und deren Umsetzung geplant.
- Die Umsetzung geschieht als Hausaufgabe, die in den nachfolgenden Sitzungen immer wieder zu Beginn angesprochen wird.

Beispiel für Vorgehen beim RT (Transkript)

Ein hochstrittiges Paar, dessen Positivität infolge der seit langem andauernden gegenseitigen Anschuldigungen und Abwertungen fast vollständig versiegt war, wird mithilfe des Oral History Interviews an den Beginn ihrer Beziehungsgeschichte zurückgeführt. Die Erinnerungen zeigen, dass das Paar zu Beginn sehr verliebt gewesen war und sie sehr liebevoll, wohlwollend und großzügig miteinander umgegangen waren. Sehr bald kamen in den ersten Jahren aber generalisierte Vorwürfe und immer häufiger ein Wechsel zwischen positiven Zeiten und viel Kritik aneinander. Das heißt, dass im OHI deutlich wurde, dass die Fähigkeiten zu positiven Alltagsinteraktionen sehr wohl vorhanden sind, aber dass das positive Verhalten infolge der zunehmenden Negativität über die Jahre nicht mehr gezeigt wurde, weil die Motivation durch generalisierte Kritik und Unzufriedenheit stark abgenommen hatte und schließlich versiegt war. Therapeut:in führt ins RT ein und nimmt Bezug zum OHI, das in der Regel in der vorherigen Sitzung durchgeführt wurde.

Therapeut:in: Wie Sie im OHI erzählt haben, war zu Beginn und in den ersten Jahren Ihrer Partnerschaft viel Positivität vorhanden. Ich habe Sie beide beim Zurückgehen zum Beziehungsanfang sehr berührt von den Äußerungen Ihrer Partnerin/ihres Partners erlebt. Es gab aber auch Momente, da sind Sie sehr traurig geworden. Als ich nachgefragt hatte, was gerade in Ihnen vorging, haben Sie mir geantwortet, dass Sie betroffen und traurig sind darüber, wie Sie heute miteinander umgehen. (→ *Diskrepanz zwischen früherer Positivität und heutiger Negativität nochmals kurz aufnehmen)*

Therapeut:in: Diese Betroffenheit und Traurigkeit sind für mich deutliche Zeichen, dass Sie sowohl in die positive Vergangenheit eingetaucht sind, aber dass Sie auch Vergleiche gezogen haben zu heute. Sie spüren beide eine Diskrepanz zwischen Ihrem Verhalten von früher und wie Sie heute miteinander umgehen. Das macht verständlicherweise betroffen und traurig, denn all diese positiven

Verhaltensweisen erleben Sie nicht mehr voneinander. *(→ Betroffenheit des Paares mit viel Wohlwollen halten)*

Therapeut:in: Ich finde es wichtig, dass Sie diese Betroffenheit zulassen, denn sie zeugt von einem Problembewusstsein, das wir jetzt nutzen können. *(→ Problembewusstsein fördern)*

Therapeut:in: Ich möchten Sie bitten, jede/r für sich Gedanken zu machen, was Sie Ihrer Partnerin/Ihrem Partner früher viel mehr geschenkt haben als heute. Mit Schenken meine ich nicht vor allem materielle Geschenke, sondern Liebe, Zuwendung, Wertschätzung, schöne gemeinsame Momente. *(→ ÜB „Verstärkerliste" beiden Partner:innen aushändigen, lesen lassen)*

Therapeut:in: Sie sehen vier Kategorien. Bitte schreiben Sie in einem ersten Schritt bis zur nächsten Sitzung jede Person für sich auf, welche positiven Verhaltensweisen Sie gegenüber Ihrer Partnerin/Ihrem Partner wieder vermehrt zeigen möchten. *(→ zu Perspektivenwechsel anregen: Was kann ich tun und selbst aktiv werden)*

Therapeut:in: Sexualität klammern Sie zum jetzigen Zeitpunkt bitte noch aus, denn sie ist oft ein Spiegel der vielen Konflikte und man möchte dann oft keinen Sex. Sehr wohl aufschreiben können Sie hingegen bei den sozialen Verstärkern Zeichen Ihrer Liebe, wie eine zärtliche Berührung, eine Umarmung, ein Kuss *(→ operationalisieren)*

Therapeut:in: Sind noch Fragen zu der Aufgabe? Wenn nicht, schließen wir die heutige Sitzung hier ab.

Bearbeitung des Übungsblatts „Verstärkerliste" in vier Schritten in der zweiten Sitzung:

Therapeut:in: Sie haben für heute das Übungsblatt „Verstärkerliste" ausgefüllt. Konnten es beide machen? Ja? Sehr schön! Wer von Ihnen möchte denn beginnen, die aufgeschriebenen Ideen vorzulesen? *(→ Schritt 1: Verstärker werden überprüft)*

Partner:in A: Ich kann beginnen. Ich habe aufgeschrieben, dass ich liebevoller zu meiner Partner:in sein möchte, ihr mehr zuhören und ihr weniger Vorwürfe machen möchte. Das habe ich unter soziale Verstärker notiert.

Partner:in B: Ja genau, dieses ständige an mir Rummeckern ertrage ich nicht mehr.

Therapeutin (schnell, aber wohlwollend zu Partner:in B): Im Moment einfach nur zuhören, geht das? Sie können dann im Anschluss an die geäußerten Ideen ein Feedback geben, welches Verhalten für Sie welchen Verstärkerwert hat.

Partner:in B: Ja, dann versuche ich jetzt, nur zuzuhören.

Therapeut:in (sehr wohlwollend zu Partner:in B): Ja genau, sehr gut!

Therapeut:in (zu Partner:in A): Ich würde nun gerne jede der drei Verhaltensweisen mit Ihnen einzeln durchgehen *(zu Partner:in B):* Und Sie haben dann später die Gelegenheit, Ihrer Partner:in ein Feedback zu geben zu den Verstärkern, die Sie besonders freuen, oder zu solchen, die Sie nicht möchten.

Therapeut:in (zu Partner:in A): Beginnen wir mit Ihrem ersten Vorschlag, liebevoller zu Ihrer Frau zu sein. Was meinen Sie damit, wie könnte dies aussehen? *(→ Schritt 2: Verstärker werden operationalisiert und konkretisiert)*

Partner:in A: Ja, also, ich könnte sie mehr umarmen, ihr über die Haare streicheln, sie lieb anschauen.

Therapeut:in: Sehr schön! *(→ viel Lob zur Ermutigung und Motivierung zur Ressourcenaktivierung)*

Therapeut:in: In welchen Situationen könnten Sie mehr zuhören? *(→ Verstärker werden zusätzlich konkretisiert)*

Partner:in A: Ja, also, wenn meine Partner:in z. B. etwas über sich erzählt, z. B. wie es ihr geht, oder vom Job.

Therapeut:in (zu Partner:in A): Sehr schön! *(→ viel Lob zur Ermutigung und Motivierung zur Ressourcenaktivierung)*

Therapeut:in: Sie haben auch aufgeschrieben, dass Sie weniger Vorwürfe machen könnten. Sie denken, wenn Sie keine Vorwürfe machen, freut das Ihre Partner:in – richtig?

Partner:in A: Ja genau!

Therapeut:in: Das ist auch wichtig, aber im eigentlichen Sinn kein positiver sozialer Verstärker, denn Sie lassen damit eigentlich etwas Negatives weg, verstehen Sie?

Partner:in A: Mh ... ja, ich verstehe.

Therapeut:in: Bei den sozialen Verstärkern geht es darum, dass Sie der anderen Person im Alltag jeden Tag ein oder mehrere positive Verhaltensweisen von Herzen schenken können. Diese kleinen Zeichen der Liebe und Wertschätzung füreinander lösen Freude aus und fördern dadurch das positive Verhalten bei beiden.

Therapeut:in (zu beiden Partner:innen): Wir kommen schon in den nächsten Sitzungen in der Kommunikation dazu, wie Sie auch ohne Vorwürfe ansprechen können, wenn Sie etwas am anderen stört, das ist ja auch sehr wichtig, das ansprechen zu dürfen – dass Sie sehr offen zueinander sein können, aber mit Respekt. *(→ wohlwollende Psychoedukation)*

Therapeut:in (zu beiden Partner:innen): Sehen Sie den Unterschied zwischen der Förderung des gegenseitigen positiven Verhaltens und dann in der Konfliktkommunikation, wie Sie negatives Verhalten weglassen und durch konstruktiveres Konflikt-Klärungsverhalten das Gleiche ausdrücken können, auch mit allen Gefühlen?

Partner:in A: Mmmh, ja, ich sehe den Punkt. Ich verstehe.

Partner:in B: Ich auch.

Therapeut:in: Gut, dann fahren wir fort mit den materiellen Verstärkern.

Therapeut:in: Mit welchen Geschenken können Sie Ihrer Partnerin/Ihrem Partner eine Freude machen?

Partner:in A: Ich habe mir notiert, ich könnte ihr wieder mal Schmuck schenken, aber ich weiß einfach nicht, was ihr gefällt. Ich könnte ihr ab und zu auch etwas Kleines, z. B. ein paar Pralinen mitbringen. Auch Blumen hat sie sehr gern.

Therapeut:in: (zu Partner:in A): Mhm, sehr schön! *(→ viel Lob zur Ermutigung und Motivationsaufbau zur Ressourcenaktivierung)*

Partner:in A: (freut sich sehr über das Lob)

Therapeut:in (zu Partner:in A): Noch eine Frage zu den Blumen. Wissen Sie, welche Blumen Ihre Partner:in am liebsten mag? *(→ konkretisieren helfen, ohne Beschämung von Partner:in A)*

Partner:in A: Ich glaube eigentlich alle, aber vor allem natürlich soll der Strauß aussehen. Und, ja genau, Asterblumen hat sie nicht so gern, die sind ihr zu bieder.

Therapeut:in (zu Partner:in A): Wie sieht es denn mit Schmuck aus? Sie sagen, das würde Ihre Partner:in freuen, aber Sie wüssten nicht, was ihr konkret gefallen würde.

Partner:in A: Ja, das ist schwierig.

Therapeut:in (zu Partner:in A): Gab es schon mal Situationen, wo sie sich über ein Schmuckstück von Ihnen sehr gefreut hat? *(→ ermutigen einerseits und konkretisieren helfen andererseits)*

Partner:in A: Ja, jetzt erinnere ich mich, als wir damals zu einem Goldschmied deiner Wahl gegangen sind und du dir etwas auswählen konntest, da hattest du riesig Freude!

Therapeut:in: Was war das für ein Schmuck? Wie lange ist das her? Passt das heute ebenfalls noch?

Bei den folgenden Kategorien *Handlungsverstärker* und *spirituelle Verstärker* wird analog vorgegangen.

Schritt 3: Partner:in B äußert sich zum subjektiven Verstärkerwert der genannten Verstärker

Therapeut:in (zu Partnerin B): Welche der genannten Verstärker freuen Sie am meisten?

Partner:in B: Natürlich am meisten die sozialen Verstärker, dass du liebevoller mit mir umgehst und mehr Interesse an mir zeigst. Und dass wir öfters etwas Schönes zusammen unternehmen und du dafür die Initiative übernimmst. Bei den Handlungsverstärkern freut mich sehr, dass du gesagt hast, du könntest mehr Vorschläge bringen für gemeinsame Wanderungen in den Bergen im Sommer und für kulturelle Veranstaltungen im Winter. Die materiellen Geschenke sind mir nicht so wichtig, aber ab und zu eine Kleinigkeit, wie z. B. Pralinen, oder am Geburtstag Blumen und vielleicht auch eine persönliche Karte, das würde mich natürlich schon sehr freuen.

Therapeut:in (zu Partnerin B): Sehr schön, da gibt es einiges, das Sie sehr freut!

Therapeut:in (zu Partnerin A): Mögen Sie ein paar Stichworte bei den betreffenden Verstärkern, die besonders viel Freude machen, sagen?

Schritt 4: Wünsche erfragen bei Partner:in B

Therapeut:in (zu Partner:in B): Ah, wäre das ein Wunsch, zum Geburtstag vielleicht eine persönliche Karte?

Therapeut:in (zu Partner:in A): Mögen Sie es sich aufschreiben? Oder vielleicht haben Sie es sich schon vorhin aufgeschrieben?

Therapeut:in (zu Partner:in B): Gibt es weitere Verstärker, die Sie sich wünschen würden von Ihrem/Ihrer Partner:in?

Partner:in B: Wenn ich etwas bei den sozialen Verstärkern wünschen dürfte: Manchmal würde mir ein Danke oder ein Kompliment von dir guttun.

Therapeut:in (zu Partner:in B): Zu was denn zum Beispiel?

Partner:in B: Zu dem, was ich jeden Tag für unsere Familie mache, oder zu meinen Fähigkeiten oder auch zu meinem Aussehen.

Therapeut:in (zu Partner:in B): Das würde Sie sehr freuen?

Partner:in B (nicht vorwurfsvoll): Ja schon ... das wäre schon sehr schön, mal ein Danke, eine Wertschätzung oder ein Kompliment von dir zu bekommen und vielleicht eine Karte von dir zum Geburtstag!

Therapeut:in (zu Partnerin A): Können Sie sich das vorstellen zu tun? Mögen Sie es sich aufschreiben?

Partner:in A: Ja, auf jeden Fall, das kann ich versuchen.

Therapeut:in (zu Partner:in A): Sehr schön, dann wechseln wir jetzt zu Ihren Ideen. Mögen Sie Ihre Ideen zu den vier Kategorien vorlesen? *(→ analoge Durchführung der Schritte 1, 2, 3 und 4 mit Partner:in A)*

Therapeut:in (nach der Bearbeitung beider Verstärkerlisten): Nun sind viele schöne Ideen und Wünsche für den gemeinsamen Alltag zusammengekommen, die Freude auslösen beim anderen. Ich möchte Sie einladen, gleich wenn Sie hier zur Türe rausgehen, mit diesen Verhaltensweisen großzügig zu beginnen. Und nehmen Sie sich abends als zweite Aufgabe 5 Minuten Zeit und notieren sich, was Sie tagsüber seitens des Partners/der Partnerin gefreut hat, was Sie realisiert haben, was er/sie von seiner Liste umgesetzt hat. *(→ Therapeut:in händigt dem Paar ÜB „Umsetzung“ aus)*

Folgende Sitzungen

- In der zweiten Sitzung erfolgt ein Feedback beider Partner:innen, was sie beide realisiert haben (→ ÜB „Umsetzung“).
- Beide Partner:innen werden ermutigt, mit den sozialen Verstärkern kontinuierlich fortzufahren (→ wiederholt ÜB „Umsetzung“ als Hausaufgabe mitgeben).
- Wiederholtes Nachfragen der Therapeut:in nach Umsetzung, wenn diese schwerfällt: sorgfältige Exploration der Gründe, danach erneut die Hausaufgabe erteilen (→ ÜB „Umsetzung“)
- Mit den Quid-pro-Quo-Verträgen wird nur dann gearbeitet, wenn die positiven Verstärker auch nach wiederholter Klärung nicht umgesetzt werden. Hier wird mit dem Paar festgelegt, welches Verhalten des einen (z. B. liebe Begrüßung mit kurzem Innehalten) durch welches Verhalten des anderen (z. B. kurze Umarmung) als Gegenleistung beantwortet werden soll.
- Die Visualisierung des Stands der eigenen Umsetzung der Verstärker mittels Spinnendiagramm kann spielerisch genutzt werden, um das Bewusstsein für die Bedeutung der Verstärker für die Partnerschaftszufriedenheit hochzuhalten.

D3. Materialien

Diagnostik
- Spinnendiagramm

Übungsblätter
- ÜB Verstärkerliste
- ÜB Umsetzung
- ÜB Aufbau hedonistisches Repertoire 1
- ÜB Aufbau hedonistisches Repertoire 2

Informationsblätter
- Info Beziehungspflege
- Info Aufbau hedonistisches Repertoire

Beziehungs-Lifeline (B-LL)

A. Kurzüberblick

Problematik	Mangelndes Verständnis der individuellen und/oder der paarinternen Problementstehung, mangelndes Wir-Gefühl, Entfremdung, geringe emotionale Intimität, geringe emotionale Selbstöffnung, negative Gesamtsicht der Partnerschaft
Ziele	Verständnis für die gemeinsame Paarbiografie, Förderung des Verständnisses der paarbezogenen Problementstehung, Integration der Paarsituation in den eigenen Lebenslauf, Bilanzierung, Versöhnungsarbeit, Stärkung des Wir-Gefühls, Bewusstwerden paarbezogener Ressourcen
Methode	Kognitiv-emotionale Intervention: kreativ-emotionaler, visueller Zugang zur aktuellen Problemsituation und deren Entstehung gemäß dem Diathese-Stress-Modell
Indikation	Bei sämtlichen Paaren, insbesondere bei Paaren mit hoher Stressbelastung durch kumulierte kritische Lebensereignisse
Diagnostik	Die B-LL stellt ein diagnostisches Instrument dar, das aber auch therapeutische Prozesse anstößt.
Voraussetzungen	Neutrale Paarinteraktion sollte möglich bzw. schon erarbeitet sein.
Setting	Triadisches Setting
Therapeut:innenverhalten	Sokratischer Dialog (Hilfe bei der Selbstexploration und Anleitung der Analyse im Paar)
Anzahl Sitzungen	1 bis 2 Sitzungen
Therapiekarten (Bodenmann & Bodenmann-Kehl, 2024a)	Therapiekarte Nr. 10
Übungsblätter	Keine
Informationsblätter	Keine

B. Indikation

B1. Zielgruppe und Problemkonstellationen

- Grundsätzlich ist die Methode der B-LL bei allen Paaren indiziert.
- Besonders hilfreich ist die B-LL bei Paaren, bei denen ein mangelhaftes Verständnis der Problementstehung wie auch eine gegenseitige Entfremdung und eine ausgeprägte negative Bilanzierung der individuellen sowie der Paarbiografie zu beobachten ist.
- Zudem eignet sich die B-LL bei Paaren mit hoher Stressdichte und einer Kumulation von kritischen Lebensereignissen, um zu verstehen, wie die Partnerschaftsproblematik durch Stress entstehen konnte und aufrechterhalten wird.
- Grundsätzlich gilt: Die B-LL sollte bei mangelndem Verständnis der Problementstehung, einseitiger Schuldzuweisung an den/die Partner:in (Opferrolle), geringer Verantwortungsübernahme für eigene Defizite, stark ausgeprägter Negativität in Bezug auf die Partnerschaft eingesetzt werden.
- Die B-LL eignet sich auch für die Trennungsbegleitung, vor allem wenn nur ein Partner/eine Partnerin einen Trennungswunsch hat, der andere aber die Beziehung aufrechterhalten möchte und nicht versteht, weshalb er/sie verlassen werden möchte.
- Obgleich die Methode ursprünglich als individuelle Lifeline entwickelt wurde (Verständnis der eignen Biografie mit Validierung des schon Geleisteten und des Erlittenen), ist ein Übertrag auf die Partnerschaft äußerst wertvoll. So wird durch diese Methode der Zusammenhang zwischen schwierigen bzw. schönen Lebensphasen und der Partnerschaftszufriedenheit gut nachvollziehbar. Dies ermöglicht es dem Paar, die Beziehungsentwicklung im Umgebungskontext zu sehen und von Schuldzuweisungen wegzukommen.

B2. Zeitpunkt der Durchführung und Voraussetzungen

- Die B-LL sollte erst angewendet werden, wenn das RT positive Effekte gezeigt hat und die Partner:innen fähig sind, mindestens neutral miteinander zu interagieren. Das heißt, die dazu notwendigen Voraussetzungen (Grundpositivität, Respekt, Empathiefähigkeit) müssen gegeben sein.
- Es ist zwingend, dass sich beide Partner:innen in gleichem Ausmaß auf die Methode einlassen und sich selbst zu öffnen bereit sind.
- Die Anwendung der B-LL beruht auf der Annahme, dass eine Einbettung einzelner Ereignisse und der Beziehungszufriedenheit in den Lebenskontext, die Akzeptanz des Status quo fördert und zu Veränderungen motiviert.
- Die Methode kann auch bei psychischen Störungen im Kontext der Partnerschaft (z. B. Depressionen, Angststörungen, Zwangsstörungen, Essstörungen, sexuelle Funktionsstörungen und somatoforme Störungen) verwendet werden.

C. Ziele der Methode

- Besseres Verständnis für individuelle Lerngeschichte und gemeinsame Paarbiografie
- Herstellung von Kohärenz und Kontinuität in Bezug auf die Beziehungsbiografie
- Förderung des Verständnisses der paarbezogenen Problementstehung durch Stress (→ Diathese-Stress-Modell)
- Integration der aktuellen Paarsituation in den Lebenslauf
- Erkennen von eigenen Ressourcen und Schwachstellen als Individuen (was bringt jeder an Hypotheken in die Beziehung ein) und als Paar (gemeinsame erfolgreiche Bewältigungsversuche versus -schwierigkeiten)
- Förderung der emotionalen Selbstöffnung
- Stärkung des Wir-Gefühls und der Intimität
- Bewusstwerden paarbezogener Ressourcen
- Unterstützung bei der Versöhnungsarbeit (VA)

D. Therapieanleitung

D1. Formale Kriterien

Kurzer Theoretischer Hintergrund

- Für die Beziehungseinschätzung ist es zentral, die Beziehungsgeschichte einzubeziehen und zu verstehen, wie sich die aktuelle Situation bzw. die aktuellen Schwierigkeiten in der Partnerschaft entwickeln konnten.
- Dabei ist es wichtig, den Zusammenhang zwischen Stressoren (tägliche Widrigkeiten und deren Kumulation sowie Makrostressoren im Sinne von kritischen Lebensereignissen und Entwicklungsaufgaben), mit denen das Paar während seiner Beziehungsgeschichte konfrontiert wurde, zu erkennen und in Relation zu setzen zur Veränderung der Beziehungszufriedenheit, der Sexualität sowie der emotionalen Nähe zwischen den Partner:innen.
- Entfremdung und Unzufriedenheit bzw. mangelnde Nähe sowie eine unbefriedigende Sexualität entwickeln sich meist langsam und bleiben häufig zunächst unbemerkt. Durch die B-LL wird einem dieser Prozess klarer.
- Weiter ermöglicht die B-LL dem Paar bzw. beiden Partner:innen, neben des Einflusses von Stress den gemeinsamen sowie den individuellen Anteil an der aktuellen Paarsituation zu erkennen.
- Dadurch erhält das Paar dyadische Selbstwirksamkeit, indem es Defizite und Fehlverhalten, aber auch Ressourcen erkennt und so befähigt wird, die Situation durch das eigene Verhalten zu beeinflussen und zu verbessern.
- Auch sensibilisiert das Erkennen des Entstehungsverlaufs und des beidseitigen Beitragens zum aktuellen Zustand die Akzeptanz der 50 %-Regel in der Paartherapie.

- Indem der jeweils andere Partner/die jeweils andere Partnerin bei der Darlegung der individuellen Sicht des B-LL präsent ist, kann er/sie an den Gefühlen des anderen teilhaben und entwickelt durch dieses Eintauchen in die Gefühlswelt des/der anderen ein größeres Verständnis für den/die Partner:in.
- Es werden tieferliegende Emotionen wie Angst, Traurigkeit, Scham, Verzweiflung, Hilflosigkeit oder Resignation der erzählenden Person spürbar.
- Beide Partner:innen schwingen in diesem Prozess emotional mit (→ spiegelneuronale Aktivierung der zuhörenden Person).
- Durch die emotionale Betroffenheit und die kognitive Einsicht wird Verständnis für den anderen geschaffen.
- Diese Erfahrung führt zu höherer Intimität (man teilt etwas Wertvolles gemeinsam, kennt sich nun besser und versteht sich).

Charakteristika der Intervention

- Kognitiv-emotionale Methode mit Fokus auf Selbstexploration und emotionaler Selbstöffnung (bei sprechender Person) und emotionalem Mitschwingen (bei zuhörender Person)
- Der/die Therapeut:in kann anhand der B-LL die individuelle Sicht der Paarbiografie der Partner:innen explorieren.
- Weiter kann der Verlauf der Beziehungszufriedenheit, der Zufriedenheit mit der Sexualität in der Partnerschaft oder die Veränderungen in Bezug auf die Faktoren Nähe/Distanz in Abhängigkeit von der jeweiligen Lebensphase sichtbar gemacht werden.
- Therapeut:in verwendet Methode des Sokratischen Dialogs.
- Langsames Vorgehen: Wichtig ist, der sprechenden Person genügend Zeit für die Selbstexploration zu lassen und den einzelnen Stressereignissen nachzuspüren.
- Nie Interpretationen, nur behutsames Begleiten (Therapeut:in als Faszilitator:in)
- Strukturiertheit bezüglich:
  - Setting (triadisches Setting)
  - Rollen (sprechende und zuhörende Person, falls schon eingeführt unter Verwendung der Kommunikationsregeln)
  - Allparteilichkeit (in jeder Sitzung müssen beide Partner:innen in beiden Rollen Erfahrungen machen können)

Zeitrahmen und Formales

- In der Regel 1 bis 2 Sitzungen (je nach Bedarf kann auch mehr Zeit dafür investiert werden, wenn sehr viele belastende Ereignisse erlebt wurden)
- Pro Sitzung Mindestdauer von 90 Minuten (ideal sind 100 Minuten), da die Methode insgesamt 30 bis 45 Minuten pro Partner:in erfordert

D2. Vorgehen bei der B-LL

Psychoedukation

- Anhand der Therapiekarte Nr. 10 (Bodenmann & Bodenmann-Kehl, 2024a) kann bei Bedarf der theoretische Hintergrund als Psychoedukation erläutert werden.
- Es folgt eine kurze Einführung in das Diathese-Stress-Modell, wonach Stress und dessen Kumulation die Person oder das Paar vulnerabilisiert und persönliche Themen (Schemata als Diathese) aktiviert werden, wodurch es zu einer Dekompensation oder Krise kommen kann.

Die einzelnen Schritte der B-LL

- Zuerst schildert die erste Person ihre individuelle Sicht der B-LL mit den dazugehörigen Verlaufskurven (z. B. Partnerschaftszufriedenheit, Nähe in der Partnerschaft, sexuelle Zufriedenheit; es können je nach Bedarf auch andere Variablen gewählt werden).
- Anschließend erläutert die zweite Person ihre individuelle Sicht der B-LL mit den dazugehörigen Profilen.
- Schließlich können die beiden Profile mithilfe des Therapeuten/der Therapeutin verglichen und zu einer Gesamtschau zusammengefügt werden, um die Belastungen von Person A und Person B in ihrer Bedeutung für das Paar zu visualisieren (**Tabelle 4**).

Erster Schritt: Individuelles Erstellen der B-LL und der Profile

- Therapeut:in fordert beide Partner:innen auf, eine individuelle B-LL sowie die drei Verlaufskurven zu zeichnen.

> *Therapeut:in:* „Sie sehen hier vor sich eine Grafik mit einer vertikalen und einer horizontalen Achse. Auf der horizontalen oder x-Achse ist die Zeit ab Beziehungsbeginn bis heute abgebildet. Die vertikale Achse bildet die Stärke der Auswirkungen des Ereignisses (im positiven wie auch negativen Sinn) ab.
>
> Überlegen Sie, jeder für sich, wann in Ihrer Beziehung einschneidende negative und/oder positive Ereignisse stattgefunden haben. Zeichnen Sie diese als Zeitpunkt in Ihrer Grafik ein. Vermerken Sie jeweils die Jahreszahl. Was hat sich wann in Ihrer Beziehung ereignet und wie hat sich dieses Ereignis auf Ihre Beziehungszufriedenheit, die empfundene Nähe respektive Ihre Sexualität ausgewirkt? Zeichnen Sie dies als Verlaufskurven ein, einmal für die Beziehungszufriedenheit, die Nähe zum/zur Partner:in und die sexuelle Zufriedenheit."

Tabelle 4: Die einzelnen Schritte der B-LL

Methodenschritt	Dauer	Detailliertes Vorgehen
1. Individuelles Erstellen B-LL	individuell, je nachdem, wie viele Ereignisse in die Lebenslinie eingetragen werden	Beide Partner:innen erstellen individuell (unabhängig voneinander) ihre B-LL mit entsprechenden belastenden Ereignissen und zeichnen in dieselbe Grafik ein, welche Auswirkungen die einzelnen Stressoren auf ihre Partnerschaftszufriedenheit, die empfundene Nähe sowie sexuelle Zufriedenheit hatten. Dies wird meist in Form einer Hausaufgabe aufgegeben, damit in der Therapiesitzung dann direkt damit gearbeitet werden kann.
2. Darlegen B-LL: Partner:in A	20 Minuten	Person A erläutert ihre individuelle Sicht der B-LL mit den dazugehörigen Verlaufskurven. Es wird fokussiert auf die emotionale Selbstöffnung von Person A in Bezug auf die verschiedenen belastenden Ereignisse und was sie für sie/ihn bedeutet haben. Person B hört wertschätzend und empathisch zu.
3. Darlegen B-LL: Partner:in B	20 Minuten	Person B erläutert ihre individuelle Sicht der B-LL mit den dazugehörigen Verlaufskurven. Es wird fokussiert auf die emotionale Selbstöffnung von Person B in Bezug auf die verschiedenen belastenden Ereignisse und was sie für sie/ihn bedeutet haben. Person A hört wertschätzend und empathisch zu.
4. Vergleich der beiden B-LL und eventuell ergänzendes Profil	20 Minuten	Therapeut:in unterstützt mithilfe des Sokratischen Dialogs den Vergleich der beiden B-LL und arbeitet Übereinstimmungen/Unterschiede im persönlichen Erleben heraus. Damit wird das gegenseitige Verständnis und Finden einer gemeinsamen Problemsicht gefördert.

Zweiter Schritt: Darlegen der individuellen B-LL und der Profile

- Partner:in A und Partner:in B erklären nacheinander seine/ihre B-LL mit den dazugehörigen Verlaufskurven (Partnerschaftszufriedenheit, Nähe in der Partnerschaft, Zufriedenheit mit der Sexualität).

> *Therapeut:in (zu beiden):* „Wer möchte als Sprecher/Sprecherin beginnen?“

- Selbstöffnung zunächst von Partner:in A, dann von Partner:in B
- Therapeut:in unterstützt zunächst Partner:in A, dann Partner:in B, wenn nötig mithilfe des Sokratischen Dialogs beim wertschätzenden Zuhören
- Wertschätzendes Zuhören zunächst von Partner:in B, dann von Partner:in A

> *Therapeut:in (zu Partner:in A):* „Erläutern Sie uns Ihre ganz persönliche Darstellung der B-LL wie auch der von Ihnen erstellten Verläufe zur Partnerschaftszufriedenheit, Nähe in der Partnerschaft bzw. Zufriedenheit mit der Sexualität.“
>
> *Therapeut:in (zu Partner:in B):* „Versuchen Sie als Zuhörer/als Zuhörerin Ihrem Partner/Ihrer Partnerin fokussiert und präsent zuzuhören. Fragen Sie nach, sollte Ihnen etwas unklar sein. Wenn Sie dies tun, dann verwenden Sie bitte offene Fragen (sogenannte W-Fragen: wann, wo, wie, warum). Zeigen Sie Ihrem Partner/Ihrer Partnerin, dass Sie daran interessiert sind zu hören, wie er/sie die gemeinsame Beziehungsgeschichte erlebt hat.“
>
> „Respektieren Sie die Sichtweise Ihres Partners/Ihrer Partnerin und lassen Sie diese stehen. Sie erhalten im Anschluss die Gelegenheit, Ihre Perspektive darzulegen.“

Dritter Schritt: Vergleich der beiden B-LL und der Profile

- Therapeut:in unterstützt mithilfe des Sokratischen Dialogs die Analyse der beiden B-LL und ihren Vergleich und arbeitet eine Gesamtsicht heraus, welche beim Verständnis der aktuellen Beziehungsprobleme hilfreich ist.

> *Therapeut:in:* „Nun lassen Sie uns die beiden B-LL vergleichen. Was fällt Ihnen auf? Wo sehen Sie Gemeinsamkeiten, wo Unterschiede? Wie erklären Sie sich diese? Was sagen Ihnen die beiden B-LL in Bezug auf Ihre Beziehungsprobleme?“

Beispiel für den ersten Schritt: Individuelles Erstellen der B-LL

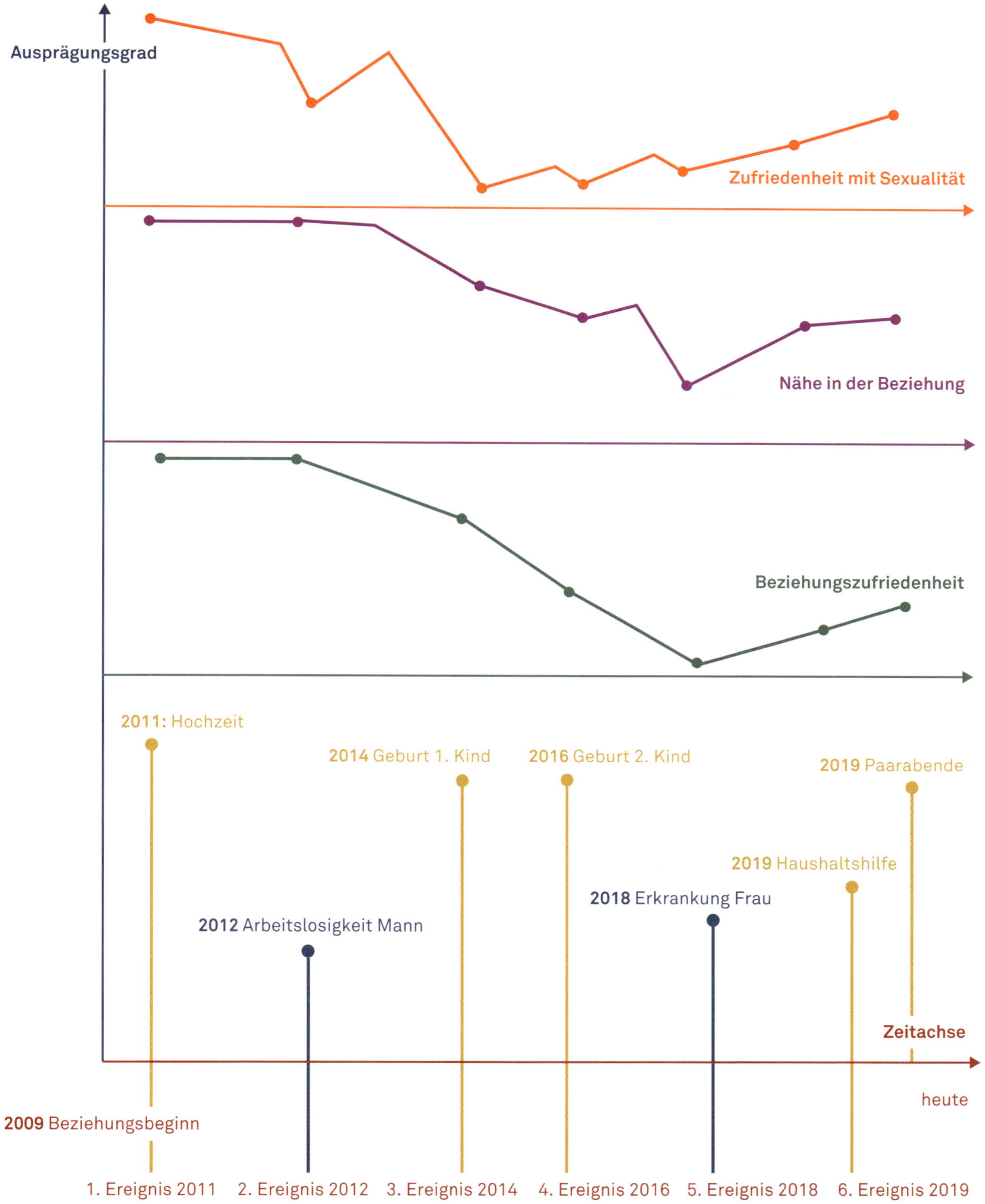

Abbildung 10: Beispiel für die visuelle Ausgestaltung einer B-LL

Beispiel für den zweiten Schritt: Erörtern der B-LL (Transkript)

Therapeut:in (zu Partner:in A): Erläutern Sie uns nun bitte Ihre B-LL.

Partner:in A: Ich habe als erstes großes Ereignis unsere Hochzeit eingetragen. Dieses Fest hat uns beide nochmals so richtig beflügelt, unsere Liebe war damals auf dem Höhepunkt. Sich gegenseitig so zu committen, war für mich das Allergrößte. Wir waren uns nach der Heirat emotional näher als je zuvor, zumindest ging es mir so *(zu Partner:in B)* und ich denke, du hast das auch so erlebt. Dies hat sich auch in der sexuellen und natürlich der Partnerschaftszufriedenheit niedergeschlagen, die beide sehr hoch waren. Es war so schön für mich zu sehen, dass sich mein Partner ganz zu unserer Beziehung und mir bekennt. Kein Wenn und Aber mehr. Er steht vor allen unseren Freunden und der Familie dazu, dass er mich liebt und ein Leben lang mit mir zusammen sein möchte. Dies war für mich der schönste Liebesbeweis. Ich konnte mich ganz gehen lassen und habe diese Periode sehr genossen.

Therapeut:in: Mhm, Ihnen war das Commitment Ihres Partners sehr wichtig, die Hochzeit ein Zeichen dafür ...

Therapeut:in (zu Partner:in B): Wussten Sie, dass dieses Bekenntnis für Ihre Partnerin so bedeutungsvoll war?

Partner:in B (überlegt): Ich wusste, dass es dir wichtig war zu heiraten. Aber mir war nicht bewusst, wie wichtig es effektiv war. Das berührt mich, dass dich mein Commitment so glücklich gemacht hatte. Mir war die Heirat nicht besonders wichtig, keines meiner Geschwister oder Cousinen hat geheiratet. Ich war der Exot in unserer Familie.

Therapeut:in (zu Partner:in A): Wie ging es dann weiter mit Ihrer Beziehungsgeschichte?

Partner:in A: Dann kam die Zeit, als mein Mann die Stelle verlor. Das war schlimm. Die Firma fusionierte mit einer anderen ausländischen Firma und es wurden viele Stellen gestrichen. Da mein Mann noch nicht lange dabei war, rollte sein Kopf als einer der ersten. Es ging ihm sehr schlecht, und ich brauchte viel Energie, um ihn jeden Tag von neuem zu ermuntern, sich bei passenden Stellen zu bewerben. Wir kämpften zusammen, waren ein Team. Wir waren uns immer noch sehr nahe und ich war weiterhin sehr zufrieden mit unserer Beziehung. Sexuell war es etwas schwieriger, weil es meinem Mann ja nicht gut ging. Er hatte wenig Lust auf Sex.

Partner:in B: Ja, du hast Recht, wir waren ein richtiges Team, das zusammenhielt, für mich war das eine sehr wichtige Erfahrung.

Therapeut:in: Mhm, Sie sagen beide, dass Sie die emotionale Nähe in der Beziehung trotz äußerer Schwierigkeiten halten konnten und sich als ein Team erlebten, das zusammenhält. Sehr schön.

Therapeut:in (zu Partner:in A): Welches Ereignis haben Sie als nächstes eingetragen?

Partner:in A: Die Geburt unseres ersten Kindes. Auch danach waren wir uns noch nahe. Dies war ein wunderbares Ereignis. Auch die Beziehungszufriedenheit war noch hoch. Mit der Sexualität haperte es allerdings. Aber diesmal war ich es, die blockierte. Ich war zu erschöpft und auch sonst nicht bereit für körperliche Nähe und schon gar nicht für Sex. Deshalb habe ich hier einen Tiefpunkt eingezeichnet. Aber das kam definitiv mehr von mir her.

Therapeut:in (zu Partner:in B): Was geht Ihnen durch den Kopf, wenn Sie die Schilderungen Ihrer Partnerin hören?

Partner:in B (überlegt): Ich denke gerade daran, wie wir trotzdem immer noch ein gutes Team waren. Das mit der Sexualität war für mich nicht schlimm. Du hattest ja auch Rücksicht auf mich genommen während meiner Depression, nun war ich dran. Ja, klar hätte ich mir mehr Sex gewünscht, doch ich sah, dass es dir nicht gut ging, und da war für mich klar, dass ich meine Bedürfnisse zurückstellen musste.

Therapeut:in: Mhm, das tönt sehr schön, vielen Dank.

Therapeut:in (zu Partner:in A): Wollen Sie uns nun schildern, wie Sie das nächste große Ereignis in Ihrer B-LL wahrgenommen haben?

Partner:in A: Ja, als nächstes großes Ereignis in unserer Beziehung habe ich die Geburt unseres zweiten Kindes eingetragen. Wieder ein wunderschönes Ereignis, für das wir beide sehr dankbar waren und noch immer sind. Auch hier habe ich uns noch als Team wahrgenommen, denke ich, wenn auch etwas weniger. Aber wir hatten noch weniger Zeit füreinander und mussten um Nähe kämpfen, das heißt viel organisieren, damit wir noch Paarzeiten finden konnten. Darunter hat auch die Beziehungszufriedenheit und natürlich auch die Sexualität gelitten. Gerade als wir in puncto Sex wieder etwas mehr Schwung reinbringen wollten, ging es nach der Geburt unseres gemeinsamen Sohnes wieder bergab. Wir hatten einfach keine Energie mehr abends, waren erschöpft und ausgelaugt, ich hatte mich noch nie so ausgepowert gefühlt. Aber insgesamt, wenn ich so zurückblicke, finde ich dennoch, dass wir es nicht so schlecht gemacht haben. Gerade wenn ich uns mit befreundeten Familien mit zwei kleinen Kindern vergleiche. Aber wir konnten einfach wenig reingeben, um das Ganze zu verbessern. Darunter hat unsere Beziehung gelitten. Es war einfach zu viel.

Therapeut:in (zu Partner:in B): Sie haben vorhin genickt. Können Sie erklären weshalb?

Partner:in B: Ja. Wir waren beide sehr erschöpft, aber eigentlich als Familie recht glücklich, und dennoch waren wir nicht mehr so nahe wie früher, nicht mehr so zufrieden.

Partner:in A (überlegt): Ja genau, aber bis dahin war eigentlich vieles noch okay. Ich war sicher, alles würde sich bald wieder verbessern und zum Guten wenden. Aber dann kam ein für mich und ich denke für die ganze Familie sehr schwieriges Ereignis. Ich habe eine schwere Lungenentzündung mit Komplikationen aufgelesen und musste vorübergehend ins Spital. Wahrscheinlich war ich einfach zu erschöpft und mein Immunsystem zu reduziert. Auf jeden Fall ging es mir nicht gut und ich hatte über mehrere

Wochen kaum Energie. Dauernd musste ich meinen Mann um Hilfe bitten, war gereizt und konnte wenig auf ihn und die Kinder eingehen. Ich habe mich selbst nicht mehr gekannt. Wir hatten es doch so gut gemacht, wir beide, bei der Arbeitslosigkeit meines Mannes. Und diesmal, als es mir nicht gut ging, waren wir plötzlich kein Team mehr. Mein Partner hat mich zwar unterstützt, aber wir waren uns nicht mehr nah. Da war kein „Wir gegen den Rest der Welt" mehr. Das spürte ich und litt darunter. Irgendwie kämpften wir, jeder für sich alleine, ums Überleben. Bei mir war es eine Mischung aus Erschöpfung und schlechtem Gewissen. Ich wollte mich ja mehr einsetzen, aber mir fehlte die Kraft und mein Mann schien dies nicht so recht zu verstehen. Und dies, obwohl ich ihm doch damals bei seiner Arbeitslosigkeit sehr viel Verständnis entgegengebracht hatte. Wie gesagt, fühlte ich mich ihm nicht mehr nahe, war unzufrieden mit der Beziehung, der Sexualität, mit uns als Team. Wir schienen es nicht zu schaffen. Wie schon so viele vor uns. Wenn ich so zurückdenke, spüre ich viel Hilflosigkeit und Resignation, Erschöpfung.

Therapeut:in: Mhm, Sie haben in dieser Zeit viel gelitten. *(Zu Partner:in B)* Haben Sie gewusst, wie es damals im Innern Ihrer Frau ausgesehen hat?

Partner:in B: Nein, das war mir nicht bewusst. Ich war sehr mit mir beschäftigt. Es tut mir leid, ich glaube, ich habe deine Erschöpfung und deinen Gesundheitszustand einfach unterschätzt. Klar wusste ich, dass du schwer erkrankt warst, aber ich hatte keine Energie, auf dich einzugehen. Die Kinder und der Job absorbierten mich völlig.

Therapeut:in (zu Partner:in A): Wie ging es dann weiter mit Ihrer Beziehungsgeschichte?

Partner:in A (überlegt): Dann haben wir mit der Paartherapie begonnen, und eine der ersten Vorschläge, die Sie gemacht haben, war, dass wir uns nach einer Haushaltshilfe umschauen sollten. Es war für mich unglaublich, wie viel diese Entlastung mir und auch der ganzen Familie gebracht hat. Endlich hatte ich wieder das Gefühl, das Ganze etwas mehr in den Griff zu bekommen, den Haushalt, die Kinder. Ich hatte wieder mehr Freiraum, mich um die Wohnung, Arzttermine, Einladungen und sonstige Verpflichtungen zu kümmern, aber auch, um mir selbst wieder mehr Zeit für mich zu nehmen und die Batterien aufzuladen. Ich war keine Versagerin mehr. Dieses Gefühl tat mir gut. Ich war weniger gereizt und fand die Kraft, meinem Partner zuliebe wieder kleine Dinge zu tun. Er war zunächst sehr erstaunt darüber. Indem ich wieder liebevoller sein konnte, breitete sich wieder eine andere Atmosphäre zwischen uns aus. Unsere Gefühle waren trotz allem nicht ganz verschwunden. Sie waren nur vom Müll des überfordernden Alltags bedeckt gewesen. Dieser Gedanke gab mir viel Energie und Hoffnung. Auch mein Partner war wieder positiver zu mir und lobte mich für erledigte Dinge. *(Zu Partner:in B)* Gell, du hast es ähnlich erlebt?

Partner:in B: Ja, ich spürte, dass bei dir was in Gang kam, dass eine Positivdynamik möglich wurde.

Therapeut:in: Wie ging es dann weiter?

Partner:in A: Als nächstes haben wir die von Ihnen vorgeschlagenen Paarabende umzusetzen versucht. Die brachten für mich nochmals viel Aufwind für unsere Beziehung. Wir waren nun wieder soweit organisiert, dass wir einen Babysitter finden konnten, der regelmäßig kam. Unsere Kinder waren zunächst skeptisch, bald aber begeistert. Wir haben gemeinsam wieder, wie früher, einen Tanzkurs besucht und gingen anschließend regelmäßig essen. Dies hat uns sehr gutgetan. Wir wachsen langsam wieder zusammen, das Gefühl der Nähe steigt bei mir wieder. Ich denke, wir sind uns wieder näher, sind zufriedener, finde ich. Deshalb habe ich dies so in der Grafik eingetragen.

Therapeut:in (zu Partner:in B): Mhm, damit sind wir schon am Ende der Schilderung Ihrer Partnerin angelangt. Was löst diese bei Ihnen aus?

Partner:in B (leise): Es beschämt mich ein wenig.

Therapeutin (behutsam): Mhm, *beschämt*, wie meinen Sie das?

Partner:in B (nachdenklich): Es macht mich traurig, dass ich nur so im Moment gelebt und gar nicht das große Ganze gesehen habe, dass ich nicht für dich da gewesen bin, als du es am meisten gebraucht hättest.

Therapeut:in: Sie meinen, sie hatten zu wenig realisiert, wie Ihre belastende Paarsituation zustande gekommen war, was sie für Ihre Partnerin bedeutet hat?

Partner:in B: Ja.

Partner:in A: Mir ging es genauso. Ich habe nur realisiert, dass wir unsere Nähe verloren haben. Jetzt sehe ich, dass wir eigentlich lange gekämpft und es lange gut gemacht haben und erst am Schluss „eingebrochen" sind, als ich kurz nach der zweiten Geburt auch noch krank geworden war. Auch wird mir bewusst, wie es uns mit ein wenig Unterstützung wieder besser ging, die Haushaltshilfe. Das soll uns mal jemand nachmachen. Sobald wir wieder Entlastung erhalten haben, führten wir wieder persönliche Gespräche und konnten wieder mehr Verständnis füreinander entwickeln. Mein Partner war mir eigentlich relativ schnell wieder nicht mehr so fremd.

Therapeut:in (zu beiden): Sehr schön, ich finde ebenfalls, dass Ihre Grafik eigentlich das Bild einer sehr starken Partnerschaft aufzeigt. Zwar mit Einbrüchen und deutlichen Tiefpunkten. Aber, wie Sie es schon selbst sehr schön ausgedrückt haben, erst nach einer Anhäufung von Belastungen. Sehr lange haben Sie sich „gut gehalten". Und ebenfalls, wie Sie es schon festgestellt haben, hat bereits ein wenig Entlastung zu einer deutlichen Verbesserung in Ihrer Paarbeziehung geführt. Dies ist alles andere als selbstverständlich und ich würde auch diesen Satz unterschreiben: „Das soll Ihnen mal jemand nachmachen."

Hausaufgaben

- Je nach Paar ist es empfehlenswert, den Schritt 1 der B-LL (Erstellen der BB-L) als Hausaufgabe zu geben.
- Als Vorteil dieses Vorgehens kann sicherlich die Zeiteinsparung genannt werden; die Partner:innen haben mehr Zeit zum Nachdenken und erstellen damit in der Regel eine gründlichere und detailliertere B-LL.
- Ein Nachteil der Erstellung der B-LL als Hausaufgabe ist die fehlende Möglichkeit, bei Unsicherheiten nachzufragen, doch hat sich dies bisher als weniger relevant erwiesen.
- Schritt 2 bis 4 sollten unbedingt in den Therapiesitzungen durchgeführt werden.

D3. Materialien

Keine

Kommunikation stärken

Kommunikationstraining (KT)

A. Kurzüberblick

Problematik	Kommunikationsprobleme
Ziele	Abbau von Kommunikationsfehlern und Erlernen von emotionaler Selbstöffnung und konstruktiver Konfliktlösung
Methode	Kommunikationstraining
Indikation	Bei sämtlichen Paaren sinnvoll, besonders bei Paaren mit verbal aggressivem Konfliktstil
Diagnostik	Spinnendiagramm KT, Liste mit Konfliktthemen, Raster zur Evaluation der Kommunikationsqualität (siehe Anhang zum KT)
Voraussetzungen	Bei ausreichender Grundpositivität (in der Regel nach erfolgreichem Reziprozitätstraining)
Setting	Zuerst triadisches Setting (Anleitung, Regeleinführung), dann dyadisches Setting (Durchführung des KT)
Therapeut:innenverhalten	Zu Beginn stark leitend (Prompting), mit wachsender Kompetenz des Paares Fading-out seitens des Therapeuten/der Therapeutin
Anzahl Sitzungen	Nach Bedarf (im Durchschnitt 2 bis 4 Sitzungen)
Therapiekarten (Bodenmann & Bodenmann-Kehl, 2024a)	Therapiekarten Nr. 19 bis 37 „Kommunikation stärken“
Übungsblätter	ÜB Kommunikationsregeln, ÜB Vorgehen, ÜB Reflexion, ÜB Handkarten
Informationsblätter	Info Kommunikationsprobleme, Info Konstruktive Kommunikation

B. Indikation

B1. Zielgruppe und Problemkonstellationen

Bei sämtlichen Paaren, jedoch hauptsächlich bei Paaren mit

- hohem destruktivem Konfliktverhalten
- Tendenz zur Konflikteskalation (Aggression, Gewalt, Kommunikationsabbruch)
- Vermeidung von Konflikten (ausgeprägtes Harmoniebedürfnis, Konfliktscheu)
- Schwierigkeiten beim Mitteilen von Emotionen (defizitäre emotionale Selbstöffnung)
- Schwierigkeiten beim Zuhören (Egozentrik, mangelnde Empathiefähigkeit, mangelnde Motivation)
- larvierender Kommunikation (oberflächliche, Konflikte überspielende Kommunikation)
- passiv-aggressiver Kommunikation (verdeckte Negativität)

B2. Zeitpunkt der Durchführung und Voraussetzungen

- Bei ausreichender Grundpositivität des Paares, damit das Paar in der Lage ist, die Sprecher- und Zuhörer:in-Regeln einzuhalten
- In der Regel nach erfolgreich umgesetztem Reziprozitätstraining (RT)
- Bereitschaft beider Partner:innen, sich auf eine konstruktive Kommunikation einzulassen
- In jeder Sitzung achtet Therapeut:in darauf, dass beide Partner:innen in beiden Rollen (Sprecher:in und Zuhörer:in) Erfahrungen machen können.

C. Ziele der Methode

- Verbesserung der Kommunikation des Paares
- Abbau von Kommunikationsfehlern (Du-Botschaften, Vorwürfe, Verallgemeinerungen, Abwertungen, Beleidigungen usw.)
- Förderung der emotionalen Selbstöffnung (Sprechen über Gefühle, Wünsche, Bedürfnisse)

D. Therapieanleitung

D.1 Formale Kriterien

Charakteristika der Intervention

- Das Kommunikationstraining zeichnet sich durch folgende Aspekte aus:
  - Struktur bezüglich des Settings (dyadisches Setting)
  - Struktur bezüglich der Rollen (Sprecher- und Zuhörer-Rollen)
  - Struktur bezüglich der Zeit (15 bis 20 Minuten pro Rolle)
  - Struktur bezüglich des Therapeut:innenverhaltens (Prompting)
- Das Kommunikationstraining folgt in der Regel auf eine Vorbereitungssitzung, in welcher die Kommunikationsregeln (Sprecher:in- und Zuhörer:inregeln) anhand eines 10-minütigen Konfliktgesprächs eingeführt werden.
- Anschließend werden die Kommunikationsregeln in verschiedenen Übungen trainiert.
- Je nach verbleibender Zeit wird in der entsprechenden Therapiesitzung direkt nach dem gemeinsamen Visionieren des Konfliktgesprächs oder in der nächsten Sitzung mit dem Kommunikationstraining begonnen.
- Wird erst in der Folgesitzung damit angefangen, wird nochmals Bezug auf das Konfliktgespräch und die Kommunikationsregeln genommen.
- Zuerst triadisches Setting (Anleitung, Regeleinführung), dann dyadisches Setting (Durchführung des KT)

Zeitrahmen

- In der Regel ist eine Dauer von zwei Therapiestunden (90 bis 100 Minuten) pro Sitzung erforderlich, damit genügend Zeit für die Paarübungen vorhanden ist.
- Paartherapiesitzungen unter 90 Minuten sind eher zu kurz, da bei dieser Dauer nicht alle Elemente mit Sorgfalt eingebracht werden können (in diesem Fall sollten nur 15 Minuten pro Person trainiert werden).
- Das Kommunikationstraining dauert pro Person in einer jeweiligen Rolle mindestens 15 bis 20 Minuten.
- Es wird darauf geachtet, dass pro Therapiesitzung immer beide Partner:innen in beiden Rollen ihre Erfahrungen machen können. Dazu sollten mindestens 30 bis 40 Minuten Zeit zur Verfügung stehen. Hinzu kommt Zeit für Vor- und Nachbesprechung.
- Das Kommunikationstraining gliedert sich in eine Vorbereitungssitzung sowie mindestens vier Trainingssitzungen mit verschiedenen Übungsvorgaben. Der zeitliche Ablauf gestaltet sich wie in **Tabelle 5** dargestellt, wobei die Zeitangaben Empfehlungen sind und nach Ermessen des Therapeuten/der Therapeutin variieren können:

> **Achtung!**
>
> Steht zu wenig Zeit für das Kommunikationstraining zur Verfügung, sollte es auf die nächste Sitzung verschoben werden (es muss immer Zeit für beide Durchgänge zur Verfügung stehen).

Diagnostik

- Eine erste Selbsteinschätzung des Paares wird anhand des Spinnendiagramms durchgeführt, wobei beide Partner:innen die Häufigkeit der Verwendung von negativen Kommunikationsverhalten einschätzen sollen (siehe Anhang zum KT).

Tabelle 5: Vorbereitung und Durchführung des Kommunikationstrainings

Phase	Schritt/Aktivität	Dauer
Vorbereitung *(rund 80 Minuten)*	Psychoedukation zu Kommunikation (siehe Therapiekarten „Kommunikation stärken"; Bodenmann & Bodenmann-Kehl, 2024a)	5 Minuten
	Einführung in das Konfliktgespräch und Ausfüllen der Problemlisten	10 Minuten
	Videoaufnahme	10 Minuten
	Evaluation Videoaufnahme; Visionieren mit dem Paar	30 Minuten
	Herausarbeiten von besonderen Merkmalen und Bedeutung für das Paar	20 Minuten
	Abschluss und Hausaufgabe geben	5 Minuten
Durchführung des KT *(mind. 45 Minuten)*	Dyadisches Setting einrichten	1 Minute
	Rollen klären; wer beginnt als Sprecher:in	2 Minuten
	Beide Sprecher:in-Regeln wiederholen lassen	2 Minuten
	Durchführen des KT mit beiden Partner:innen	30–40 Minuten
	Nachbesprechung	Je nach verbleibender Zeit

- Die Begriffe werden von dem Therapeuten/der Therapeutin jeweils kurz erklärt (siehe „Evaluation der Kommunikationsqualität" im Anhang).
- Diese Selbsteinschätzung dient einerseits einer ersten Einschätzung der Kommunikationsqualität und andererseits der Psychoedukation und Therapiemotivation. Zusätzlich kann das Spinnendiagramm auch für die Verlaufsmessung genutzt werden.
- Eine vertiefende Diagnostik findet anhand der Evaluation der Videoaufnahme unter Punkt D2 statt.

Therapeut:innenverhalten

- Im dyadischen Setting hat Therapeut:in eine andere Rolle als im triadischen Setting gewohnt.
- Therapeut:in ist im dyadischen Setting sehr viel diskreter und non-direktiver und konzentriert sich lediglich auf das sogenannte Prompten.
- Das Prompten beinhaltet drei therapeutische Verhaltensweisen, die mit warmer, heruntergesetzter (leiser), langsam-gedehnter Stimme erfolgen: Verstärkung, Coaching, Soufflieren. Im Folgenden werden diese kurz erläutert:
  - *Verstärkung*: Therapeut:in verstärkt aktiv und großzügig eingehaltene Regeln des Sprechers oder Zuhörers, indem er/sie nickt, zustimmt oder verbal verstärkt. Er/sie verstärkt Sprecher:in wie Zuhörer:in gleichermaßen und im selben Umfang.

> *Therapeut:in:* „Mhm", „Sehr gut", „Schön", „Ja" etc.

  - *Coaching:* Therapeut:in hilft den beiden Partner:innen in ihren jeweiligen Rollen bei der Einhaltung der Regeln, indem kurze korrektive Einwürfe gemacht werden, direkt wenn gegen die Regeln verstoßen wird. Die Interventionen erfolgen nicht als Unterbrechung, sondern als sanfte, aber klare Hinweise, indem in den Prozess der Kommunikation „eingefädelt" wird.

> Wenn der Sprecher beispielsweise verallgemeinernde Aussagen macht, flüstert die Therapeutin „konkret", bei Du-Botschaften „Ich", und wenn die Zuhörerin in der dritten Person zusammenfasst, interveniert sie mit „mit Partner sprechen".

  - *Soufflieren:* Hier stellt Therapeut:in offene Fragen, die der emotionalen Selbstexploration seitens der sprechenden Person dienen. Die Fragen werden behutsam, weich und mit warmer Stimme gestellt (nicht im Verhörstil) und erfolgen in den Gesprächsfluss hinein (Einfädeln). Während Therapeut:in die Frage an den Sprecher/die Sprecherin stellt, dreht er/sie den Kopf von ihm weg, um ihn nicht einzuladen, mit ihm zu sprechen, sondern mit der Zuhörerin im Austausch zu bleiben. Gleichzeitig signalisiert er so der Zuhörerin, welche Art von offenen Fragen sie später selbst stellen kann.

> *Therapeut:in:* „Wie war das für Sie?" „Was machte das mit Ihnen?" „Wie fühlte sich das an?" „Welches Gefühl kommt da hoch?"

> **Wichtig!**
>
> Die Kunst des Promptings liegt in der klaren Führung einerseits (Therapeut:in führt das Paar und unterstützt es mit seinem/ihrem Verhalten in der Regelanwendung) bei gleichzeitiger non-direktiver Haltung. Therapeut:in

macht nie Deutungen, Interpretationen oder konkrete Vorgaben (z.B. bezüglich Emotionen), er/sie begleitet lediglich die sprechende und zuhörende Person subtil, aber mit hoher Präsenz (→ Faszilitator:in).

- Weitere Techniken sind Schnitt und Fading-out, wobei Schnitt ein starker Eingriff darstellt:
  - *Schnitt:* Beim Schnitt unterbricht Therapeut:in, um etwas zu kommentieren. Er/sie symbolisiert den Schnitt mit einer Geste (Hände zu Dreieck geformt). Im Schnitt wird das dyadische Setting vorübergehend verlassen und Therapeut:in kann wie im triadischen Setting interagieren. Er/sie kann analysieren, kommentieren, Fragen stellen, psychoedukative Ausführungen machen, das Paar zur Regeleinhaltung motivieren usw. Der Schnitt sollte nur im Notfall und sparsam erfolgen; vielmehr sollte Therapeut:in versuchen, mit den drei anderen Maßnahmen (Verstärkung, Coaching, Soufflieren) das Paar erfolgreich durch die Übungen zu begleiten.

Therapeut:in: „Ich unterbreche ganz kurz." „Das Zusammenfassen fällt Ihnen anscheinend schwer. Woran liegt das?"

Therapeut:in zu Sprecher:in: „Wie geht es Ihnen in diesem Gespräch?", „Wie gut können Sie sich emotional öffnen?", „Was erschwert es Ihnen?" etc.

Therapeut:in zu Zuhörer:in: „Wie geht es Ihnen?", „Wie gut gelingt Ihnen das Zuhören und Zusammenfassen?", „Woran könnte es liegen, dass Ihnen das Zusammenfassen schwerfällt?", In welchem Tonfall haben Sie die geäußerten Gefühle zusammengefasst?" etc.

  - *Fading-out:* Sobald Therapeut:in merkt, dass die beiden Partner:innen die Regeln kompetent umzusetzen beginnen, nimmt er/sie sich sukzessiv zurück und fährt das Prompting herunter. Er/sie gibt jeweils nur so viel Unterstützung, wie das Paar benötigt. Wenn die Partner:innen die Regeln kompetent umsetzen, verstärkt dies der/die Therapeut:in und interveniert nur noch bei Bedarf.

Therapeut:in:

„Wollen Sie mal eine offene Frage stellen?"

„Wissen Sie, wie es Ihrer Partnerin geht, fragen Sie offen nach?"

„Was könnte ein Grund für ihre negativen Gefühle sein, fragen Sie offen nach."

„Ich nehme mich immer mehr zurück und überlasse Ihnen die Gesprächsführung."

Kommunikationsregeln für Sprecher:in und Zuhörer:in

In **Tabelle 6** werden die einzelnen Sprecher:innen- und Zuhörer:innenregeln mit konkreten Schritten für die praktische Umsetzung aufgelistet.

D2. Vorbereitung des KT

- Vorbereitung: Installation der Kamera-Ausrüstung
- Material: Kamera, Stativ, Verlängerungskabel, Laptop zum Abspielen oder heutzutage auch direkt zum Aufnehmen

Einführung zur Bedeutung der Kommunikation bei Paaren

- Therapeut:in führt in die Bedeutung der Kommunikation bei Paaren ein anhand der Informationsblätter „Kommunikationsprobleme" und „Konstruktive Kommunikation" (siehe Anhang).
- Es kann hilfreich sein, die Therapiekarten Nr. 19 bis 37 „Kommunikation stärken" (Bodenmann & Bodenmann-Kehl, 2024a) zu verwenden.

Videoaufnahme eines Konfliktgesprächs

Ziele

- Differenziertes Bild von der Interaktionsqualität und -dynamik
- Erfassung typischer Kommunikationsfehler (apokalyptische Reiter von Gottman, 1994)
- Schaffung eines Problembewusstseins beim Paar durch Einnahme einer Metaperspektive beim gemeinsamen Ansehen der Videoaufnahme (sich selbst dabei zuzusehen, wie man kommuniziert, hat eine starke Wirkung)
- Erhöhung von Motivation und Selbstwirksamkeitserzeugung durch Bewusstmachung der Wirkungszusammenhänge der Verhaltensweisen beider Partner:innen

1. Vorbereitung des Konfliktgesprächs und Eruierung eines Konfliktthemas

- Therapeut:in kündigt das 10-minütige Konfliktgespräch an.
- Er/sie erläutert, wie sich dieses abspielen wird, und dass im Vorfeld saliente Konfliktbereiche eruiert werden.
- Zu diesem Zweck werden beide Partner:innen in der Sitzung gebeten, unabhängig voneinander eine Liste mit verschiedenen Konfliktbereichen (siehe „Liste mit Konfliktthemen" im Anhang) auszufüllen und anzugeben, welche Bereiche besonders konfliktreich erlebt werden.
- Das Ausfüllen der Konfliktlisten soll nicht länger als 2 bis 3 Minuten in Anspruch nehmen.
- Therapeut:in bleibt während des Ausfüllens der Konfliktlisten diskret im Raum und die Partner:innen füllen diese direkt vor Ort aus.

Tabelle 6: Kommunikationsregeln für Sprecher:in und Zuhörer:in

Sprecher:in-Regeln	
Ziel	***Umsetzung***
Ich-Botschaften	Von sich selbst sprechen; keine Vorwürfe, Abwertungen und Angriffe gegenüber Partner:in und damit höhere Bereitschaft seitens des anderen, zuzuhören und sich für die dargelegte Meinung zu interessieren
Eigene Gefühle ansprechen	Durch persönliche Selbstöffnung wird das Gespräch für den Zuhörenden interessanter, liefert Informationen, die noch unbekannt waren und die er/sie als bereichernd erleben kann. Therapeut:in versucht nach eingangs externalisierenden Emotionen (Ärger, Wut) im Verlauf des Gesprächs immer stärker internalisierende Gefühle (Enttäuschung, Frustration, Angst, Traurigkeit, Hilflosigkeit etc.) herauszuarbeiten. Sobald dies geschieht, spürt man eine Entspannung bei der zuhörenden Person.
Konkret bleiben	Durch das Ansprechen a) einer konkreten Situation, b) eines konkret störenden Verhaltens und c) der Schilderungen im Hier und Jetzt werden Verallgemeinerungen und Charakterzuschreibungen sowie das Aufwärmen alter Geschichten verhindert. Damit kann internalen, stabilen und globalen (auf den Partner oder die Partnerin bezogenen) Kausalattributionen entgegengewirkt werden. Dem Gegenüber werden dadurch mehr Veränderungsmöglichkeiten zugestanden.
Zuhörer:in-Regeln	
Ziel	***Umsetzung***
Aktiv Zuhören	Aktives Zuhören bedeutet, sich dem anderen zuzuwenden, Blickkontakt zu halten und mit Körperhaltung, Mimik und Gestik zu signalisieren, dass einen das Gesagte interessiert („Mmh", „Ja" etc.). Damit erlebt der/die Sprechende das Interesse des anderen, was wiederum motiviert, von sich zu erzählen und sich selbst zu öffnen. Die zuhörende Person konzentriert sich dabei auf das Gesagte und achtet darauf, dass ihr nichts Wichtiges entgeht. Die Kommunikation wird intensiver, persönlicher und stiftet Verbindlichkeit und Intimität.
Zusammenfassen	Durch die Zusammenfassungen findet eine Verlangsamung der Kommunikation statt, eine Rückmeldung an die sprechende Person, was verstanden wurde und ob man imstande ist, den Ausführungen zu folgen. Die Zusammenfassung ist die beste Möglichkeit, sich ganz aufeinander einzulassen. Dabei sollten auch Tonfall, Mimik und Gestik zu den geäußerten Inhalten passen.
Offene Fragen stellen	Durch offene Fragen wird der/die Partner:in nicht beeinflusst oder manipuliert, sondern er/sie kann sich frei äußern. Zudem fördern offene Fragen den Redefluss, da auf sie nicht einfach mit Ja oder Nein geantwortet werden kann. Die Kommunikation wird unmittelbarer, ehrlicher und aussagekräftiger und gibt ein besseres Bild vom Erleben der sprechenden Person. Offene Fragen sind W-Fragen (was, wie, warum: „Was meinst du damit?", „Wie ging es dir?" oder „Warum war das so schlimm für dich?").

2. Wahl des Konfliktthemas

- Wenn beide Partner:innen fertig sind, geht Therapeut:in die Liste mit dem Paar durch und arbeitet die am konfliktträchtigsten Bereiche mit dem Paar gemeinsam heraus.
- Er/sie schlägt schließlich ein Thema vor, entweder einen Bereich, bei welchem beide einen hohen Wert angekreuzt haben (hohe Übereinstimmung), oder einen solchen, wo die Partner:innen stark divergieren (eine Person nimmt den Bereich als sehr problematisch wahr, die andere als völlig unproblematisch; hohe Diskrepanz).
- Therapeut:in stellt sicher, dass das Thema stressrelevant ist.
- Er/sie weist das Paar darauf hin, sich im nachfolgenden Gespräch so natürlich wie möglich zu verhalten, als würden sie das Thema zuhause diskutieren.
- Er/sie weist darauf hin, dass das Gespräch 10 Minuten dauern und aufgenommen wird.
- Er/sie vergewissert sich, dass beide Partner:innen im Bild der Kamera sind und schaltet diese ein.

- Therapeut:in verlässt den Raum und wartet draußen.

3. Durchführung des Konfliktgesprächs

- Das Paar diskutiert während 10 Minuten das gewählte Konfliktthema vor laufender Kamera in Abwesenheit des Therapeuten/der Therapeutin.
- Therapeut:in wartet in der Nähe (vor der Türe oder in einem Nebenraum), ist aber für das Paar erreichbar, falls es Fragen hat oder das Konfliktgespräch vorzeitig beendet.
- Auch wenn laut geschrien wird, greift Therapeut:in nicht ein (nur bei hörbarer Gewalt).

4. Abschluss des Konfliktgesprächs

- Nach 10 Minuten klopft Therapeut:in an die Tür und kehrt zurück ins Therapiezimmer.
- Therapeut:in fragt nach, wie die Diskussion aus der Sicht des Paares gelaufen ist (Erlebensqualität, Repräsentativität).
- Er/sie spult die Aufnahme zurück und sieht sich die Aufnahme mit dem Paar zusammen an.
- Bei wenig Erfahrung empfiehlt es sich, die Aufnahme nicht gleich mit dem Paar anzusehen, sondern dies auf die nächste Therapiesitzung zu verschieben und sich zwischenzeitlich die Interaktion anzusehen, um vorbereitet zu sein.

Evaluation der Videoaufnahme

- Therapeut:in nutzt die aufgezeichnete Interaktion, um eine auf die Verhaltensbeobachtung gestützte Rückmeldung zum Kommunikationsstil des Paares zu geben und beide Partner:innen für Merkmale einer ungünstigen und günstigen Kommunikation zu sensibilisieren. Dazu wird ein Raster zur Evaluation der Kommunikationsqualität verwendet (siehe Anhang).
- Er/sie verhält sich therapeutisch neutral (allparteilich).
- Er/sie kommentiert wohlwollend, aber gleichzeitig klar und verständlich und arbeitet wichtige Aspekte dysfunktionaler Kommunikation mit dem Paar heraus.
- Bei Interaktionssequenzen, die interessant sind (z. B. hinsichtlich des Auftretens von problematischen Kommunikationsverhaltensweisen, dem Beginn einer negativen Interaktionsdynamik, des Zwangsprozesses oder einer sich anbahnenden Eskalation), wird das Videoband gestoppt und Therapeut:in fragt nach, was dem Paar auffällt.
- Therapeut:in lässt die Person, die das betreffende Verhalten gezeigt hat, erläutern, was sie damit bezweckt hat und wie sie sich dabei gefühlt hat, und fragt die andere Person, wie sie das Verhalten aufgenommen und welche Effekte es bei ihr auslöst hat.
- Therapeut:in illustriert anhand von konkreten Kommunikationsverhaltensweisen der Partner:innen die von Gottman (1994) formulierten Kommunikationsfehler (die sog. apokalyptischen Reiter; siehe auch Therapiekarten Nr. 28 bis 33 von Bodenmann & Bodenmann-Kehl, 2024a) oder weist auf andere Kommunikationsprobleme wie beispielsweise fehlenden Blickkontakt, unpassende Körperhaltung oder sarkastischen Tonfall hin (Therapiekarte Nr. 20; Bodenmann & Bodenmann-Kehl, 2024a).
- Therapeut:in zeigt auf, wie, wodurch und an welcher Stelle die Kommunikation zu entgleisen beginnt, wer dazu Anlass gibt und wie beide zum negativen Fortgang beitragen.
- Therapeut:in weist auch auf Verhalten hin, das angemessen ist und häufiger auftreten sollte.
- Um allparteilich (therapeutisch neutral) zu bleiben, achtet Therapeut:in darauf, dass nicht zu viele negative Kommunikationsverhaltensweisen eines Partners hintereinander besprochen werden. Er/sie spult die Videoaufnahme vor, um auch negatives Verhalten des anderen zu sehen und mit dem Paar zu bearbeiten.
- Zeigt das Paar kein Konfliktverhalten, sondern unterhält sich neutral, komplizenhaft, lachend oder amüsiert, weist Therapeut:in auf seine/ihre Irritation hin, dass das Paar trotz Instruktion, ein Konfliktgespräch zu führen, dies nicht getan hat. Er/sie eruiert mit dem Paar Gründe dafür (Konfliktscheu, übersteigertes Harmoniebedürfnis, fehlende Konfliktkultur) und geht allenfalls auf verschiedene Konfliktstile ein (Therapiekarten Nr. 23 bis 27).
- Bei passiv-aggressivem Verhalten versucht Therapeut:in dieses mit dem Paar herauszuarbeiten und seine Bedeutung aufzuzeigen. Kennzeichnend für ein solches Verhalten sind Sabotageakte, kaum merkbare Abwertungen oder Bloßstellungen des anderen, respektloses Verhalten gegenüber diesem (sitzt unangemessen, flegelhaft auf dem Stuhl, gähnt ständig, schweift mit dem Blick im Raum herum, wirkt gelangweilt etc.).

Einführung in die Rollen und Regeln

- Therapeut:in führt entweder anhand des videografierten Konfliktgesprächs oder in einer allgemeinen Psychoedukation (Therapiekarten Nr. 19 bis 34; Bodenmann & Bodenmann-Kehl, 2024a) in problematische Kommunikationsverhaltensweisen ein (**Tabelle 7**).

> *Therapeutin:* „Wir wissen aus der Forschung, dass unzufriedene Paare häufig unangemessen miteinander interagieren. Sie machen viele Vorwürfe in Form von Du-Botschaften mit verallgemeinernden Aussagen, schweifen vom Thema ab und hören sich nicht zu. Beide sind auf die eigene Position fixiert und möchten den anderen zu Boden reden, den verbalen Schlagabtausch gewinnen. Dabei gibt es nur Verlierer. Daher sollte diese Form der Kommunikation geändert werden. Mit einfachen Regeln kann diesen Problemen entgegengewirkt werden und Paare können in angeleiteten Übungen lernen, angemessener zu kommunizieren."

Tabelle 7: Dysfunktionale vs. funktionale Kommunikationsstrategien

Dysfunktionale Kommunikationsstrategien	Funktionale Kommunikationsstrategien
Als Sprecher:in	***Als Sprecher:in***
Du-Botschaften (Kritik, Vorwürfe und Beleidigungen gegenüber Partner:in)	*Ich:* Eigene Sicht der Dinge darstellen, erläutern, was einen stört
Angreifen des Gegenübers und Einfordern von Verhaltensänderungen	*Gefühle:* Gefühle äußern und aufzeigen, warum das Problem für einen belastend ist
Verallgemeinerungen (immer, nie, alles, überall), Abschweifen in die Vergangenheit (alte Geschichten aufwärmen)	*Konkret:* Konkrete Beispiele bezüglich Situationen und Verhalten ansprechen, im Hier und Jetzt bleiben
Als Zuhörer:in	***Als Zuhörer:in***
Häufige Unterbrechungen, keinen Raum geben, nicht zuhören, auf der eigenen Position und Meinung beharren	Aktives Zuhören: sich dem anderen zuwenden, aufmerksam und wohlwollend zuhören
Sich bereits Gegenargumente überlegen, während der/die andere spricht	Zusammenfassen: in eigenen Worten zusammenfassen, was man verstanden hat (nur wichtige Inhalte wie Gefühle des Partners/der Partnerin, relevante Gedanken, Wünsche); die Zusammenfassung sollte alle wichtigen Inhalte (Gefühle, Gedanken) beinhalten und paraverbal stimmig sein
Dem anderen die eigene Meinung und den eigenen Standpunkt aufdrängen wollen oder ihn/sie durch suggestive Fragen in die Enge zu treiben versuchen	Offene Fragen in der Art von: „Wie war das für dich?", „Was stört dich genau?", „Was bedeutet das für dich?", „Warum hat dich das verletzt?"

- Er/sie führt zuerst in die Sprecher:in-, danach in die Zuhörer:inregeln ein.
- Beide haben drei Regeln zu befolgen, die man sich einfach merken kann.
- Therapeut:in stellt sicher, dass beide Partner:innen die Regeln verstehen und nachvollziehen können und bezieht bei der Regelerklärung das Paar aktiv (soweit wie möglich) mit ein.
- Um die Regeln möglichst prägnant und einprägsam zu vermitteln, fasst der/die Therapeut:in am Ende der Psychoedukation die Regeln nochmals zusammen (**Tabelle 8**).

Tabelle 8: Sprecher:innen- und Zuhörer:innenregeln

Sprecher:innen-Regeln	Zuhörer:innen-Regeln
• Ich-Botschaften • Gefühle ansprechen • Konkret bleiben	• Aktiv zuhören • Zusammenfassen • Offene Fragen stellen

Beispiel für Vorbereitung des KT (Transkript)

Therapeut:in: Gut, Sie haben nun im Video Ihrer Paarinteraktion gesehen, warum es immer wieder zu schwierigen Gesprächsverläufen kommt, welche Fehler von beiden gemacht werden und wie diese Fehler mittels Regeln (Sprecher:in- und Zuhörer:in-Regeln) vermieden werden können. Wir wollen diese Regeln nun in einem ersten Kommunikationstraining üben. Wer möchte zuerst Sprecher:in sein? Es kommen auf jeden Fall beide in dieser Sitzung zum Üben beider Rollen (Sprecher:in und Zuhörer:in), daher spielt es keine Rolle, wer beginnt.

Partner:in A: Ich könnte beginnen.

Therapeut:in: Gut, dann wären Sie Sprecher:in und *(zu Partner:in B)* Sie Zuhörer:in.

Therapeut:in (zu Partner:in A): Als Sprecher:in, auf welche drei Regeln möchten Sie nun achten im Gespräch mit Ihrer Partner:in?

Partner:in A: Ich möchte keine Vorwürfe machen …

Therapeut:in: Genau, Sie sprechen von sich (Ich-Botschaften). Worauf achten Sie sonst noch?

Partner:in A: Ich weiß es nicht mehr …

Therapeut:in: Sie reden von sich (Ich-Botschaften), von Ihren Gefühlen und einer konkreten Situation oder konkretem Verhalten, was Sie stört.

Therapeut:in (zu Partner:in B): Sie als Zuhörer:in, welche Regeln wollen Sie beachten?

Partner:in B: Ich fasse zusammen, was du gesagt hast.

Therapeut:in (zu Partner:in B): Sehr gut.

Partner:in B: Ich höre zu und mache keine Kommentare.

Therapeut:in (zu Partner:in B): Sehr gut … aktives Zuhören.

Partner:in B: und …

Therapeut:in: Mhm, dritte Regel: offene Fragen stellen …

Partner:in B: Ah ja …

Therapeut:in: Gut. Ihre drei Regeln sind: aktiv zuhören, zusammenfassen und offene Fragen stellen. Zu Beginn werde ich die offenen Fragen für Sie übernehmen, Sie brauchen sich also nur auf die ersten beiden Regeln zu konzentrieren.

Therapeut:in (zu beiden): Schön, dann wollen wir beginnen. Noch zu meiner Rolle. Ich werde Sie begleiten und Ihnen Hilfestellungen geben, die Kommunikationsregeln anzuwenden. Diese Art der Kommunikation ist ungewohnt für

Sie, daher coache ich Sie dabei. Ich werde dies mit leiser, heruntergesetzter Stimme tun, damit ich Sie nicht störe, und Sie realisieren, dass dies Ihr Gespräch ist. Beachten Sie mich nicht, reden Sie miteinander.

Therapeut:in (zu Partner:in A): Gut, dann bitte ich Sie zu beginnen.

D3. Durchführung des KT

Einführung in die Übung

- Therapeut:in führt in die Übung ein und bittet beide Partner:innen, sich ein Thema zu überlegen, über das sie sprechen möchten.
- Es soll ein konkretes Verhalten des Partners/der Partnerin besprochen werden, welches einen stört.
- Dabei soll darauf geachtet werden, dass zu Beginn noch nicht maximal belastende Themen ausgewählt werden, und doch sollen relevante Themen zu Wort kommen.

Verteilung der Rollen und Repetition der Regeln

- Therapeut:in ermutigt das Paar, die neue Form der Kommunikation nun zu üben. Er/sie zeigt Verständnis, dass es neu und daher schwierig ist.
- Das dyadische Setting wird installiert.

> *Therapeut:in:* „Sie haben sich an Ihren bisherigen Kommunikationsstil gewöhnt, daher wird es nicht einfach, diesen zu verändern. Wir üben das nun im sogenannten Kommunikationstraining. Sie werden erfahren, wie es unter der Anwendung der Kommunikationsregeln gelingt, sich nicht zu verletzen, sondern sich auf neue, konstruktive Art zu begegnen."

- Therapeut:in fordert das Paar auf, sich zu überlegen, wer zuerst in der Sprecher:in-Rolle sein möchte.
- Er/sie weist darauf hin, dass in dieser Sitzung auf jeden Fall beide in beiden Rollen (Sprecher:in und Zuhörer:in) zum Zuge kommen.

> *Therapeut:in:* „Sie können die Sprecher:in- und Zuhörer:in-Regeln nun unter meiner Anleitung üben."

- Er/sie blickt beide an und fordert beide auf, sich für die Sprecher:in-Rolle zu melden. Es sollte nicht zu viel wertvolle Zeit verloren gehen, daher sollte die Klärung, wer beginnt, nicht zu lange dauern. Es spielt keine Rolle, wer beginnt. Über die verschiedenen Übungen hinweg kann darauf geachtet werden, dass nicht immer dieselbe Person als Sprecher:in beginnt.

> *Therapeut:in:* „Wir richten nun das dyadische Setting ein. Setzen Sie sich gegenüber. Ich sitze zurückversetzt in der Mitte zwischen Ihnen und werde Sie bei der Übung begleiten."
>
> *Therapeut:in:* „Es spielt keine Rolle, wer beginnt; es werden beide von Ihnen Ihre Regeln in beiden Rollen üben können."
>
> *Therapeut:in:* „Wer möchte als Sprecher:in beginnen?"

- Sobald eine/r sich bereit erklärt, Sprecher:in zu sein, verstärkt ihn/sie Therapeut:in mit Nicken und positiven Kommentaren und hält fest, dass diese Person nun in dieser ersten Übung Sprecher:in, die andere Person Zuhörer:in sein wird.

> *Therapeut:in:* „Gut, *(zu Partner:in A)* dann sind Sie in der ersten Übung der/die Sprecher:in *(zu Partner:in B)* und Sie in dieser ersten Runde Zuhörer:in. Anschließend werden wir die Rollen wechseln, sodass beide in jeder Rolle Erfahrungen sammeln können."

- Therapeut:in bittet zuerst den/die Sprecher:in, die Regeln, auf die er/sie während des Gesprächs achten will, nochmals zu wiederholen.

> *Therapeut:in:* „Darf ich Sie bitten, die drei Regeln zu wiederholen, auf die Sie im Gespräch mit Ihrem Partner achten möchten?"

- Anschließend lässt der/die Therapeut:in die Zuhörer:in-Regeln durch die zuhörende Person zusammenfassen.

> *Therapeut:in:* „Ja, sehr gut, ich bitte Sie, sich vorerst mal vor allem auf die beiden ersten Regeln zu konzentrieren, also aktives Zuhören und Zusammenfassen. Die dritte Regel „offenes Fragen" werde ich für Sie übernehmen, damit Sie sehen, wie man offen fragen kann. Auch zum regelmäßigen Zusammenfassen werde ich Sie vorerst aktiv einladen."

- Bei jeder richtig genannten Regel wird die Person durch Nicken oder verbale Äußerungen („mhm", „sehr gut" etc.) verstärkt.
- Stockt der/die Partner:in, wird etwas Zeit gelassen, anschließend eine Hilfestellung gegeben oder die Regel wird von Therapeut:in nochmals kurz selbst eingebracht.

> *Partner:in A*: „Ich sollte nun darauf achten, keine Vorwürfe zu machen, meinen Partner nicht anzugreifen oder ihn fertig zu machen."
>
> *Therapeut:in*: „Ja genau, Sie achten auf Ich-Botschaften."

- Bei langfädigen Ausführungen der Person bringt der Therapeut die Regel nochmals kurz und prägnant auf den Punkt.
- Wenn die Regeln etwas schleppend zusammengetragen werden müssen, fasst der/die Therapeut:in am Schluss nochmals alle drei Regeln prägnant zusammen.

> *Therapeut:in:* „Sie achten auf Ich, Gefühle und konkret."

- Therapeut:in blickt immer beide an, indem er/sie den Blick regelmäßig in kurzen Abständen vom einen zum anderen wandern lässt (Joining beider Partner:innen).
- Bevor der/die Sprecher:in zu reden beginnt, erläutert Therapeut:in kurz die eigene Rolle.

> *Therapeut:in:* „Ich werde Sie bei dieser Übung begleiten und Sie darin unterstützen, die Regeln anzuwenden. Achten Sie darauf, dass es *Ihr* Gespräch ist, und ignorieren Sie mich. Damit das Ihnen leichter fällt, werde ich meine Hinweise und Hilfestellungen mit leiser Stimme geben. Reden Sie *miteinander*, nicht mit mir."

> **Wichtig!**
>
> Nicht zu viel Zeit mit dem Klären der Rollen verlieren, da die Zeit kostbar ist. Wenn sich keine/r als Sprecher:in meldet, bestimmt Therapeut:in, wer als Sprecher:in beginnen soll. Die Kommunikationsregeln werden vor jeder Übung jedes Mal wiederholt, damit sie sich einprägen. Therapeut:in bittet beide Partner:innen, die Regeln jeweils zu wiederholen, und tut dies nicht selbst.

Konkretes Vorgehen beim Kommunikationstraining

- Nach der Klärung der Rollen und der Wiederholung der Regeln durch beide Partner:innen beginnt das Kommunikationstraining.

> *Therapeut:in:* „Gut, dann beginnen Sie bitte und berichten Sie unter Einhaltung der Regeln, was Sie am Verhalten Ihres Partners/Ihrer Partnerin in einer konkreten Situation gestört hat."

- Therapeut:in begleitet das Paar unter Anwendung des im dyadischen Setting vorgesehenen Prompting (Verstärkung, Coaching, Soufflieren, Schnitt).
- Er/sie lässt den Blick abwechselnd von einer Person zur anderen schweifen (in relativ kurzen Zeitintervallen, unter 20 Sekunden), hält so beide Partner:innen im Gespräch (Joining) und erhält diagnostisch relevante Informationen zu nonverbalen Äußerungen.
- Therapeut:in unterstützt die sprechende Person in der Anwendung der Regeln und fördert bei ihr die emotionale Selbstöffnung durch offene Fragen.

> *Therapeut:in:*
>
> „Wie ist das für Sie?"
>
> „Was macht das mit Ihnen?"
>
> „Was löst das bei Ihnen aus?"
>
> „Wie geht es Ihnen dabei?"
>
> „Wie fühlt sich das an?"

- Sobald ausreichend wichtiger Inhalt von der/die Sprecher:in kommuniziert wurde (2 bis 3 Minuten), bittet Therapeut:in den/die Zuhörer:in zusammenzufassen. Die Aufforderung wird mit leiser Stimme gegeben und kurzgehalten.

> *Therapeut:in:* „Fassen Sie bitte zusammen."

- Bei der Zusammenfassung achtet er/sie darauf, dass alle wichtigen Inhalte (Gefühle, Kognitionen, Bedürfnisse) des Sprechers/der Sprecherin zusammengefasst werden.
- Therapeut:in verstärkt die zuhörende Person in gleicher Weise für ihre Leistung wie die sprechende Person, wenn sich diese an die Regeln hält (gleichschwebende Verstärkung).
- Fehlt etwas, lobt Therapeut:in zuerst das richtig Zusammengefasste und insistiert wohlwollend, indem er/sie nach Pausen immer wieder mit warmer, leiser Stimme nachhakt.

> *Therapeut:in:*
>
> „Sehr gut. Was hat Ihr Partner noch gesagt?"
>
> „Welche Gefühle hat er noch geäußert?"
>
> „Was war noch wichtig?"
>
> „Woran erinnern Sie sich noch?"

- Erinnert sich der/die Zuhörer:in auch beim Nachhaken nicht mehr, kann Therapeut:in entweder den/die Sprecher:in auffordern, nochmals das Wichtige zu nennen, oder er/sie ergänzt selbst, was optimaler ist.

> *Therapeut:in:*
> „Können Sie es nochmals sagen?"
> „Mhm, da war noch Enttäuschung."
> *Therapeut:in:*
> „Fahren Sie fort, was hat Sie traurig gestimmt?"
> „Was war schwierig am Verhalten Ihres Partners?"
> „Was hat das mit Ihnen gemacht?"
> „Was sind da noch für Gefühle?"
> „Wie geht es Ihnen dabei?"

- Nach der Zusammenfassung des Zuhörers/der Zuhörerin stellt Therapeut:in direkt eine Anschlussfrage, damit die Kommunikationsdynamik nicht einbricht. Er/sie kann direkt am letzten Wort der Zusammenfassung anknüpfen oder das letzte Wort paraphrasieren.

> *Therapeut:in:*
> „Sie sagten, dass Sie traurig sind ..."
> „Mhm, unfair ..."

- Das Kommunikationstraining ist ein rhythmisches Hin und Her zwischen Sprecher:in und Zuhörer:in. Bei der sprechenden Person werden emotionale Inhalte und wichtige Einschätzungen und Ziele exploriert, bei der zuhörenden Person wird durch die Zusammenfassungen geprüft, ob sie aktiv zuhört und die Inhalte reproduzieren kann.
- Der/die Zuhörer:in sollte ungefähr alle 2 bis 3 Minuten zum Zusammenfassen aufgefordert werden, sobald neue Inhalte von der sprechenden Person eingebracht wurden.

> **Wichtig!**
>
> Beim Sprecher/bei der Sprecherin sollte nicht zu viel und zu lange auf einmal herausgearbeitet werden, damit der Schwierigkeitsgrad für den/die Zuhörer:in (Gedächtnisleistung) nicht zu hoch ist. Die „Gesprächsgestalt" darf nicht zu umfangreich sein, weil sonst das Zusammenfassen zu schwierig wird, aber sie sollte auch nicht zu wenig neuen Inhalt haben, da es sonst oberflächlich wird (→ ausreichend Fleisch am Knochen).

- Nach 15 Minuten wird das Kommunikationstraining mit dem/der jeweiligen Partner:in in der Sprecher:in-Rolle beendet.

> *Therapeut:in:* „Gut, dann stoppen wir hier."

- Das Kommunikationstraining schließt Therapeut:in mit einer den Schnitt anzeigenden Handbewegung und einem informativen Feedback ab, das er an beide gewandt gibt.

> *Therapeut:in (zu Sprecher:in):* „Was mir bei Ihnen sehr gut gefallen hat, ist, ..."
> *Therapeut:in (zu Zuhörer:in):* „Bei Ihnen fiel mir auf, dass ... Toll fand ich ..."

- Das informative Feedback beinhaltet vor allem positive Rückmeldungen zur Einhaltung der Regeln und zur emotionalen Selbstexploration bei Sprecher:in sowie zum aktiven Zuhören und guten Zusammenfassen bei Zuhörer:in.

> *Therapeut:in:* „Und bei Ihnen war toll, wie Sie ..."

- Wenn es einem/einer Partner:in schwerfiel, gibt Therapeut:in ein Feedback zum positiven Verlauf während der Übung.

> *Therapeut:in:* „Sie haben gemerkt, dass es sehr schwierig ist, dem Partner zuzuhören und sich zu merken, was er sagte. Anfangs fiel Ihnen das sichtlich schwer, doch mit der Zeit gelang es Ihnen immer besser, die wichtigen Aussagen bezüglich Gefühlen und persönlichen Gedanken Ihres Partners zu erinnern und angemessen zurückzumelden. Sehr gut."

- Nach dem informativen Feedback werden die Rollen getauscht: Die zuerst zuhörende Person wird zur Sprecherin, die zuerst sprechende Person wird zur Zuhörerin.
- Erneut bittet Therapeut:in beide Partner:innen, ihre jeweiligen Regeln zu wiederholen. Dann gibt er/sie das Wort dem Sprecher/der Sprecherin.
- Wenn auch diese Übungssequenz fertig ist, fasst Therapeut:in nach einem erneuten informativen Feedback gewisse generelle Beobachtungen zusammen. Er/sie kann je nach verbleibender Zeit auch die beiden Partner:innen fragen, wie es ihnen ergangen ist, wie sie sich fühlen und was für sie besonders wichtige Erfahrungen während der Übung waren.
- In der letzten Phase des Trainings lässt der/die Therapeut:in das Paar sich darüber austauschen, was nun beide Partner:innen durch das Gespräch neu erfahren haben, ob sie verstehen, was den/die Partner:in stört und weshalb.

Wichtig!

Beim Rollentausch soll der neue Sprecher/die neue Sprecherin ein neues, eigenes Thema wählen, damit nicht im Sinne von Rechtfertigungen auf die vorherige Selbstöffnung des Partners/der Partnerin reagiert wird.

Abschluss

- Am Ende der Therapiestunde fasst Therapeut:in die wichtigsten Punkte der Sitzung zusammen.
- Mit der Zeit kann Therapeut:in die Partner:innen auffordern, selbst die Zusammenfassung zu übernehmen, damit er/sie überprüfen kann, wann der Zeitpunkt für Fading-out kommt.
- Er/sie ermutigt das Paar zum regelmäßigen Üben.

Schwierigkeitsgrad variieren

- Das Kommunikationstraining kann schrittweise erfolgen, d. h., bezüglich des Schwierigkeitsgrades wird eine Abstufung vorgenommen (von leichteren Konflikten über mittlere bis hin zu schwerwiegenden Konfliktthemen), oder man geht direkt in einen „heißen" Konflikt hinein.
- Da das Paar mit einem Leidensdruck kommt, empfiehlt es sich in der Regel, direkt mit relevanten Themen zu beginnen.

Konfliktdiskussion mit wechselnden Rollen

- Sobald beide Partner:innen ihre Regeln gut verinnerlicht haben und immer besser selbständig anwenden können (Fading-out des/der Therapeut:in), kann der/die Therapeut:in zur Übung mit wechselnden Rollen übergehen.
- Dabei wird zwischen Zuhörer:in- und Sprecher:in-Rollen gewechselt. So soll mithilfe der Sprecher:in- und Zuhörer:in-Kärtchen (siehe ÜB „Handkarten" im Anhang) erstmals die strenge Aufteilung in Sprecher:in- und Zuhörer:in-Rolle aufgebrochen und flexibler gehandhabt werden.
- Sobald die sprechende Person die eigenen Äußerungen von der zuhörenden Person als angemessen zusammengefasst empfindet, übergibt diese das Sprecher:in-Kärtchen und erhält das Zuhörer:in-Kärtchen, wodurch eine organischere und fließende Kommunikation ermöglicht wird, welche stärker dem Alltagsgespräch entspricht und weniger künstlich wirkt.
- Nun können sie zu demselben Thema ihre Meinungen und Positionen einbringen und sich einander wechselseitig mitteilen.
- Der/die Therapeut:in instruiert das Paar über den Ablauf der Übung, welche sich in zwei Phasen gliedert:

Phase 1 (20 Minuten)

- Ein Partner/eine Partnerin beginnt und erzählt, was ihn/sie stört. Der/die andere hört aktiv zu, fragt bei Unklarheiten nach und fasst zusammen.
- Sobald die sprechende Person die eigenen Äußerungen von der zuhörenden Person als richtig zusammengefasst empfindet, übergibt diese das Sprecher:in-Kärtchen und erhält das Zuhörer:in-Kärtchen, die Rollen werden gewechselt.
- Wer vorher Sprecher:in war, wird nun Zuhörer:in und umgekehrt.
- Die zweite Person erzählt nun ihre Sichtweise. Die andere hört aktiv zu, fragt bei Unklarheiten nach und fasst zusammen. Sobald die sprechende Person die eigenen Äußerungen von der zuhörenden Person als angemessen zusammengefasst empfindet, übergibt diese das Sprecher:in-Kärtchen und die Rollen werden wieder getauscht.
- Therapeut:in sitzt zwar noch dabei, interveniert jedoch nur, wenn das Sprecher:in-Kärtchen zu früh abgegeben wird und die Zusammenfassung noch nicht vollständig war. Ansonsten liegt die Initiative nun beim Paar und Therapeut:in hält sich stark im Hintergrund.
- Nach 20 Minuten schneidet Therapeut:in und beendet die Übung.
- Beide Partner:innen geben sich selbst ein kurzes informatives Feedback, wie sie das Gespräch und den anderen erlebt haben.
- Therapeut:in teilt seinerseits/ihrerseits die eigenen Beobachtungen mit und gibt ein informatives Feedback.

Phase 2 (10 Minuten)

- Austausch darüber, was nun beide Partner:innen durch das Gespräch neu erfahren haben, ob sie verstehen, was den/die Partner:in stört und weshalb

Beispiel für Durchführung des KT (Transkript)

Prompting wird farblich hervorgehoben:

Grün: Verstärkung
Blau: Coaching
Violett: Soufflieren

Partner:in A: Also am Sonntag, da war ich echt sauer. Da freue ich mich nach der Arbeit, nach Hause zu kommen, möchte einen schönen Abend mit dir und Tim verbringen, und du vermiest alles mit deiner schlechten Laune und giftest mich an.

Therapeut:in (im Folgenden mit leiser, weicher Stimme): Mhm, und wie war das für Sie?

Partner:in A: Scheiße, weil du immer so ...

Therapeut:in: Bleiben Sie bei sich ...

Partner:in A: Ja, du weißt schon, weshalb..

Therapeut:in: Ich ... bleiben Sie bei sich.

Partner:in A: Ich war sauer, weil du mich so vorwurfsvoll empfangen hast.

Therapeut:in: Mhm, sehr gut ...

Partner:in A: Ja, ich war sauer, weil ... ich hatte mich auf den Abend mit dir gefreut, und als ich nach Hause kam und sah, dass du eine stinkige Laune hast ... da ging mir der Rollladen runter.

Therapeut:in: Mhm, was meinen Sie mit diesem Bild?

Partner:in A: Ich dachte, jetzt überhäufst du mich wieder mit Vorwürfen, dabei ...

Therapeut:in: Wie fühlten Sie sich da?

Partner:in A: Schlecht, mir ging es auf einmal schlecht.

Therapeut:in: Was meinen Sie mit schlecht?

Partner:in A: Ich hatte Angst, dass es vor Tim zu einem Streit kommt, dass wir wieder diesen gemeinsamen Abend ruinieren ... Dabei hatte ich nach dem anstrengenden Tag einfach Lust auf einen schönen, gemütlichen Abend mit euch beiden und wenn Tim im Bett ist mit dir.

Therapeut:in: Mhm, sehr gut ...

Therapeut:in (leise, weiche Stimme zu Partner:in B gewandt): Können Sie zusammenfassen?

Partner:in B: Sie hatte ...

Therapeut:in: Du ... Reden Sie mit Ihrer Partnerin.

Partner:in B: Du hattest wieder mal eine stinkige Laune.

Therapeut:in: Was genau hat sie gesagt?

Partner:in B: Du warst sauer, stinkig ... schlecht gelaunt, als du nach Hause kamst.

Therapeut:in: Sauer. Was hat sie noch für Gefühle genannt?

Partner:in B: Du warst wegen mir sauer, weil ich eine schlechte Laune gehabt haben soll, was aber nicht so war ...

Therapeut:in: Bleiben Sie bei ihren Gefühlen.

Partner:in B: Hm ...

Therapeut:in: Da war noch diese Freude, nach Hause zu kommen, einen gemeinsamen schönen Abend zu verbringen ...

Partner:in B: Ja, stimmt, das hast du auch gesagt, aber der Ärger ...

Therapeut:in: ... und dann war da noch ein Gefühl ...

Partner:in B: Ärger, Freude, okay ... Enttäuschung.

Therapeut:in: Das hat sie nicht gesagt, dafür ... Angst, Angst vor einem Streit vor dem Sohn.

Partner:in B: Stimmt, Angst vor einem Streit vor unserem Sohn.

Therapeut:in: Sehr gut ...

Therapeut:in (leise, weiche Stimme zu Partner:in A gewandt): Was waren da noch für Gefühle?

Partner:in A: Ich war sehr enttäuscht ... von mir, dass ich es nicht schaffte, meinen Ärger runterzuschlucken, und den Abend vergiftet habe, von dir, dass du gleich eingeschnappt bist ... kein Verständnis hattest, dass es bei mir später geworden war. Ich hätte mir das auch anders gewünscht.

Partner:in B: Ja, aber ...

Therapeut:in (zu Partner:in B gewandt): Nur zuhören ...

Therapeut:in (zu Partner:in A gewandt): Sehr gut, bleiben Sie da dran ...

Partner:in A: Ja, ich war von allem sehr müde, erschöpft, sehnte mich nach Ruhe, wünschte mir, dass du mich toll findest, für meine Arbeit lobst und mich aufbaust ... stattdessen dann dein Gesicht – mir ging der Rollladen runter.

Therapeut:in: Mhm, sehr gut ... ... kein Lob von dir – wie fühlte sich das an?

Partner:in A: Ich fühlte mich einsam ...

Therapeut:in: Mhm, einsam ...

Partner:in A: Ja, einsam und sehr traurig ...

Therapeut:in: Mhm, sehr gut.

Therapeut:in: Zusammenfassen bitte ...

Partner:in B: Puh, das war jetzt ganz schön viel ...

Therapeut:in: Ja ...

Partner:in B: Du fühltest dich enttäuscht, warst von uns beiden enttäuscht ...

Therapeut:in: Sehr gut ... enttäuscht von sich selbst und Ihnen ...

Partner:in B: Du hattest dich auf einen schönen Abend gefreut ...

Therapeut:in: Mhm ... und sehnte sich nach Ruhe.

Partner:in B: ... als sie nicht eintrat, warst du enttäuscht. Dir ging der Rollladen runter ...

Therapeut:in: Gut, ... und wie fühlte sie sich dabei?

Partner:in B: Schlecht ... müde ...

Therapeut:in: Mhm, sie war müde, erschöpft, hätte sich Anerkennung gewünscht, die ausblieb ...

Partner:in B: Gut, aber ich war auch ...

Therapeut:in: Nur zusammenfassen. Was hat sie noch gesagt?

Partner:in B: Ich denke, das war's.

Therapeut:in: Sie fühlte sich einsam, war sehr traurig ...

Partner:in B: Ja, stimmt ... du warst sehr traurig und hast dich einsam gefühlt.

Therapeut:in: Bleiben Sie bei der Traurigkeit, was hat sie traurig gemacht?

Schwierigkeiten für den Therapeuten/die Therapeutin

- Eine besondere Schwierigkeit für den Therapeuten/die Therapeutin stellt die Unterstützung der zuhörenden Person beim Zusammenfassen dar, was ständige Wachsamkeit und Konzentration erfordert.
- Denn einerseits muss Therapeut:in mittels Soufflieren und Überwachen der Kommunikationsregeln (Coaching) das Gespräch begleiten, andererseits muss er/sie selbst in der Rolle des Zuhörers sein, um alle relevanten Gefühle und Gedanken der sprechenden Person zu memorieren, damit er/sie die zuhörende Person anschließend beim Zusammenfassen unterstützen kann und garantieren kann, dass alles Wesentliche rückgemeldet wird.
- Dabei darf er/sie das Monitoring der Dynamik nicht vernachlässigen, um auch die non- oder paraverbale Kommunikation im Auge zu behalten (regelmäßiger Blickkontakt zu beiden → Joining).
- Vergisst der Zuhörer/die Zuhörerin, wichtige Kognitionen oder Emotionen der sprechenden Person zusammenzufassen, hakt Therapeut:in wohlwollend mit leiser, warmer Stimme nach („Was war da noch für ein Gefühl?“ oder „Was hat sie noch gesagt?“).

- Erinnert sich der Zuhörer/die Zuhörerin trotz Nachhaken nicht daran, gibt Therapeut:in das Stichwort in die Runde („Da war noch Enttäuschung ...“).
- Je nach Situation und Paar kann Therapeut:in auch den Sprecher/die Sprecherin nochmals einladen, das Gesagte zu wiederholen („Wollen Sie ergänzen, was noch nicht zusammengefasst wurde?“).
- Wichtig ist, dass immer alle wichtigen Kognitionen („Ich finde das unfair“) und Emotionen („Das macht mich traurig“) zusammengefasst werden.

Hausaufgaben

- Die Hausaufgaben vergibt der/die Therapeut:in nach eigenem Ermessen. Im Anhang zum KT sind folgende ÜB aufgeführt, die den Paaren zur Übung von Rollentrennung und Kommunikationsregeln mit nach Hause gegeben werden können:
  - ÜB Kommunikationsregeln
  - ÜB Vorgehen
  - ÜB Reflexion
  - ÜB Handkarten
- In der Regel wird das Kommunikationstraining dann als Hausaufgabe aufgetragen, wenn das Paar in der Therapiesitzung bereits als ausreichend kompetent in der Anwendung der Kommunikationsregeln erlebt wurde und der/die Therapeut:in den Zeitpunkt als gegeben einschätzt, dass das Paar fähig ist, das KT bereits eigenständig durchzuführen. Die Hausaufgabe sollte nicht zu früh gegeben werden, damit ungünstige Erfahrungen vermieden werden können.
- Der/die Therapeut:in ermutigt das Paar zum regelmäßigen Üben.

D4. Materialien

Diagnostik

- Diagnostik 1: Spinnendiagramm KT
- Diagnostik 2: Liste mit Konfliktthemen
- Diagnostik 3: Evaluation der Kommunikationsqualität

Übungsblätter

- ÜB Kommunikationsregeln
- ÜB Vorgehen
- ÜB Reflexion
- ÜB Handkarten

Informationsblätter

- Info Kommunikationsprobleme
- Info Konstruktive Kommunikation

Interventionen bei Gewalt (IG)

A. Kurzüberblick

Problematik	Psychische und/oder physische Gewalt tritt bei vielen Paaren auf. In vielen Fällen handelt es sich um reziproke Gewalt und ein eskalatives Aufschaukeln.
Ziele	Paare, welche zu Gewalt neigen, sollen Mittel an die Hand bekommen, wie sie die Problematik in den Griff bekommen können.
Methode	Mittels der SENF-Methode wird den Paaren aufgezeigt, wie sie eskalative Prozesse stoppen und damit Gewalt vorbeugen können.
Indikation	Bei Paaren mit reziproker Gewalt vom Typus A und B
Diagnostik	Spinnendiagramm IG und Fragebogen „Erfassung von Gewalt bei Paaren“ (siehe Anhang zum Modul IG); gewaltspezifische funktionale Bedingungsanalyse (SORCK-Kon; siehe Modul PA-ZA)
Voraussetzungen	KT
Setting	Psychoedukation im triadischen Setting, Übungen im dyadischen Setting
Therapeut:innenverhalten	Psychoedukation, Prompting während der SENF-Methode
Anzahl Sitzungen	Je nach Bedarf
Therapiekarten (Bodenmann & Bodenmann-Kehl, 2024a)	Therapiekarten Nr. 27, 30, 31, 32 und 38
Übungsblätter	ÜB Anti-Gewalt-Vertrag, ÜB Anleitung zur Progressiven Muskelentspannung
Informationsblätter	Info Gewalttypen A, B, C und Info Merkmale der drei Gewalttypen A, B, C

B. Indikation

B1. Zielgruppe und Problemkonstellation

- Paare, bei denen Gewalt bereits aufgetreten ist
- Paare, bei denen die Gefahr besteht, dass es zu Gewalt kommt

B2. Zeitpunkt der Durchführung und Voraussetzungen

- Wenn die Gewalt bereits in der Problemanalyse thematisiert wird, wird direkt mit diesem Schwerpunkt gearbeitet und die Paartherapie entsprechend um dieses Thema herum aufgebaut (Kommunikationstraining, SENF-Methode, kognitive Interventionen).
- Wird die Gewalt erst im Verlauf der Therapie deutlich (Beobachtung durch Therapeut:in) oder wird sie von einem oder beiden Partner:innen dann thematisiert, erfolgen die Interventionen ab diesem Zeitpunkt.
- Je nach Form der Gewalt (insbesondere bei Typ C) sind flankierende Maßnahmen vorzusehen (Notfallplan, Einbezug von Behörden etc.).

C. Ziele der Methode

- Verbesserung der Emotionsregulation (insbesondere in Bezug auf Ärger/Wut)
- Verbesserung der Verhaltenssteuerung (Impulskontrolle)
- Verbesserung der Entspannung und Deeskalation
- Verbesserung der Kommunikation/Selbstöffnung
- Erhöhung des Verständnisses, dass Gewalt in einer Paarbeziehung nichts zu suchen hat
- Veränderung von gewaltbejahenden Einstellungen

D. Therapieanleitung

D1. Formale Kriterien

Kurzer theoretischer Hintergrund

- Die Lebenszeitprävalenz von Gewalt bei heterosexuellen Paaren liegt bei rund 20 % für physische Gewalt und über 40 % für psychische Gewalt (European Union Agency for Fundamental Rights, 2014).
- Die Häufigkeit ausgeübter Gewalt gegenüber Frauen und Männern unterscheidet sich nicht, die Folgen der männlichen Gewalt gegenüber Frauen sind jedoch erheblich gravierender (häufigere schwere Körperverletzungen und aktenkundige Gewalt).
- Bei lesbischen Paaren werden noch höhere Lebenszeitprävalenzen von körperlicher Gewalt berichtet (40 %), wobei bisexuelle Frauen (55 %) die höchste Prävalenz aufweisen (Walters et al., 2013).
- Es gibt verschiedene theoretische Ansätze zur Erklärung von Gewalt bei Paaren (siehe „Überblick"; Bodenmann & Bodenmann-Kehl, 2024b), wobei sich aufgrund empirischer Befunde das Bild bestätigt, dass es sich in den meisten Fällen um reziproke Gewalt handelt, d.h. einen eskalativen Prozess, in dessen Folge es zu beidseitiger Gewalt kommt (Langhinrichsen-Rohling et al., 2012; Straus, 1999, 2011; Straus & Gozjolko, 2016).
- Verschiedene Faktoren begünstigen Gewalt bei Paaren:
  - *Individuelle Faktoren:* Missbrauchs- und Gewalterfahrungen in der Herkunftsfamilie, hoher Trait-Ärger, hohe Trait-Aggressivität, psychische Störungen, Bindungsunsicherheit, geringe Frustrationstoleranz, defizitäre Emotionsregulation, gewaltbejahende Einstellungen, Substanzmissbrauch etc. (Capaldi et al., 2012; Knox et al., 2023; Spencer et al., 2022; Yu et al., 2019)
  - *Interpersonelle Faktoren:* niedrige Beziehungszufriedenheit, dysfunktionale Konfliktkommunikation, Machtausübung, Eifersucht, Kinder etc. (Spencer et al., 2022)
  - *Soziale und gesellschaftliche Faktoren:* Gleichstellung von Mann und Frau, soziale Unterstützung als Puffer gegen Stress, kulturelle Einstellungen zu Gewalt (Capaldi et al., 2012)
  - *Situative Faktoren:* Stress, Überforderung etc. (Bodenmann et al., 2010)
- Hilfreich kann die Einteilung der Gewalt in Typ A, B und C sein, um entsprechende Interventionen zu planen (Bodenmann & Bodenmann-Kehl, 2024b):
  - *Typ A (dyadische oder reziproke Gewalt)*: Aufschaukeln und Eskalation bei einem aggressiv-impulsiven Kommunikationsstil und versagender Emotionsregulation und Impulskontrolle
  - *Typ B (Dampfkessel, aufgestaute Aggression)*: Aggression wird über längere Zeit angestaut und entlädt sich in einer Situation explosionsartig
  - *Typ C (gewaltaffine Persönlichkeit)*: nicht-reaktive Form der Gewalt, da diese in der Persönlichkeit eines Partners/einer Partnerin verortet ist, individuelle Psychopathologie im Sinne von antisozialer, narzisstischer oder Borderline-Persönlichkeitsstörung, Gewalt kann auch kulturelle Hintergründe haben

Charakteristika der Interventionen

- Psychoedukation zu Gewalt bei Paaren
- Gewaltvertrag mit beiden Partner:innen
- SENF-Methode üben
- Die Psychoedukation und Phasen 1 bis 3 der SENF-Methode finden im triadischen Setting statt. Die Durchführung der Phase 4 der SENF-Methode findet im dyadischen Setting statt.

Zeitrahmen

- In der Regel mehrere Sitzungen zur Bearbeitung der Gewalt, um dem Paar die Kontrolle über die Situation zu geben

- Mehrere Sitzungen für die Bearbeitung der Ursachen der Gewalt

Therapeut:innenverhalten

- Während der Phasen 1 bis 3 der SENF-Methode übliches Therapeut:innenverhalten während des triadischen Settings
- Während der Phase 4 der SENF-Methode Prompting durch Therapeut:in (Verstärkung der Einhaltung der Kommunikationsregeln, Coaching mit kurzen Hinweisen zur Anwendung der Kommunikationsregeln, Soufflieren von offenen emotionsfokussierten Fragen und allenfalls Schnitt falls notwendig, siehe für detailliertere Informationen Modul KT oder 3-Ph-M)

D2. Vorgehen bei IG

Psychoedukation

- Vermittlung von empirisch fundiertem Wissen zu Gewalt bei Paaren (Bodenmann & Bodenmann-Kehl, 2024b)
- Eingehen auf den vorliegenden Typ Gewalt (Typ A, B, C) und Herausarbeiten, was dies für die Bearbeitung in der Paartherapie bedeutet (nur bei Typ A oder B wird eine Paartherapie als sinnvoll erachtet)
- Eingehen auf gewaltrelevante Aspekte wie Stress, Alkohol oder Drogen
- Eingehen auf gewaltbejahende oder kulturell bedingte Einstellungen zu Gewalt und mit dem Paar erarbeiten, dass Gewalt nie eine Lösung ist

> *Therapeut:in:* „Auch wenn Sie zuhause oder in Ihrer Kultur Gewalt in Paarbeziehungen erlebt haben oder bejahen, ist Gewalt nie akzeptabel. Sie zerstört die Beziehung. Ich arbeite daher nur mit Ihnen, wenn Sie bereit sind, Gewalt als Option aus Ihrem Verhaltensrepertoire zu streichen."

- Bei *Typ A-Gewalt* Hinweis auf eskalatives gegenseitiges Aufschaukeln und die Wichtigkeit von Verhaltensänderungen (bessere Emotions- und Verhaltensregulation, funktionaler Kommunikationsstil) bei beiden Partner:innen
- Bearbeitung von Einstellungen, Erwartungen, Attributionen oder Wertvorstellungen (Rollenbilder, egalitäre Rollenverteilung, Fairness und Equity, persönliche Entwicklungsmöglichkeiten), eventuell mit Hinweis auf spätere Bearbeitung anhand kognitiver Methoden (siehe Module zu den kognitiv-emotionalen Interventionen)

> *Therapeut:in:* „Gewalt hat zwei Ursprünge, einen im Kopf, den anderen im Bauch. Im Kopf billigen wir Gewalt oder lassen uns vorgaukeln, dass es legitime Gründe für Gewalt gibt. Das ist falsch. Im Bauch sammelt sich Wut, Groll oder Hass an, negative Gefühle, die sich in Gewalt entladen können. Ein häufiges gewaltförderndes Gefühl ist zudem Eifersucht."

- Aufzeigen der Bedeutung von negativen Emotionen (z. B. Ärger, Wut, Groll, Eifersucht, Neid) und physiologischer Erregungsprozesse, in denen es leicht zu einer starken physiologischen Erregung und in deren Folge zu Gewalt kommen kann, wenn man die Emotionen nicht kontrollieren und die destruktiven Verhaltensimpulse nicht stoppen kann

> *Therapeut:in:* „Viele, die zu Gewalt neigen, haben die Tendenz, Fehler immer beim anderen zu suchen. Sie fühlen sich als Opfer und wehren sich mit Gewalt. Gewalt ist im Grunde eine Strategie des Schwächeren und vor allem häufig eine Folge von Fehleinschätzungen. Man denkt, der andere wolle einem zuleide werken, und reagiert darauf mit Aggression. Es gilt daher, diese Interpretationen zu überprüfen und zu testen, wie hoch die Wahrscheinlichkeit ist, dass das Verhalten des anderen effektiv boshaft war. Das kann man auf einer Skala von 1 bis 10 tun. 10 bedeutet dabei ‚sehr starke Boshaftigkeit und Feindseligkeit des anderen'. Dazu soll man Gründe für die Boshaftigkeit benennen. Warum sollte der/die Partner:in einem schaden wollen?"

- Verdeutlichen, wie die Art der Bewertung des Verhaltens („Sie tut das absichtlich") die Gefühle einfärbt (z. B. Ärger), und damit Hinterfragen, ob diese Interpretation richtig und zwingend ist (Realitätstestung)
- Um aus der Gewaltspirale ausbrechen zu können, gilt es, negative Gefühle erkennen und benennen zu lernen.
- Die emotionale Selbstöffnung ist der Schlüssel zur Lösung. Es wird vorgeschlagen, diese Methode mittels der SaGeBe-Methode (KT) und SENF-Methode zu trainieren.

Anti-Gewalt-Vertrag

- Dem Paar wird zu Beginn der Intervention ein Anti-Gewalt-Vertrag vorgeschlagen, der von beiden unterzeichnet werden soll (siehe Anhang).
- Der Vertrag ist moralisch bindend und kann nicht wirklich überprüft werden (außer durch Schilderungen der beiden Partner:innen).
- Nach einem einmaligen Verstoß einer oder beider Partner:innen gegen den Vertrag wird eine Verwarnung ausgesprochen und mit dem Paar besprochen, weshalb die Einhaltung des Vertrags Voraussetzung für eine weitere Zusammenarbeit ist und wie dieser eingehalten werden kann (Hilfestellungen zur Umsetzung der Aufgaben).
- Bei nochmaligem Verstoß wird die Paartherapie ausgesetzt oder definitiv abgebrochen.

- Bei beiden Partner:innen wird analog vorgegangen, d.h. je ein Verstoß pro Partner:in, danach angekündigte Beendigung der Paartherapie.

> *Therapeut:in:* „Bei Gewalt in der Partnerschaft bewährt es sich, einen Anti-Gewalt-Vertrag abzuschließen. Da beide mit ihrem Verhalten zur Eskalation beitragen, werden auch beide gebeten, im Vertrag die Verhaltensweisen zu benennen, auf die sie verzichten wollen. Der Vertrag ist moralisch bindend und therapierelevant. Wer gegen den Vertrag verstößt, gefährdet die Therapie. Bei einem einmaligen Verstoß spreche ich eine Verwarnung aus, bei nochmaligem Verstoß beende ich die Therapie. Die Regelung gilt für beide gleichermaßen. Ich möchte Sie nun bitten, sich zu überlegen, welches Verhalten von A und B künftig tabu ist, damit wir diese Verhaltensweisen in den Vertrag aufnehmen können."

Erhöhung der Alltagspositivität

- Um einen angenehmeren Umgang miteinander im Alltag zu ermöglichen, wird flankierend zu den anderen Maßnahmen das RT eingesetzt.

Förderung der emotionalen Selbstöffnung

- Hier wird gemäß der Trichtermethode (Modul 3-Ph-M) vorgegangen. Die Methode wird auch SaGeBe-Methode genannt (zuerst soll die **Sa**chlage/Situation kurz beschrieben werden, danach vertieft auf die **Ge**fühle eingegangen werden, um schließlich ein **Be**dürfnis zu nennen).

Gewalt durchbrechen

- Mittels SENF-Methode wird dem Paar eine Möglichkeit an die Hand gegeben, wie es künftig Eskalationen vermeiden kann, indem die starke physiologische Erregung, einhergehend mit starken negativen Emotionen (Wut), kontrolliert werden kann.
  - *Stopp:* Bei hoher physiologischer Erregung (rasender Puls, Schwitzen, starken Wutgefühlen) Gespräch unmittelbar beenden und in eine Auszeit gehen. Beide Partner:innen legen fest, dass STOPP einzuhalten ist und das Gespräch ausgesetzt wird.
  - *Entspannen:* Zur Entspannung gehen beide Partner:innen in getrennte Räume und versuchen, sich zu beruhigen (mittels Entspannungstraining, z.B. PMR). Das Time-out ist von beiden vollumfänglich zu respektieren (kein Nachgehen, Bedrängen oder Einfordern von Gespräch).
  - *Nachdenken:* Während der Beruhigungsphase sollen sich beide über ihre Gefühle klarer werden, warum sie so stark reagieren, was sie gestört hat und welches Bedürfnis dahinter steht, das nicht befriedigt wurde. Das gemeinsame Gespräch soll erst wieder aufgenommen werden, wenn sich beide im Klaren sind, was zu ihren heftigen Reaktionen geführt hat, und sie sich in der Lage sehen, dies dem Partner/der Partnerin angemessen mitteilen zu können.
  - *Formulieren:* Unter Anwendung der Kommunikationsregeln (SaGeBe-Methode) sollen sich die Partner:innen mitteilen, was sie stört und für welche Situationen oder Verhaltensweisen sie sich Änderungen wünschen.
- Bei Schritt 2 kann es hilfreich sein, dem Paar die Progressive Muskelentspannung (PMR) zu vermitteln und diese in einer Hausaufgabe üben zu lassen (Bodenmann & Bodenmann-Kehl, 2024b) (siehe Anhang zum Modul IG).
- Bei der SaGeBe-Methode (Trichtermethode, siehe Modul 3-Ph-M) promptet der/die Therapeut:in das Paar im dyadischen Setting und ermöglicht die wechselseitige emotionale Selbstöffnung beider Partner:innen.

Gewaltprophylaxe

- Um künftige Gewalt zu vermeiden, wird mit dem Paar erarbeitet, wie es die in der Therapie gelernten Kompetenzen anwenden kann, um eine erneute Eskalation zu vermeiden.

> *Therapeut:in:* „Sie haben nun Möglichkeiten an die Hand bekommen, wie Sie als Paar künftig Gewalt vermeiden können. Damit es zu keiner erneuten Gewalt kommt, ist es wichtig, dass Sie die gelernten Fertigkeiten (SaGeBe-Methode und SENF-Methode) weiterhin üben und im Notfall strikt anwenden."

- Bei der Gewaltprophylaxe sollen insbesondere die wichtigen Auslöser für Gewalt von beiden bekannt sein und ihre Möglichkeiten, darauf anders als mit Gewalt zu reagieren, erarbeitet werden.

Repair-Gespräch

- Da Gewalt psychische und physische Verletzungen mit sich bringt, ist es wichtig, nach der Bearbeitung der Gewalt und einem „Neuanfang" sich zu entschuldigen und eine Wiedergutmachung zu leisten.

> *Partner:in A:* „Es tut mir aufrichtig leid. Ich hätte dich nie schlagen dürfen. Dieses Verhalten ist inakzeptabel und dafür gibt es keine Entschuldigung. Ich möchte mich bei dir dafür zutiefst entschuldigen. Es wird nicht mehr vorkommen."

- Im Gespräch soll die Einsicht deutlich werden, dass man dem anderen Leid zugefügt hat und es einem leidtut und man dies künftig vermeiden will.

> *Partner:in A:* „Durch mein gewalttätiges Verhalten habe ich fast unsere Beziehung zerstört. Ich bin sehr froh, dass wir einen Weg gefunden haben, um künftig gewaltfrei zusammenleben zu können. Ich werde alles in meiner Macht Stehende tun, um nach diesem Motto zu leben."

- Das Gespräch findet im dyadischen Setting statt und wird vom Therapeuten/von der Therapeutin mittels Prompting begleitet.
- Als Hausaufgabe kann ein Versöhnungsritual aufgegeben werden.

> *Therapeut:in:* „Damit Sie dieses schlimme Kapitel schließen können, kann ein Versöhnungsritual hilfreich sein. Haben Sie eine Idee, wie dieses aussehen könnte?"

> **Achtung!**
>
> Bei Gewalt vom Typ C reicht diese Methoden nicht aus. Hier sind flankierende Maßnahmen wie eine individuelle Psychotherapie, ein Notfallplan sowie polizeiliche oder behördliche Involvierung notwendig.

Zusammenfassung

- Es gilt, die Form der Gewalt (A, B, C) diagnostisch sorgfältig zu bestimmen.
- Bei Typ A und B handelt es sich um reziproke Gewalt und eskalierende Prozesse, zu denen beide beitragen, weshalb eine Paartherapie hilfreich sein kann.
- Bei Typ C ist eine Paartherapie weniger indiziert und häufig auch nicht wirksam.
- Die Therapie von Gewalt bei Paaren ist anspruchsvoll, da beide ihren Beitrag zur Gewalt anerkennen müssen und bei beiden eine Verhaltensänderung ansteht.
- Fehlt diese Bereitschaft, ist eine Paartherapie nicht erfolgversprechend.
- Gearbeitet wird neben Psychoedukation und einem Anti-Gewalt-Vertrag vor allem mit der Kommunikation emotionaler Inhalte (emotionale Selbstöffnung) mittels der SaGeBe-Methode und SENF-Methode.

Schwierigkeiten für den Therapeuten/die Therapeutin

- Erkennen der Form von Gewalt (Typ A, B, C), da davon die entsprechende Intervention abhängt
- Unparteilichkeit/Allparteilichkeit, da bei Gewalt sehr schnell ein Opfer und ein Täter angenommen wird und die Perspektive auf dyadische Gewalt, zu welcher beide beitragen, häufig zu wenig beachtet wird

> *Therapeut:in:* „Gewalt bei Paaren ist in der Regel komplex. Es kommt vor, dass nur eine Person gewalttätig ist. Studien zeigen jedoch, dass in den meisten Fällen beide zur Eskalation, die in Gewalt mündet, mit ihrem Verhalten beitragen."

- Überzeugungsarbeit beider Partner:innen auf der Grundlage einer sorgfältigen Problemanalyse, dass beide mit ihren Verhaltensweisen (z. B. Provokationen, Abwertungen) zur Gewalt beitragen, auch wenn die schließlich aktenkundige Gewalt von einem Partner/einer Partnerin ausgeht (meist vom Mann). Häufig hat auch die Person, deren Verhalten zu Verletzungen bei der anderen Person geführt hat, selbst das Gefühl, dass nur er/sie das Problem ist und die Gewalt verantwortet.

> *Therapeut:in:* „Häufig geht man davon aus, dass eine Person das Problem ist, diejenige, bei der die manifeste Gewalt vorkommt, die schließlich z. B. zu einer Verletzung des anderen führt. In der Realität tragen jedoch häufig beide zur Eskalation bei. Das hat auch die Auswertung des Fragebogens und mein Bild bei der Problemanalyse ergeben. Daher möchte ich das Problem Gewalt auch als Paarproblematik angehen und nicht als das Problem nur von einem von Ihnen."

- Ausarbeiten eines Anti-Gewalt-Vertrags, worin festgelegt wird, welches Verhalten beim jeweiligen Partner/der jeweiligen Partnerin künftig unterlassen werden soll. Es sollten nicht zu viele Verhaltensweisen aufgeführt werden, da ansonsten deren Einhaltung und Kontrolle zu schwierig wird. Es sollen vor allem die Verhaltensweisen unterlassen werden, welche besonders kritisch sind (z. B. gewisse Formen der Provokation bei A und körperliche Aggression bei B).
- Bei der Typ-B-Gewalt, bei der jahrelang negative Gefühle unterdrückt wurden, kann sich sehr viel Groll, Hader und Verbitterung angesammelt haben, d. h. starke Emotionen, die schwierig zu bearbeiten sind und eventuell zusätzlich eine individuelle Psychotherapie nahelegen können.

Hausaufgaben

- Regelmäßiges Üben einer Entspannungsmethode (z. B. Progressive Muskelrelaxation, siehe Anhang)
- Bei der Anwendung der SENF-Methode Respektieren der Auszeit und Bemühen, sich voll auf die Methode einzulassen

D3. Materialien

Diagnostik

- Diagnostik 1: Spinnendiagramm IG
- Diagnostik 2: Fragebogen Erfassung von Gewalt bei Paaren

Übungsblätter

- ÜB Anleitung zur Progressiven Muskelentspannung
- ÜB Anti-Gewalt-Vertrag

Informationsblätter

- Info Gewalttypen A, B, C
- Info Merkmale der drei Gewalttypen A, B, C

Dyadisches Coping fördern

3-Phasen-Methode (3-Ph-M)

A. Kurzüberblick

Problematik	Dysfunktionales, ungenügendes oder nicht passendes dyadisches Coping (gemeinsame Stressbewältigung des Paares); geringe emotionale Intimität; geringe emotionale Selbstöffnung; mangelndes Wir-Gefühl
Ziele	Sensibilisierung des Paares für dyadisches Coping, Verbesserung der Mitteilung von Stress gegenüber Partner:in (emotionale Selbstöffnung), Aufbau von dyadischem Coping und Erhöhung der Passung zwischen Bedürfnis von Partner:in A und dem dyadischen Coping von Partner:in B, Stärkung des Wir-Gefühls, Förderung der partnerschaftlichen Intimität
Methode	Kognitiv-emotionale Intervention mit Schema-Arbeit
Indikation	Bei sämtlichen Paaren
Diagnostik	Spinnendiagramm (siehe Anhang zur 3-Ph-M)
Voraussetzungen	Erfolgreich absolviertes KT als Basis
Setting	Zuerst triadisches, danach dyadisches Setting
Therapeut:innenverhalten	Prompting, später Fading-out (ähnlich wie beim KT)
Anzahl Sitzungen	Rund 3 bis 4 Sitzungen
Therapiekarten (Bodenmann & Bodenmann-Kehl, 2024a)	Therapiekarten Nr. 41 bis 47
Übungsblätter	ÜB Selbstbeobachtung, ÜB Trichtermethode, ÜB 3-Phasen-Methode 1, ÜB 3-Phasen-Methode 2, ÜB Rückblick, ÜB Handkarten
Informationsblätter	Info Dyadisches Coping, Info Kommunikationsregeln, Info Unterstützungsmöglichkeiten

B. Indikation

B1. Zielgruppe und Problemkonstellation

- Grundsätzlich ist die 3-Phasen-Methode bei allen Paaren indiziert.
- Die 3-Ph-M ist besonders bei den Paaren indiziert, bei denen eine Erhöhung der reziproken Bezogenheit und Intimität, der wechselseitigen Unterstützung sowie eine Optimierung der gemeinsamen Stressbewältigung (dyadisches Coping) angestrebt werden.
- Grundsätzlich gilt: bei paarinternem Stress → KT; bei paarexternem Stress → 3-Ph-M; danach auch bei paarinternem Stress → 3-Ph-M
- Obgleich die Methode ursprünglich für die Mitteilung von paarexternem Stress entwickelt wurde (da bei diesem Stress Empathie und Verständnis besser möglich sind), wird in fortgeschrittenem Stadium (wenn beide Partner:innen gegenseitige Akzeptanz, Respekt füreinander und ein ausreichendes Maß an Intimität aufgebaut haben) die 3-Ph-M ebenfalls zur Mitteilung von Themen, die einen im Rahmen der Paarbeziehung belasten, verwendet, da auch das Verhalten des Partners/der Partnerin Schemata beim anderen aktivieren.
- Die Trichtermethode (erste Phase der 3-Ph-M) wird auch im Rahmen von kognitiven Interventionen, zur Kommunikation und Bearbeitung von eigenen Wünschen und Bedürfnissen, Standards, Zielen und Lebensentwürfen oder im Rahmen der Akzeptanzarbeit verwendet.

B2. Zeitpunkt der Durchführung und Voraussetzungen

- Die 3-Ph-M sollte erst angewendet werden, wenn das RT positive Effekte gezeigt hat und die Partner:innen ausreichende Kommunikationsfertigkeiten im KT erworben haben.
- Die Bearbeitung von Schemata mittels der Trichtermethode respektive der 3-Ph-M beruht auf der Annahme, dass solche Schemata nicht per se pathologisch sind.
- Liegen jedoch Hinweise auf eine pathologische Persönlichkeitsakzentuierung oder Persönlichkeitsstörung (Cluster B im DSM-5) respektive eine psychotische oder bipolare Störung vor, ist die 3-Ph-M nicht indiziert, da bei diesen Störungsbildern die Empathiefähigkeit beeinträchtigt ist.
- Die Methode kann bei Depressionen, Angststörungen, Zwangsstörungen, Essstörungen, sexuellen Funktionsstörungen und somatoformen Störungen gewinnbringend verwendet werden.
- Die 3-Ph-M ist zudem kontraindiziert, wenn eine/r oder beide Partner:innen kein Commitment und Engagement für die Weiterführung der Paarbeziehung zeigen (d.h. bei Trennungs- oder Scheidungsabsichten).
- Es ist zwingend, dass sich beide Partner:innen in gleichem Maße auf die Methode einlassen und sich selbst öffnen. Die dazu notwendigen Voraussetzungen (Grundpositivität, Respekt, Empathiefähigkeit) müssen gegeben sein.

C. Ziele der Methode

- Besseres Verständnis für Partner:in und sein/ihr Funktionieren, um schwieriges Verhalten besser einordnen, verstehen und akzeptieren zu können
- Förderung der emotionalen Selbstöffnung
- Förderung des Zuhörens und Verstehens
- Aufbau und Erweiterung des dyadischen Copings (insbesondere emotionsbezogen)
- Passung zwischen Unterstützung und Bedürfnis
- Erkennen von zentralen Schemata, die aktiviert werden
- Stärkung des Wir-Gefühls und der Intimität

D. Therapieanleitung

D1. Formale Kriterien

Kurzer theoretischer Hintergrund

- Dyadisches Coping (DC) bezeichnet den Prozess der Stressäußerung sowie der gegenseitigen Unterstützung (supportives, delegiertes, negatives DC) respektive der gemeinsamen Bewältigung (gemeinsames DC) von Stress aus einer interpersonell-systemischen Perspektive (siehe „Systemisch Transaktionales Modell", Bodenmann, 2000; Bodenmann, Randall & Falconier, 2016; Buch „Verhaltenstherapie mit Paaren", Bodenmann, 2012, S. 137–192).
- Stressoren (tägliche Widrigkeiten) aktivieren Schemata, wodurch erst die Stärke, Intensität und Dauer der Stressreaktion verständlich wird.
- Man erkennt eine Schema-Aktivierung an folgenden Merkmalen:
  - Keine plausible Erklärung für die starke Stressreaktion aufgrund des Vorfalls/Stressors (nicht verhältnismäßig)
  - Sehr intensive negative Gefühle
  - Vielfältigkeit der Gefühle (Ärger, Enttäuschung, Frustration, Angst, Traurigkeit, Scham etc.)
  - Andauern und Nachhallen der Gefühle
  - Bitterer Nachgeschmack, wenn man an die Situation denkt
  - Grübeln/Ruminieren und starke gedankliche Beschäftigung mit der Situation
  - Vermeidung der Situation in der Zukunft
- Da Situationen von Menschen unterschiedlich wahrgenommen und interpretiert werden, weiß man selbst in langjährigen Beziehungen nie akkurat, wie sich der/die Partner:in fühlt.

- Meist geht man von den eigenen Annahmen und Gefühlen aus, welche man selbst in der Situation empfinden würde (→ Projektion anstelle von Empathie).
- Daher sollte man nicht die Situation schildern, sondern das, was sie mit einem macht, wie man sich fühlt.
- Man sollte der Frage nachgehen, warum die Situation einen so fühlen lässt, um auf das zugrunde liegende Schema zu stoßen.
- Dabei soll Therapeut:in die sprechende Person (welche ihren Stress schildert) behutsam von der sachlichen Schilderung der Situation (maximal 2 Minuten) zu oberflächlicheren Emotionen (z. B. Nervosität, Unruhe, Gereiztheit, Frustration, Enttäuschung, Ärger) hin zu tieferliegenden Emotionen (z. B. Angst, Traurigkeit, Scham, Verzweiflung, Hilflosigkeit, Resignation) führen.
- Je tiefer die sprechende Person in ihre Gefühlswelt hineintaucht (Trichtermethode), desto mehr nähert sie sich dem Schema.
- Schemata sind ein Produkt der eigenen Lerngeschichte und Sozialisation.
- Schemata beziehen sich auf relevante Bedürfnisse (Schutz/Sicherheit, Kontrolle/Vorhersehbarkeit/Orientierung, Liebe/Nähe/Geborgenheit/Bindung, Anerkennung/Wertschätzung, Bedeutung/Wichtigkeit, Sinnhaftigkeit).
- Das Schema äußert sich in einem Leitsatz („Ich bin nichts wert"; „Um mich geht es nie"; „Ich darf nicht kompliziert sein"; „Ich muss zurückstehen"; „Ich darf nicht glücklich sein"; „Ich muss bescheiden sein"; „Ich muss dankbar sein"; „Ich muss mich anpassen"; „Ich bin dumm" etc.).
- Das Schema bestimmt Wahrnehmung, Erinnern, Motivation, Erleben und Verhalten.
- Schemata sind der Person nicht bekannt und nicht direkt zugänglich.
- Sie müssen behutsam erschlossen werden (→ Trichtermethode).
- In der ersten Phase der 3-Ph-M (der sogenannten Trichtermethode; **Abbildung 11**) begleitet Therapeut:in behutsam sowohl Sprecher:in wie Zuhörer:in auf dem Weg zur Entdeckung des Schemas.
- Der oberste Teil des Trichters bildet die Stresssituation ab (tägliche Widrigkeit), das, was vorgefallen ist und das Schema aktiviert hat. Sie soll nur kurz erzählt werden zum Verständnis des Auslösers (Ankerung).
- Oberflächliche Emotionen (Nervosität, Gereiztheit, Unruhe, Anspannung, Ärger) sind relativ schnell zugänglich und werden meist leicht benannt.
- Tiefere Emotionen wie Gefühle der Scham, der Angst, der Einsamkeit, des Ungenügens, der Hilflosigkeit, der Verzweiflung, des Ekels sind meist schwerer zugänglich. Zuunterst im Trichter sind die Schemata, die durch das Stressereignis aktiviert wurden.
- Das Bild des Trichters versinnbildlicht, dass am Trichteröhr nur noch wenige, eingeschränkte Themen sind (enger unterster Teil des Trichters), während das Stressereignis in seiner problembezogenen Schilderung eine breite Fülle von Interpretationen und Spekulationen zulässt (daher breite obere Stelle des Trichters).
- Je tiefer man in den Trichter taucht, desto näher kommt man den zentralen Gefühlen und dem Schema.
- Beim Schema angelangt, werden tiefe Emotionen erlebt (häufig starkes Weinen), da das Schema schmerzhaft ist.
- Beide Partner:innen werden emotional aufgewühlt (spiegelneuronale Aktivierung der zuhörenden Person).
- Durch die Bewusstmachung des Schemas erkennt die gestresste Person die wirklichen Ursachen für die heftige Stressreaktion und deren Nachhallen.
- Der/die Partner:in erkennt, warum der/die andere häufig schwierig ist und wegen Banalitäten gestresst nach Hause kommt, womit dies zu tun hat (mit dem Schema).
- Durch die emotionale Betroffenheit und die kognitive Einsicht wird Verständnis für den anderen geschaffen.
- Diese Erfahrung führt zu starker Intimität (man teilt etwas Wertvolles gemeinsam, kennt sich nun besser und versteht sich).
- Nach dieser Erfahrung wird das dyadische Coping nicht mehr oberflächlich und sachbezogen sein, vielmehr drückt die zuhörende Person nun Verständnis, Empathie, Wertschätzung und Mitgefühl aus.
- Dadurch wird das dyadische Copingrepertoire angereichert und tragfähiger (siehe Unterstützungsformen).
- Anhand der Therapiekarten Nr. 41 bis 47 (Bodenmann & Bodenmann-Kehl, 2024a) kann bei Bedarf der theoretische Hintergrund als Psychoedukation erläutert werden.

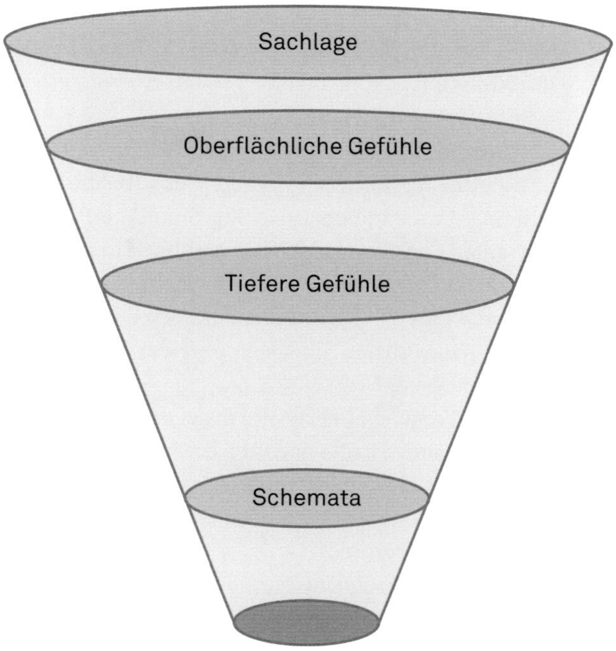

Abbildung 11: Trichtermethode

Charakteristika der Intervention

- Kognitiv-emotionale Arbeit mit Fokus auf emotionaler Selbstöffnung (bei sprechender Person) und emotionalem Mitschwingen (bei zuhörender Person)
- Die Intervention findet im dyadischen Setting statt.
- Therapeut:in verwendet Methode des behutsamen Promptings (Verstärkung, Coaching, Soufflieren).
- Behutsames Begleiten beider Partner:innen in die Tiefe des Trichters (beide müssen immer synchron in die Tiefe geführt werden → bei zuhörender Person sichtbar an non- und paraverbalen Signalen sowie der Qualität der Zusammenfassung)
- Langsames Vorgehen (meist wird in der ersten Übung etwas tiefer getaucht, in der nächsten dann nochmals tiefer und in der dritten Sitzung dann auf das Schema)
- Nie Interpretationen, nur behutsames Begleiten (Therapeut:in als Faszilitator:in)
- Strukturiertheit bezüglich:
  - Setting (dyadisches Setting)
  - Rollen (sprechende und zuhörende Person)
  - Regeln (Verwendung der Kommunikationsregeln des KT)
  - Zeitrahmen (30 bis 45 Minuten pro Partner:in)
  - Allparteilichkeit (in jeder Sitzung müssen beide Partner:innen in beiden Rollen Erfahrungen machen können)
  - Prompting seitens der Therapeutin/dem Therapeuten

Zeitrahmen und Formales

- In der Regel mehrere Sitzungen (3 bis 4 Sitzungen)
- Erst nach dem KT (damit die Kommunikationsregeln eingeübt sind)
- Pro Sitzung Mindestdauer von 90 Minuten (ideal sind 100 Minuten), da die Methode insgesamt 30 bis 45 Minuten pro Partner:in erfordert
- Zuerst wird nur die Trichtermethode, danach die gesamte 3-Ph-M durchgeführt.
- Gleich viel Zeit für jede Person in jeder Sitzung
- Zuerst triadisches Setting (Anleitung, kurze Psychoedukation zur Methode, Einführung in die 3-Phasen-Methode), danach dyadisches Setting (Durchführung der 3-Phasen-Methode)

Therapeut:innenverhalten während der 3-Ph-M

- Therapeut:in ist während der Übung Faszilitator:in des Gesprächs.

Tabelle 9: Umsetzung der unterschiedlichen Arten von Prompting

Art des Promptings	Intervention im Detail
Positive Verstärkung	Therapeut:in verstärkt verbal („gut", „schön", „mhm", „ja") oder nonverbal (freundliches, zustimmendes, verstärkendes Nicken) zielführendes Verhalten im Sinne der emotionalen Selbstöffnung bei der sprechenden Person, respektive richtiges Zusammenfassen seitens der zuhörenden Person. Am Ende jeder Paarübung gibt Therapeut:in ein informatives Feedback, verstärkt die erfolgreichen Bemühungen der Anwendung der Sprecher:in- und Zuhörer:in-Regeln, weist darauf hin, • was die beiden Partner:innen weiter optimieren können („Sie können bei der Mitteilung der Gefühle noch stärker auf solche achten, welche sich hinter den ersten, leicht zugänglichen Gefühlen verbergen") oder • welche Entwicklung gemacht wurde („Es fiel Ihnen zuerst schwer, sich das Gesagte zu merken, doch im Verlauf der Übung fiel Ihnen das immer leichter").
Coaching	Therapeut:in gibt kurze und prägnante Hilfestellungen mit leiser, warmer, weicher Stimme („Von sich sprechen", „Zusammenfassen", „Konkret").
Soufflieren	Beim Soufflieren wird vorgezeigt, welche offenen Fragen gestellt werden können, um Gefühle zu entdecken („Wie ist das für Sie?", „Was löst das bei Ihnen aus?", „Was war das für ein Ärger?", „Wie fühlten Sie sich da?"). Die Fragen sollen kurz und prägnant sein; jeweils nur eine Frage stellen und nicht drängen, sondern die Gefühle sich entwickeln lassen.
Schneiden	Geschnitten wird nur, wenn es absolut notwendig ist, d.h., wenn mit den anderen drei Interventionen kein Erfolg erzielt wird. Da Schneiden eine intensive Intervention darstellt, ist sie nur dann anzuwenden, wenn: d) die Kommunikationsregeln wiederholt missachtet werden, e) auf der non- und paraverbalen Ebene Botschaften gesendet werden, die unzulässig sind (z.B. verächtlicher Tonfall beim Zusammenfassen), f) Sprecher:in trotz aller Bemühungen nicht in die Gefühle kommt und nur sachliche Informationen widergibt oder wenn g) psychische Auffälligkeiten sichtbar werden, die ein Beenden der Übung erfordern.

- Das Gespräch findet zwischen den beiden Partner:innen statt und weder zwischen dem Paar und dem Therapeuten/der Therapeutin noch einem Partner/einer Partnerin und dem Therapeuten/der Therapeutin.
- Therapeut:in ist zurückhaltend, interveniert nur kurz und prägnant im Sinne des Prompting (Verstärkung, Coaching, Soufflieren) (**Tabelle 9**).

Drei Phasen der 3-Ph-M

Tabelle 10: Drei Phasen zur Durchführung der 3-Ph-M

Phase	Verhalten	Inhalt/Umsetzung
1. Trichtermethode (30 Minuten)	Stressäußerung *Partner:in A*: Erzählen einer Stressepisode (emotionale Selbstöffnung)	**Sprecher:in-Regeln** • Konkret sein • Eigenes Erleben • Bedeutung (Gefühle) **Zuhörer:in-Regeln** • Aktives Zuhören • Zusammenfassen • Offenes Nachfragen
2. Dyadisches Coping (10 Minuten)	Unterstützung geben *Partner:in B*: Supportives dyadisches Coping (v. a. emotionsbezogen)	**Emotionsbezogen** • Verständnis, Empathie, Wertschätzung, Mutmachen, Solidarisierung, Mithilfe zur Umbewertung, Mithilfe zur Gefühlsberuhigung, Signalisieren von Zusammenhalt, zärtliche Umarmung, Körperkontakt (Halten, in die Arme nehmen, drücken) **Problembezogen** • Hilfestellungen zur Problemlösung, Informationssuche, konkrete Anleitungen, Übernahme von Aufgaben
3. Feedback (5 Minuten)	*Partner:in A*: Feedback zur erhaltenen Unterstützung	• Wie zufriedenstellend war die Unterstützung? • Wie wirksam war die Unterstützung? • Was hätte man sich zusätzlich gewünscht?

D2. Vorgehen bei der 3-Ph-M

Phase 1: Festlegung der Rollen

- Therapeut:in fordert beide Partner:innen auf, sich eine Stressepisode zu überlegen, damit festgelegt werden kann, wer in der ersten Übung (es werden in jeder Sitzung immer beide in beiden Rollen üben können) Sprecher:in sein wird.

> *Therapeut:in:* „Wer möchte als Sprecher/Sprecherin beginnen?"

- Therapeut:in sieht beide Partner:innen einladend an und ermuntert beide, die Rolle der sprechenden Person zu übernehmen.

> *Therapeut:in:* „Es kommen auf jeden Fall beide in beiden Rollen dran, daher spielt es keine Rolle, wer beginnt."

- Sobald sich ein Partner/eine Partnerin bereit erklärt, mit der Schilderung einer Stressepisode zu beginnen, wird diese Initiative verstärkt und der andere Partner gefragt, ob es in Ordnung ist, wenn der/die andere beginnt.

> *Therapeut:in (zu Partner:in A gewandt):* „Prima, dann beginnen Sie als Sprecher."
>
> *Therapeut:in (zu Partner:in B gewandt):* „Sind Sie einverstanden, dass Ihr Partner als Sprecher beginnt?"

- Nach der Festlegung der Rollen werden die Partner:innen gebeten, nochmals die Sprecher- und Zuhörer:in-Regeln zu wiederholen.

> *Therapeut:in:*
>
> „Dann lassen Sie uns nochmals die Kommunikationsregeln wiederholen. Sie als Sprecher: Auf welche drei Regeln achten Sie im Gespräch mit Ihrer Partnerin?"

> „Sehr gut. Und Sie als zuhörende Person: Welche drei Regeln werden Sie im Gespräch anzuwenden versuchen?“

- Die Regeln sind im Informationsblatt „Kommunikationsregeln“ aufgeführt (siehe Anhang), das dem Paar abgegeben werden kann. Zusätzlich können die Handkarten im Anhang zur Unterstützung während des Gesprächs abgegeben werden.

Phase 1: Instruktion für Sprecher:in

- „Wählen Sie eine Stresssituation, die:
  - sich jüngst zugetragen hat,
  - nichts mit dem Partner/der Partnerin zu tun hat,
  - unabhängig von der Partnerschaft ist,
  - emotional belastend war und noch immer ist,
  - nachhallt oder einen bitteren Nachgeschmack hat, wenn Sie daran zurückdenken,
  - noch immer nicht restlos bewältigt ist.“
- Die Instruktion erfolgt kurz, prägnant und informativ; Joining (Blickkontakt) zu beiden.

> **Achtung!**
>
> Vorsicht ist bei Situationen im Zusammenhang mit den eigenen Kindern oder der Herkunftsfamilie geboten. Erfahrungsgemäß können solche Stressereignisse häufig verdeckte paarinterne Konfliktsituationen widerspiegeln und im Verlauf des Gesprächs schnell dazu führen, dass die Ursache für den Stress im Partner/in der Partnerin verortet wird.

Phase 1: Vorgehen des Therapeuten/der Therapeutin

In der ersten Phase ist auf Folgendes zu achten (**Abbildung 12**):

- Sachliche Beschreibung der Stresssituation maximal 2 Minuten
- Dient lediglich dazu, um kurze Informationen zur Einordnung zu erhalten (Was hat sich wann, wo, mit wem zugetragen, was war die Ausgangslage? → dient als Anker)
- Während der Situationsschilderung geht Therapeut:in an passender Stelle mit einer kurzen emotionsfokussierten Frage hinein („Wie ging es Ihnen dabei?“, „Wie war das für Sie?“, „Was hat das bei Ihnen ausgelöst?“, „Wie fühlten Sie sich?“), um die sprechende Person weg von der sachlichen Schilderung hin zu den Gefühlen zu bringen.
- In dieser ersten Phase der 3-Phasen-Methode vor allem Inventarisieren von Gefühlen (zuerst in die Breite sammeln, nicht gleich ein spezifisches Gefühl vertiefen)

> *Therapeut:in:*
>
> „Was hat das noch ausgelöst?“
>
> „Was gab es noch für Gefühle?“

- Von externalisierenden Gefühlen (Frustration, Ärger, Wut) zu internalisierenden Gefühlen kommen (Enttäuschung, Angst, Einsamkeit, Traurigkeit, Hilflosigkeit, Resignation etc.)

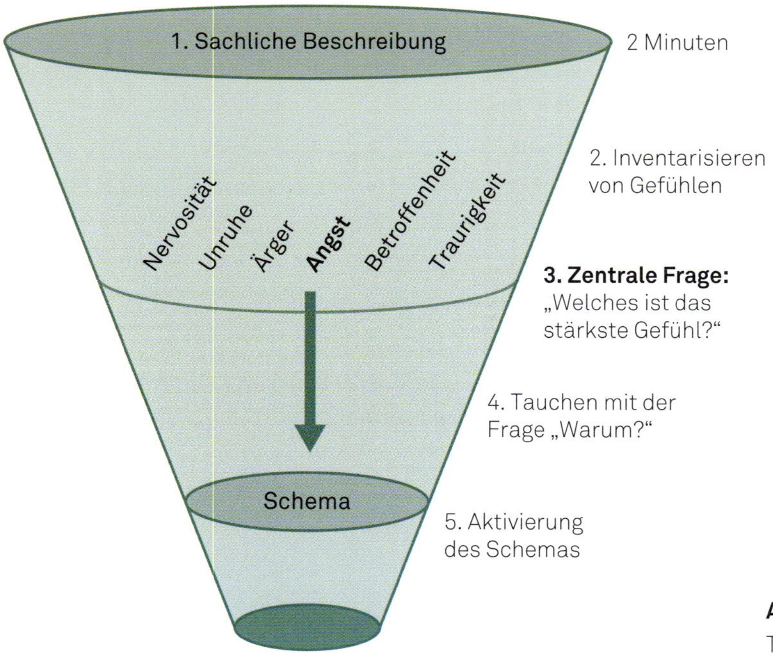

Abbildung 12: Beispielhafte Ausführung der Trichtermethode im therapeutischen Kontext

> *Therapeut:in:*
> „Was hat Sie geärgert?"
> „Gegen wen war der Ärger gerichtet?"
> „Wie fühlte sich dieser Ärger an?"
> „Was wollte Ihnen dieser Ärger sagen?"
> „Was war da noch neben dem Ärger?"

- Anschließend erfolgt die Zusammenfassung der genannten Gefühle durch Therapeut:in oder, falls die zuhörende Person sehr fit ist, durch diese. Falls welche vergessen wurden, kann Sprecher:in ergänzen. Danach wird die Frage gestellt, welches das stärkste Gefühl in der Stresssituation war.

> *Therapeut:in:* „Sie haben nun verschiedene Gefühle genannt, Ärger, Wut, Frustration, Enttäuschung, Beklommenheit, Verunsicherung, allein gelassen zu sein.
> Waren das alle?
> Welches war das stärkste Gefühl in der Situation?"

- Danach stellt Therapeut:in die Frage nach dem „Warum".

> *Therapeut:in:* „Warum war das Gefühl, allein gelassen zu sein, das stärkste?"

- Durch diese Frage nach dem „Warum" wird die sprechende Person behutsam ins tiefere Hineintauchen begleitet. Nun verlässt sie meist die Gegenwart und taucht in die Vergangenheit und in die dort erfahrenen Verletzungen ein. Es wird nun von negativen Erfahrungen mit den Eltern (Abwertungen, fehlende Zeit und Liebe), Geschwistern (Rivalität und Eifersucht), wichtigen Peers (Viktimisierung, Mobbing) berichtet, da das Schema aktiviert wird. Je näher man diesem Schema kommt, desto emotionaler wird es (häufig wird geweint).

> *Sprecher:in:* „Es kommt nun ganz viel hoch. Es war schon immer so. Es war nie jemand da für mich. Ich fühlte mich immer einsam. Während andere mit ihren Eltern in die Ferien fuhren, saß ich allein zu Hause, weil meine arbeiteten. Sie hatten nie Zeit für mich, ich lief nebenher. Das tut sehr weh."

- Therapeut:in hält hohe Emotionalität aus, gibt sicheren Rahmen vor, der die tiefere emotionale Selbstöffnung ermöglicht. Alles wird nun langsamer, intensiver, schwerer. Beide Partner:innen öffnen sich emotional.

> *Therapeut:in:* „Mhm, bleiben Sie da dran."

- Oft wird nun beim Zusammenfassen die Qualität der Zusammenfassung der zuhörenden Person schlechter, da sie emotional ebenfalls aufgewühlt wird, was ein gutes Zeichen dafür ist, dass sie spiegelneuronal aktiviert ist. Der/die Therapeut:in hilft und ergänzt, falls wichtige Inhalte nicht oder nicht korrekt zusammengefasst werden.
- Da auch der/die Therapeut:in emotional mitgenommen ist, gilt es, einerseits diese schwere Stimmung mitzutragen, sie so intensiv und tief wie möglich zuzulassen, jedoch selbst auch Herr/Frau der Lage zu bleiben (eventuell tiefes Durchatmen, Entspannungs-Selbstverbalisation).
- Wenn das Schema erreicht ist, wird dieses in Form eines Leitsatzes zusammen mit der sprechenden Person benannt (**Abbildung 12**).

> *Therapeut:in:* „Welcher Satz würde am besten abbilden, worum es geht?"

- Folgende Leitsätze können beispielsweise vorkommen:
  - „Ich genüge nie."
  - „Um mich geht es nie."
  - „Andere sind wichtiger als ich."
  - „Ich muss Rücksicht nehmen."
  - „Niemand liebt mich wirklich."
  - „Ich muss unkompliziert sein."
  - „Ich falle anderen zur Last."
  - „Ich darf nicht glücklich sein."
  - „Ich muss perfekt sein."
  - „Ich bin ein Nichts."
  - „Ich gehöre nirgends dazu."
  - „Alle schließen mich aus."
  - „Niemand hat Interesse an mir."
  - „Ich muss klein und unscheinbar sein."
  - „Ich darf keine Ansprüche haben."
- Nachdem das Schema benannt wurde, geht der/die Therapeut:in zu Phase 2 über (Unterstützung durch Partner:in). Da die zuhörende Person nun ihrerseits emotional aufgewühlt ist, erfolgt nun in aller Regel die Unterstützung emotional getragen und passend (meist zuerst in Form von Empathie und Verständnis).

> *Therapeut:in:* „Gut, damit beenden wir die erste Phase."
> *Zu Zuhörer:in gewandt:* „Was könnten Sie nun tun, um Ihren Partner/Ihre Partnerin zu unterstützen?"

- Durch die Schema-Aktivierung entstehen tiefe, schwere Gefühle, welche Therapeut:in zulässt und ihnen Raum gibt.

- Diese schweren Gefühle erleichtern es der zuhörenden Person, den Partner/die Partnerin besser zu verstehen und emotional mitzugehen, was das emotionsbezogene dyadische Coping erleichtert und zu einer besseren Passung zwischen Bedürfnis bei Partner:in A und Unterstützung durch Partner:in B führt.
- Während des Prozesses des „Tauchens" reguliert Therapeut:in die Tiefe der emotionalen Selbstöffnung in Abhängigkeit des Befindens der Partner:innen. Die Tiefe der Selbstöffnung kann durch die Art des Fragens gesteuert werden.

Mit Fragen die Tiefe der emotionalen Selbstöffnung regulieren

Die Tiefe der Selbstöffnung kann durch Therapeut:in reguliert werden durch:

- *Offene Fragen zum Einstieg*, nach der kurzen Situationsschilderung oder wenn man die Tiefe der Selbstöffnung wieder zurückfahren möchte

> *Therapeut:in:*
> „Was hat das bei Ihnen ausgelöst?"
> „Wie ging es Ihnen dabei?"
> „Was machte das mit Ihnen?"
> Wie fühlten Sie sich da?"

- *Breites offenes Nachfragen* zur Inventarisierung von Gefühlen und breiteren Aktivierung des semantischen Netzwerks, oder wenn die sprechende Person zu schnell zu tief geht oder die zuhörende Person überfordert ist (→ Regulation der Tiefe der Selbstöffnung durch die Art der Frage):

> *Therapeut:in:*
> „Wie haben Sie sich noch gefühlt?
> „Gab es weitere Gefühle?"
> „Was war da noch?"

- *Spezifizierendes Erforschen von Gefühlen*, indem diesen mehr Raum gegeben wird, diese weiter exploriert werden:

> *Therapeut:in:*
> „Was war das für ein Ärger?"
> „Gegen wen war der Ärger gerichtet?"
> „Wie fühlte sich die Traurigkeit an?"
> „Was sagt Ihnen dieser Druck auf der Brust?"

- *Vertiefendes Nachfragen* bei Gefühlen zum Ermöglichen einer verdichteten emotionalen Erfahrung und Herausarbeitung der emotionalen Qualität (d.h., die Gefühle nicht nur benennen, sondern die Gefühle wirklich zulassen und spürbar erleben). Diese Fragen führen in die Tiefe und erlauben die Entdeckung des Schemas:

> *Therapeut:in:*
> „Bleiben Sie da dran."
> „Gehen Sie in diese Traurigkeit hinein."
> „Wie fühlte sich die Traurigkeit an?"
> „Was genau machte Sie traurig?"
> „Warum fühlten Sie sich traurig?"
> „Was genau löst diese Angst aus?"
> „Weshalb diese Schuldgefühle?"
> „Erklären Sie dieses Gefühl der Einsamkeit."

- Therapeut:in stellt keine geschlossenen Fragen („Verspüren Sie Angst?") und gibt keine Gefühle vor.
- Er/sie interpretiert nie.
- Falls die Gefühle nur schwer zugänglich sind, zeigt Therapeut:in wohlwollende Hartnäckigkeit, indem er/sie mit verschiedenen Zugängen zu den Gefühlen vorzustoßen versucht und die Art der Fragen variiert (siehe unten).

Verschiedene Zugänge zu Gefühlen

- Fragen zu *Kognitionen*, welche in einem weiteren Schritt zu Gefühlen führen. Bei Personen, die es nicht gewohnt sind über ihre Gefühle zu sprechen, kann es einfacher sein, zuerst Gedanken freizulegen, die dann ihrerseits zu Gefühlen führen und den Zugang zu Gefühlen leichter machen. Daher kann der/die Therapeut:in zuerst Gedanken explorieren und danach nach Gefühlen fragen. Um die genannten Gefühle besser verstehen zu können, kann es auch sinnvoll oder notwendig sein, die dahinterliegenden Gedanken zu erkunden, sodass auch in die umgekehrte Richtung der Einsatz von kognitionsorientierten Fragen erfolgen kann.

> *Therapeut:in:*
> „Was ging Ihnen da durch den Kopf?"
> „Was dachten Sie in der Situation?"
> „Wie haben Sie das interpretiert?"
> „Was hat Sie daran gestört?"
> „Was genau hat Sie enttäuscht?"
> „Was hat der Gedanke „Das ist unfair" für ein Gefühl ausgelöst?"

> *Therapeut:in:*
>
> „Was sagt Ihnen diese Angst?"
>
> „Was macht Sie traurig?"
>
> „Wovor fürchten Sie sich?"
>
> „Was erschwert es, die Enttäuschung zuzulassen?"
>
> „Wie können Sie diese Hilflosigkeit beschreiben?"
>
> „Warum schämen Sie sich?"

- Fragen zu *physiologischen Reaktionen*, die in einem weiteren Schritt zu Gefühlen führen. Hier wird in der Situation auf körperliche Reaktionen geachtet und die sprechende Person aufgefordert, ihren Körper bewusst wahrzunehmen.

> *Therapeut:in:*
>
> „Wo im Körper spüren Sie etwas?"
>
> „Was sagen Ihnen diese körperlichen Äußerungen?"
>
> „Wofür stehen diese körperlichen Reaktionen?"
>
> „Dieser Druck auf der Brust, wofür steht der sinnbildlich?"

- Fragen zu *Bildern*, um Gefühle zu evozieren. Therapeut:in fordert die sprechende Person auf, sich in der stressenden Situation vorzustellen, das Erleben bildlich zu umschreiben. Danach kann erneut auf die Gefühle fokussiert werden. Die Fragen zu einem Bild erst stellen, wenn die anderen Zugänge erfolglos waren. Bilder sind sehr potent und lösen in der Regel tiefe Gefühlsdurchbrüche aus. Daher sollten sie dosiert und erst nach den Fragen zu Emotionen und Kognitionen verwendet werden.

> *Therapeut:in:*
>
> „Beschreiben Sie die Situation in einem Bild."
>
> „Was sagt Ihnen dieses Bild?"
>
> „Wofür steht dieses Bild?"
>
> „Was löst dieses Bild bei Ihnen aus?"
>
> „Welche Gefühle kommen hoch, wenn Sie sich so klein und ungesehen fühlen?"

- Bei den verschiedenen Zugängen ist immer das Ziel, zu den dahinterliegenden Gefühlen vorzustoßen, diese bewusst zu machen und zuzulassen. Damit wird immer der Nexus zwischen Gedanken und Gefühlen sowie zwischen Gefühlen und Gedanken hergestellt.

> *Therapeut:in:*
>
> „Was löst dieser Gedanke für Gefühle aus?"
>
> „Was fühlen Sie, wenn Sie diesen Druck auf der Brust spüren?"
>
> „Welche Gefühle löst dieses Bild aus?"
>
> „Wieso sind Sie enttäuscht?"

- Therapeut:in führt die sprechende Person sehr behutsam und doch hartnäckig wohlwollend mit den Fragen in die Tiefe.
- Die Stimme des Therapeuten/der Therapeutin ist weich, warm, leise und gedehnt.
- Therapeut:in muss weiter sicherstellen, dass sowohl die sprechende als auch die zuhörende Person gleichermaßen in den Tauchprozess gehen und die emotionale Erlebensqualität synchron ist, d.h. beide in denselben Gefühlen sind.
- Therapeut:in hört dabei den eigenen emotionalen Resonanzboden um beide Partner:innen zu „halten" und sicherzustellen, dass sich die zuhörende Person auf gleicher emotionaler Tiefe mitbewegt wie die sprechende Person.
- Alle Interventionen des Therapeuten/der Therapeutin sind kurz, zurückhaltend und im Sinne einer diskreten Förderung des Gesprächsverlaufs.
- Das Gespräch erfolgt immer zwischen den beiden Partner:innen und nie zwischen sprechender Person und Therapeut:in oder zuhörender Person und Therapeut:in.
- Wenn alle drei Zugänge (Fragen nach Kognitionen, Emotionen und Bildern) nicht erfolgreich sind, kann der/die Therapeut:in *Alternativfragen stellen.*

> *Therapeut:in:*
>
> „Was war das für ein Gefühl, eher in Richtung Ärger, Angst oder Traurigkeit?"

Beispiel für Phase 1 der 3-Ph-M (Trichtermethode) (Transkript)

Therapeut:in interveniert mit leiser, warmer, gedehnter Stimme. Während die Sprecherin oder der Zuhörer spricht, sieht sie jeweils auch den anderen Partner/die andere Partnerin an (Joining). Der/die Therapeut:in wendet die Technik des Prompting an und verwendet die verschiedenen Fragetypen:

Verstärkung: grün
Coaching: blau
Soufflieren: violett
Offene Fragen zum Einstieg (hellviolett)
Breites offenes Nachfragen (dunkleres Violett)

Spezifizierendes Nachforschen nach Gefühlen (Dunkelviolett)
Vertiefendes Nachfragen (sehr dunkles Violett)

Partner:in A: Ich hatte meinem Vorgesetzten diesen Bericht abgegeben. Du weißt, ich hatte daran die letzten Tage intensiv gearbeitet, Tag und Nacht. Es war ein sehr anspruchsvoller Bericht, der viele Recherchen erforderte und mir zahlreiche Überstunden beschert hat. Ich hatte mir enorm viel Mühe gegeben, da ich einen guten Eindruck machen wollte. Es war der erste Bericht dieser Wichtigkeit, den ich zu verfassen hatte, daher lagen die Erwartungen und Ansprüche hoch.

Therapeut:in: Mhm. Was war für Sie dabei besonders schwierig?

Partner:in A: Besonders schwierig war für mich, dass der Vorgesetzte sich weder bedankt hat noch geschätzt hat, dass ich mir so viel Mühe gegeben habe. Er hat nur kritisiert. Die Kritik stand völlig im Vordergrund.

Therapeut:in: Und wie war das für Sie?

Partner:in A: Es hat mich geärgert, richtig geärgert.

Therapeut:in: Mhm, geärgert ...

Partner:in A: Ich war aufgebracht, ärgerlich, wütend ...

Therapeut:in: Mhm. Waren da noch andere Gefühle?

Partner:in A: Dass er nur die Fehler gesehen und kommentiert hat, jedoch mit keinem Wort meinen großen Einsatz und die insgesamt sehr gute Qualität des Berichts gewürdigt hat. Das fand ich völlig daneben. Das hat mich maßlos geärgert.

Therapeut:in: Was hat Sie am meisten geärgert?

Partner:in A: Dass er nur das Negative sah ...

Therapeut:in: Und wie war das für Sie?

Partner:in A: Natürlich enttäuschend ...

Therapeut:in: Mhm, sehr gut, enttäuschend ...

Partner:in A: Ja, da reißt man sich den Hintern auf, schuftet Tag und Nacht, vernachlässigt alles andere, gibt sich wirklich Mühe und am Ende kein Dankeschön, keine Wertschätzung, nur Kritik.

Therapeut:in: Und was löst das bei Ihnen aus?

Partner:in A: Enttäuschung, Ärger, Frustration ...

Therapeut:in: Sehr gut.

Therapeut:in (zu Partner:in B): Können Sie zusammenfassen?

Partner:in B: Ja, du hast dich über deinen Chef maßlos geärgert. Aber du kennst den ja ...

Therapeut:in: Nur zusammenfassen. Was hat sie noch gesagt?

Partner:in B: Geärgert hast du dich, du warst richtig wütend ...

Therapeut:in: Ja, da war Ärger und Wut, welche Gefühle noch?

Partner:in B (überlegend): Ich denke, das war es vor allem.

Partner:in A (bestimmte Stimme): Ja, ich war wütend ...

Therapeut:in (zu Partner:in B): Bleiben Sie noch bei der Zusammenfassung. Was hat Ihre Frau noch gesagt?

Partner:in B (überlegt lange): Ich hörte, dass sie wütend war.

Therapeut:in (zu Partner:in B): Du ... Sprechen Sie mit Ihrer Frau.

Partner:in B: Ich hörte, dass du wütend warst, es dich geärgert hat, dass der Chef so reagiert hat.

Therapeut:in: Genau, sehr gut. Da war noch Enttäuschung, Frustration ...

Partner:in B: Ja, stimmt, das hast du auch gesagt. Du warst auch enttäuscht von ihm.

Therapeut:in: Und was hat sie vor allem enttäuscht?

Partner:in B: Dass du dir den Arsch aufreißt.

Therapeutin: Sehr gut, und ...

Partner:in B: Ja, du reißt dir den Arsch auf und erntest dafür nur Kritik.

Therapeutin: Genau. Sehr gut.

Therapeutin (nach kurzer Pause): Für den großen Einsatz keine Wertschätzung, keine Anerkennung zu erhalten ...

Therapeutin (zu Partner:in A): Und was macht das mit Ihnen?

Partner:in A (denkt nach): Ich fühlte mich ausgenutzt.

Therapeut:in: Mhm. Fahren Sie fort.

Partner:in A: Es hat einen bitteren Beigeschmack, wenn ich an die Situation denke. Es tut weh ...

Therapeut:in: Mhm, es tut weh ... Was tut genau weh?

Partner:in A: Es tut weh ... immer noch. Ich empfand es als gemein, respektlos mir gegenüber ...

Therapeut:in: Mhm.

Partner:in A (betroffen): Was am meisten weh tut, ist, dass ich mir noch so viel Mühe geben kann, und es wird nicht gesehen, nicht honoriert.

Therapeut:in: Und wie fühlt sich das an?

Partner:in A (aufgewühlt, nach Worten ringend): Bitter, sehr bitter. Es tut richtig weh.

Therapeut:in: Ja ... keine Anerkennung, keine Wertschätzung zu erhalten. Respektlos behandelt zu werden ... ist bitter, tut weh.

Partner:in A (nachdenklich, weinerlich): Es erfüllt mich mit Bitterkeit.

Therapeut:in: Mhm.

Partner:in A (leise, kaum hörbar): Es macht mich traurig. Sehr traurig.

Therapeut:in: Mhm. Sehr schön.

Therapeut:in (zu Partner:in B): Können Sie zusammenfassen?

Therapeut:in lässt Mann zusammenfassen und fährt danach fort.

Therapeut:in (zu Partner:in A): Sie haben nun verschiedene Gefühle genannt. Ärger, Frustration, Enttäuschung, dieser Schmerz, Sie sagen es tue weh, nennen ein Gefühl der Bitterkeit, Traurigkeit. Welches ist das stärkste Gefühl?

Partner:in A (nachdenklich, überlegt): Mhm ... ja ... Ich denke, es ist dieser Schmerz. Es tut mir sehr weh, ich spüre es hier auf der Brust, ein stechender Schmerz ... so beengend.

Therapeut:in: Mhm.

Partner:in A (langsam): Ja, es ist dieses Gefühl, nicht zu genügen, das tut weh ... dass ich verkannt werde.

Therapeut:in (sehr einfühlsam): Mhm, ... nicht zu genügen ... verkannt zu werden ...

Partner:in A (sehr langsam, wässrige Augen): Ja, ich kann mich anstrengen wie ich will, ... man sieht nur meine Schwächen, meine Fehler. Das war schon immer so ... auch früher, ich stand immer im Schatten meines Bruders, der alles viel besser konnte als ich, klüger war, wortgewandter ... immer besser ankam.

Therapeut:in (sehr warme, weiche Stimme): Und wie fühlt sich das an?

Partner:in A (langsam, aufgewühlt): Schwer, ganz schwer ...

Therapeut:in (gedehnt, einfühlsam): Mhm, schwer ...

Partner:in A (nach Worten ringend): ... sehr schwer ... es zieht mich hinunter.

Therapeutin (behutsam): Mhm, was genau zieht Sie hinunter?

Partner:in A (langsam, nachdenklich): ... dass mich niemand sieht ... niemand meine Qualitäten schätzt.

Therapeut:in (dehnend): Ja, verkannt werden, nicht geschätzt werden, niemand sieht Ihre Stärken ...

Partner:in A (weint): Ja, das macht mich extrem traurig ... ich fühle mich ganz allein.

Therapeut:in lässt Mann zusammenfassen, anschließend taucht sie tiefer.

Therapeut:in (sehr einfühlsam): Warum einsam?

Partner:in A (schluchzend): Weil ich ganz allein bin ... mich niemand will ... niemand braucht.

Therapeut:in (behutsam): Mhm ... warum will Sie niemand?

Partner:in A (weinend): ... weil ich falsch bin ... kompliziert bin. Man hatte nie Zeit für mich, gab mir immer zu verstehen, dass ich selbst klarkommen muss ... dass ich nicht schwierig sein soll und andere nicht belasten soll. Ich zählte nie ... war anderen lästig.

Therapeut:in (sehr weich): Wem waren Sie lästig?

Partner:in A (schluchzt, ringt nach Worten): ... meinen Eltern, Großeltern ... allen ...

Therapeut:in (einfühlsam): Woran merkten Sie das?

Partner:in A (weinend, erstickende Stimme): An ihrer Zurückweisung, ihrem Liebesentzug. Sie schickten mich dann aufs Zimmer, redeten nicht mehr mit mir ... gaben mir zu verstehen, dass ich störe, ... nicht erwünscht bin ...

Therapeut:in (behutsam): Mhm, ich bin nicht richtig, so wie ich bin ...

Partner:in A (weinend): ... ja, dieses Gefühl kommt dann in solchen Situationen wie letzten Donnerstag wieder hoch.

Therapeut:in (weich, einfühlsam): Mhm ... Können Sie in einem Satz zusammenfassen, was Ihnen so wehtut?

Partner:in A (leise, kaum hörbar): Ich habe, so wie ich bin, keine Berechtigung ...

Therapeut:in (einfühlsam, sehr weiche Stimme): Mhm, so wie ich bin, habe ich keine Berechtigung zu sein, andere lehnen mich ab, stoßen mich zurück, das macht Sie traurig und einsam. In einem Satz: „Ich bin falsch, so wie ich bin" oder „Ich bin nicht liebenswert, so wie ich bin". Welcher Satz passt besser?

Partner:in A (weinend): Der zweite. Ich bin nicht liebenswert.

Therapeutin lässt Partner:in B zusammenfassen und leitet dann zur zweiten Phase der 3-Phasen-Methode über.

Zusammenfassung der ersten Phase der 3-Ph-M (Trichtermethode)

- Dyadisches Setting
- Therapeut:in begleitet das Paar mit der Technik des Prompting (Verstärkung, Coaching, Soufflieren).
- Joining: regelmäßiger Blickkontakt zu beiden Partner:innen
- Kurze und prägnante Einwürfe (kurze Sätze ohne lange Ausschweifungen)
- Weiche, warme, leise Stimme (empathisches Mitgehen)
- Dehnen der Worte, um Gefühlsäußerungen zu ermöglichen
- Fragen variieren in Abhängigkeit des Stadiums und situativer Variablen
- Diskret (behutsam und doch präsent), Therapeut:in nur Faszilitator:in
- Nur begleiten und sachte führen, keine Interpretationen, dennoch „hartnäckig", wohlwollend dranbleiben
- Da die Schemata mit sehr viel Stress und tiefen Emotionen einhergehen, ist es ratsam, nicht gleich in der ersten Sitzung bis zu diesen vorzustoßen. Vielmehr wird in 3 bis 4 Sitzungen jeweils immer tiefer „getaucht" und damit das Erreichen des Schemas vorbereitet.
- Bei jeder Sitzung wird jeweils wieder ein neues Thema bearbeitet, da alle mit dem Schema in Zusammenhang stehen, führt auch die neue Stresssituation zu einer Vertiefung des Erlebens.
- In jeder Sitzung müssen immer beide Partner:innen in beiden Rollen üben können.

Phase 2: Dyadisches Coping durch Partner:in B

- Nach Beendigung der erstenPhase (minimal 20 Minuten, maximal 30 Minuten) leitet Therapeut:in zur zweiten Phase über und bittet Partner:in B (zuhörende Person), nun dyadisches Coping zu geben.
- In der zweiten Phase wird der zuhörende Partner aufgefordert, im Sinne des emotionsbezogenen supportiven dyadischen Copings auf den Partner einzugehen.
- Das supportive dyadische Coping hat dabei der Tiefe des im Trichter erlebten Bedeutungsgehalts zu folgen (z. B. wenn Partner:in A geschildert hat, dass die Situation in ihr tiefe Selbstwertzweifel und eine tiefe Scham ausgelöst hat, darf der/die Partner:in nicht auf einer oberflächlichen, sachbezogenen Ebene reagieren).

- Wenn beide Partner:innen sich emotional geöffnet haben (spiegelneuronale Ansteckung der zuhörenden Person), fällt dies nun leichter.
- Falls keine tiefere Emotionalität erreicht wurde, achtet Therapeut:in darauf, dass dennoch zuerst emotionale Unterstützung erfolgt und erst danach Ratschläge oder praktische Unterstützung gegeben wird.

> *Therapeut:in:*
>
> „Wie könnten Sie nun Ihren Partner unterstützen? Gehen Sie zuerst auf seine Gefühle ein und geben Sie erst nachher praktische Unterstützung."

- Innerhalb der verschiedenen Formen des emotionsbezogenen dyadischen Copings (**Tabelle 11**) sollte zuerst Verständnis, Empathie und Wertschätzung geäußert werden, danach die anderen Formen.
- Therapeut:in leitet die zweite Phase der 3-Ph-M im Sinne des triadischen Settings, ohne jedoch die Sitzanordnung zu verändern (beide Partner:innen bleiben sich zugewandt im dyadischen Setting), Therapeut:in redet hier nun allerdings wieder mit normallauter Stimme und verwendet nicht mehr das Prompting.
- Allenfalls fragt Therapeut:in nach, wie genau die Unterstützung aussehen könnte, und gibt bei Bedarf zusätzliche Anregungen und Hilfestellungen.

> *Therapeut:in:*
>
> „Wie genau könnte die Umbewertung aussehen?"
>
> „Gehen Sie bei der Solidarisierung stärker auf Ihren Partner/Ihre Partnerin ein und nicht zu stark auf sich selbst."
>
> „Was könnten Sie noch tun, damit es ihm/ihr besser geht?"
>
> „Wäre es auch eine Möglichkeit, dem Partner/der Partnerin Mut zu machen? Wie könnte dies aussehen?"

Beispiel für Phase 2 der 3-Phasen-Methode (Transkript)

Verstärkung: grün
Coaching: blau
Soufflieren: violett

Therapeut:in (zu Partner:in B): Wie könnten Sie Ihre Frau nun unterstützen?

Partner:in B (nachdenklich, aufgewühlt): Mhm ... ich bin jetzt auch gerade sehr aufgewühlt. Das hat mich auch mitgenommen, was du mir da erzählt hast. Mir tut das auch weh, dass diese Kritik bei dir so viel ausgelöst hat. Das wusste ich nicht.

Therapeut:in: Mhm.

Partner:in B (immer noch aufgewühlt): Ich finde jetzt gar nicht die richtigen Worte ...

Therapeut:in: Mhm. Lassen Sie sich Zeit. Was denken Sie, würde Ihrer Frau nun guttun?

Partner:in B (weich): Ich möchte dir sagen, dass du bei mir nicht störst, dass ich dich liebe.

Therapeut:in: Mhm, sehr schön. Was noch, was könnten Sie ihr noch sagen?

Partner:in B (nachdenklich): Deine Traurigkeit und Einsamkeit in solchen Situationen kann ich nachvollziehen.

Therapeut:in: Mhm, sehr schön. Was könnten Sie ihr noch sagen, was ihr guttun könnte?

Partner:in B (festere Stimme): Ich möchte dir sagen, dass du an dich glauben darfst. Ich glaube an dich, ich weiß, dass du kompetent bist. Du bist ein ganz toller, liebenswerter Mensch. Diese Kritik war daneben, das ist sein Problem, nicht deines, so geht man mit Mitarbeitenden nicht um. Das musst du dir nicht gefallen lassen.

Therapeut:in: Mhm, sehr schön.

Falls wenig Ideen vom Partner/von der Partnerin zur Unterstützung kommen, kann der/die Therapeut:in etwas nachhelfen und vorsichtig Ideen anbieten („Kennen Sie solche Gefühle auch?", „Wie könnten Sie Ihre Partner:in wieder etwas aufbauen?", „Was könnte Ihr noch guttun?", „Was könnten Sie sagen, um das Gefühl, nicht geliebt zu werden, zu relativieren?").

Phase 3: Rückmeldung an unterstützende/n Partner:in (5 Minuten)

- In der dritten Phase soll die Person, die ihren Stress beschrieben hat, ihrem Partner/ihrer Partnerin zum erhaltenen supportiven dyadischen Coping (emotionale und praktische Unterstützung) Rückmeldung geben. Diese Rückmeldung soll drei Aspekte umfassen:
    1) *Wie zufriedenstellend war die Unterstützung?* Ist man zufrieden mit der erhaltenen Unterstützung? Hat diese für einen gepasst? Fand ein Match zwischen Bedürfnissen und Unterstützung statt? War die Unterstützung auch non- und paraverbal angemessen?
    2) *Wie wirksam war die Unterstützung?* Fühlt man sich nun nach der Unterstützung besser? Hat die Unterstützung einem Erleichterung gebracht oder neue Einsichten? War die Dosierung richtig, nicht zu viel, nicht zu wenig, gerade angemessen?
    3) *Was hätte man sich zusätzlich gewünscht?* Hier kann die sprechende Person der zuhörenden Person mitteilen, was ihr sonst noch gutgetan hätte. Häufig wird hier genannt, dass man sich auch Berührungen (in den Arm genommen werden, gehalten werden etc.) gewünscht hätte, was aufgrund des Settings im Therapieraum häufig erschwert ist.

Tabelle 11: Formen des emotionsbezogenen und des problembezogenen dyadischen Copings

Form des Copings	Kurzbeschreibung	Beispiel
Emotionsbezogen	Verständnis/Wertschätzung zeigen	„Das tut mir sehr leid zu hören, ich merke, das geht dir sehr nah." „Das berührt mich ebenfalls sehr und stimmt mich auch traurig."
Emotionsbezogen	Mut machen	„Komm, lass den Kopf nicht hängen, du schaffst das, du hast schon ganz anderes zustande gebracht. Ich weiß, dass du das gut machen wirst."
Emotionsbezogen	Solidarisierung	„Ich verstehe dich sehr gut, das tut weh. Ich kenne dieses Gefühl. Mir ging es in einer ähnlichen Situation ebenso. Ich fühlte mich da genauso wie du."
Emotionsbezogen	Zusammenhalt signalisieren	„Ich weiß, was das bei dir auslöst. Ich verstehe das sehr gut. Aber he, lass dich nicht unterkriegen. Wir halten zusammen. Was die auch tun, an uns beiden kommen sie nicht vorbei. Ich stehe immer an deiner Seite."
Emotionsbezogen	Umbewerten	„Ich sehe deinen Punkt, verstehe sehr gut, dass du traurig bist und dich das verletzt. Dennoch denke ich nicht, dass sie deinen Geburtstag absichtlich vergessen hat. Du weißt, wie schusselig sie ist und was ihr alles untergeht. Natürlich ist es unschön, wenn deine eigene Mutter deinen Geburtstag vergisst, doch du weißt selbst, dass sie dich lieb hat."
Emotionsbezogen	Mithilfe zur Beruhigung	„Ich verstehe sehr gut, dass du aufgewühlt bist. Du hast allen Grund dazu. Aber sag, was würde dir jetzt guttun? Was kann ich tun, damit du dich wieder besser fühlst, etwas runterkommst? Wollen wir zusammen spazieren gehen oder soll ich dir ein Entspannungsbad einlaufen lassen?"
Emotionsbezogen	Relativieren der Schuld	„Klar war das unangenehm und doof. Ich sehe, dass du hier vorsichtiger hättest sein sollen. Du hast ihr zu viel Vertrauen geschenkt. Aber das war nicht vorhersehbar. Andere wären ihr auch auf den Leim gegangen."
Problembezogen	Konkrete Hilfeleistungen bei Problemen	„Aber komm, nun lass uns doch auch nach Lösungen für das Problem suchen. Was könntest du denn das nächste Mal anders machen?"
Problembezogen	Fachliche Unterstützung	„Ich kann den Bericht nochmals gründlich durchlesen und korrigieren, falls dir das hilft."
Problembezogen	Informationsbeschaffung	„Ich habe mich mal erkundigt, wie man das macht, damit ich dir danach einige Tipps geben kann. Ich kenne jemanden, der sich auskennt. Ich frage da mal nach."
Problembezogen	Übernahme von Tätigkeiten	„Ich kann das für dich übernehmen, du hast zurzeit arg viel um die Ohren und ich kann das gut machen. Das mache ich gern."
Problembezogen	Ratschläge geben	„Ich an deiner Stelle würde mir das nicht gefallen lassen. Du hast dich hier richtig stark reingehängt, hast den Bericht für den kranken Kollegen übernommen und das wird überhaupt nicht gewürdigt. Ich würde zur Chefin gehen und ihr klipp und klar deutlich machen, welchen Zusatzaufwand du auf dich genommen hast und dass dies Anerkennung verdient."

- Der/die Therapeut:in stellt die drei Fragen, gibt ausreichend Raum zum Beantworten und meldet eventuell selbst Wahrnehmungen zurück.
- Danach geht er/sie zum informativen Feedback über und beendet die erste Übung, um danach der zweiten Person dieselbe Erfahrung zu ermöglichen.

Beispiel für Phase 3 der 3-Phasen-Methode (Transkript)

Verstärkung: grün
Coaching: blau
Soufflieren: violett

Therapeut:in (zu Partner:in A): Wie haben Sie die Unterstützung Ihres Mannes erlebt, was war hilfreich, mit was sind Sie zufrieden, was hätten Sie sich zusätzlich gewünscht?
Partner:in A (nachdenklich): Ich fand es sehr schön zu spüren, dass du mich verstehst, zu sehen, dass du emotional mitgegangen bist. Das hat mir sehr gutgetan.
Therapeut:in: Mhm.
Partner:in A (weich): Ich fand es auch schön, dass du an mich glaubst, mir gesagt hast, dass du mich liebst. Auch jetzt noch, wo du gesehen hast, was für eine Baustelle ich bin ...
Mann (weich): Ach was, sag das nicht.
Therapeut:in (zu Partner:in A): Mhm. Wie war die Unterstützung noch für Sie?
Partner:in A (zögernd): Du zeigtest mir auf, dass mein Vorgesetzter eigentlich falsch reagiert hat, dass er es nicht gut gemacht hat. Ich höre das und sehe es vielleicht auch ein, doch merke ich, dass ich den Fehler trotzdem weiterhin bei mir sehe. Das hat mir irgendwie nicht so geholfen.
Therapeut:in: Mhm, gut. Gibt es etwas, was Sie sich wünschen würden?
Partner:in A (leise): Dass du mich in die Arme nimmst und hältst, ich habe ganz stark das Bedürfnis nach Nähe, bei dir zu sein, mich bei dir geborgen zu fühlen.
Therapeut:in: Mhm, sehr schön. *(zu Partner:in B)* Wollen Sie sie in die Arme nehmen?

Die dritte Phase wird mit einem informativen Feedback seitens des/der Therapeut:in abgeschlossen.

Informatives Feedback durch den Therapeuten/die Therapeutin

- Der/die Therapeut:in gibt am Ende der Übung ein informatives Feedback, bevor der nächste Partner/die nächste Partnerin zur sprechenden Person wird.

> *Therapeut:in:* „Machen wir hier einen Schnitt. Wir haben nun die erste Übungsrunde hinter uns. Bevor wir zur zweiten Übung kommen, wo Sie Sprecher:in und Sie Zuhörer:in werden, möchte ich ein kurzes Feedback geben, wie ich die Übung erlebt habe."

- Der/die Therapeut:in weist darauf hin, was gut gemacht wurde, wo Schwierigkeiten vorlagen, wie sich die Kompetenz entwickelt hat und worauf künftig geachtet werden könnte.

> *Therapeut:in (zum/zur Sprecher:in):* „Während es Ihnen zu Beginn noch schwerfiel, Ihre Gefühle zu benennen, haben Sie diese immer besser gespürt und ausdrücken können, auch tiefe Gefühle wie Angst oder Verzweiflung. Das hat mir sehr gut gefallen."

- Er/sie meldet beiden Partner:innen zurück, welche positiven Eindrücke er/sie hatte und fasst insbesondere die positive Dynamik und den Entwicklungsfortschritt während der ersten Phase zusammen, um Hilfestellungen zur Verbesserung der emotionalen Selbstöffnung und des empathischen Zuhörens zu geben.

> *Therapeut:in (zum/zur Zuhörer:in):*
> „Nun zu Ihnen. Während Sie zu Beginn noch Mühe hatten, alle wichtigen Informationen des Partners zusammenzufassen, gelang Ihnen dies zusehends besser."
> „Obgleich dies eine sehr schwierige Aufgabe ist, zeigten Sie immer mehr Kompetenz darin, toll."

Rollentausch

- Nach Abschluss der ersten Paarübung zur 3-Phasen-Methode werden die Rollen getauscht und die vormalige sprechende Person wird zur zuhörenden Person und umgekehrt.
- Erneut werden die beiden Partner:innen gebeten, ihre jeweiligen Regeln in der aktuellen Rolle zu wiederholen.
- Anschließend wird analog zur obigen Beschreibung mit getauschten Rollen vorgegangen.

Abschluss der 3-Ph-M

- Der/die Therapeut:in beendet beide Übungen mit einer abschließenden Zusammenfassung und ordnet die gemachten Erfahrungen ein.

> *Therapeut:in:* „Sie haben nun erste Erfahrungen und eine gewisse Übung mit der emotionalen Selbstöffnung, dem empathischen Zuhören und der Unterstützung erworben. Wir üben dies in den folgenden Sitzungen weiter und wollen bei einem der nächsten Male zur Stressquelle vorstoßen und herausfinden, warum solche Situationen für Sie so leidvoll sind."

- Auch wenn das Paar noch stark emotional aufgewühlt ist, kann es in dieser Verfassung entlassen werden, im Gegensatz zur Individualtherapie, wo man den Patienten/die Patientin zuerst stabilisieren würde.
- Bei Paaren zeigt sich, dass sie diese Erfahrung weiter besprechen, auf dem Heimweg, abends im Bett und anderntags. Da durch die Methode eine starke Intimität entsteht,

trägt diese das Paar und erhöht die gegenseitige Kohäsion, Gefühle der Liebe und Bindung.
- In der Therapiesitzung werden mit der 3-Ph-M vorwiegend Impulse gegeben, eine tiefe emotionale Begegnung und intime Erfahrung ermöglicht, die anschließend weiterwirkt und ihre Früchte auch langfristig entfaltet.

Schwierigkeiten für den Therapeuten/die Therapeutin

- Es ist strikt auf die Symmetrie zwischen der Selbstöffnung seitens der sprechenden Person und der adäquaten Zusammenfassung und dem emotionalen Mitschwingen der zuhörenden Person zu achten.
- Der/die Therapeut:in muss in jedem Fall verhindern, dass eine einseitige Selbstöffnung erfolgt und eine Asymmetrie in der emotionalen Mitteilung, aber auch bezüglich des dyadischen Copings in der zweiten Phase der 3-Phasen-Methode vorliegt.
- Erkennt der/die Therapeut:in Schwierigkeiten, dann unterlässt er/sie es, im Trichter auf tiefere Ebenen vorzustoßen, und stellt Fragen, die um das erreichte Niveau oszillieren (Fragen, die in die Breite führen) oder die sprechende Person wieder aufsteigen lassen.
- Bei der Trichtermethode ist große Sorgfalt geboten, da es aus therapeutischer Sicht sträflich ist, die emotionale Selbstöffnung und das Freilegen von persönlichen Schemata zu fördern, wenn die Bedingungen hierfür nicht gegeben sind. Situativ kann das eine schlechte Stimmung im Paar sein, generell fehlende Empathiefähigkeit der zuhörenden Person oder psychische Auffälligkeiten.
- In jedem Fall gilt, dass der/die Therapeut:in nur dann im Trichter mit dem Sprecher „eintaucht", wenn beide Partner angemessen reagieren. Wenn nachfolgende Phänomene auftreten und therapeutisch nicht gelöst werden können, wird nicht getaucht.

Eigene emotionale Befindlichkeit

- Nur trichtern, wenn man selbst in guter Verfassung ist
- Die Tiefe des Trichters wird weitgehend von der Therapeut:in bestimmt (siehe verschiedene Fragetypen).
- Nur soweit in die Tiefe gehen, wie man selbst in der Lage ist, das Paar zu „halten" und emotional zu tragen (v. a. bei emotionalen Durchbrüchen mit heftigen Weinkrämpfen)
- Darauf achten, dass beide Partner:innen in die emotionale Tiefe kommen (Symmetrie)
- Wenn einer oder beide sehr schnell sehr stark aufgewühlt wirken, Interventionen anpassen

Unechte Gefühlsäußerungen der Sprecher:in

- Auf Kongruenz zwischen verbalen Äußerungen und non- und paraverbalen Signalen der sprechenden Person achten
- Floskelhafte, leere Emotionsäußerungen nicht verstärken, sondern auf echte Gefühle hinarbeiten
- Eventuell den/die Sprecher:in bitten, die Augen zu schließen und sich eine Situation nochmals plastisch vor Augen zu führen und aufmerksam, achtsam den Gefühlen nachzuspüren
- Auf Gegenübertragung achten (schlagen die Gefühle bei einem an?)
- Hartnäckiges, aber stets wohlwollendes, weiches und empathisches Nachfragen, Dranbleiben und sachte zu Gefühlen führen
- Keine Kritik oder Zurückweisung, wohlwollendes Begleiten zu echten Gefühlen

„Verkopfte" Gefühlsäußerungen

- Bei rationalen Gefühlsäußerungen („Ich fühle mich nicht gesehen", „Ich fühle mich zurückgewiesen", „Ich fühle mich unverstanden", „Ich fühle mich nicht fair behandelt"), die keine echten Gefühle, sondern Kognitionen sind, nach Gefühlen fragen
- Langsam und behutsam immer wieder auf Gefühle zu sprechen kommen
- Sich Zeit nehmen, kein Drängen, keine Ungeduld
- Hartnäckig, aber behutsam und sachte dranbleiben, über verschiedene Wege die Gefühlsexploration versuchen (Kognitionen → Emotionen; Physiologie → Emotionen; Bilder → Emotionen)
- Immer wieder Kognitionen aufgreifen und nach den dadurch ausgelösten Emotionen suchen und ihnen nachspüren
- Eventuell die sprechende Person bitten, die Augen zu schließen und den Gedanken nachzuspüren, was diese in ihr auslösen
- Nachfassen, dranbleiben, nachhaken, aber keinen Stress und Druck aufbauen
- Zeit lassen, eventuell Achtsamkeitsübung machen
- Nur im Ausnahmefall Alternativfragen mit Gefühlsangeboten nutzen

Widerstand bei der Gefühlsäußerung

- Widerstand nicht brechen, sondern respektieren → Zeit lassen und gemächlich, behutsam vorgehen (*aber Achtung:* 3-Phasen-Methode erst verwenden, wenn die Grundpositivität im Paar etabliert und die Kommunikationskompetenzen vorhanden sind)
- Außerhalb der Übung Funktionalität des Widerstandes ansprechen (Schutzfunktion, Wahrung der Rollenverteilung, Selbstwert schonen usw.)
- Aufzeigen, welchen Nutzen die Stressexploration für die sprechende Person A hat (Verständnis durch Partner:in B, angemessene, passende Unterstützung)
- Paartyp (vermeidende Paare) oder Bindungsstil (ängstliche oder vermeidende Bindung) berücksichtigen und Schwierigkeiten außerhalb der Übung ansprechen (eventuell auch während des Schnitts, falls die Übung nicht vorankommt und man die Hypothese hat, dass es daran liegen könnte)

Unsensible Reaktionen der zuhörenden Person

- Nonverbale oder paraverbale Negativität realisieren und durch Blickkontakt zum/zur Zuhörer:in mitteilen, dass man die Negativität nicht toleriert → strenger Blick
- Nicht tiefer tauchen, sondern mit Fragen in die Breite weiterfahren, um keine zusätzliche Vulnerabilisierung der sprechenden Person zu bewirken; beim nächsten Zusammenfassen darauf hinweisen, worauf zu achten ist

> *Therapeut:in:* „Können Sie zusammenfassen? Achten Sie bitte auf Ihren Tonfall."

- Bei nochmaliger Negativität: Schnitt; fragen, wie es Sprecher:in geht, anschließend dieselbe Frage an Zuhörer:in stellen (Allparteilichkeit wahren)

> *Therapeut:in:* „Machen wir hier kurz einen Schnitt. Wie geht es Ihnen als Sprecher:in?"
> *Therapeut:in (zum/zur Zuhörer:in):* „Und Ihnen als Zuhörer:in?"

- Falls keiner der beiden Partner die Negativität anspricht, selbst ansprechen

> *Therapeut:in:* „Wenn ich an Ihrer Stelle Sprecher:in wäre, würde mich die Art der Zusammenfassung stören. Wissen Sie, was ich meine?"

- Eruieren und Bearbeiten der Gründe für Negativität bei Zuhörer:in (mangelndes Verständnis, eigene Gefühlslogik nach Lazarus, eigener Widerstand gegenüber der Selbstöffnung des Partners, eigene Besorgtheit um die Wahrung der Fassade etc.)

> *Therapeut:in:* „Und Sie als Zuhörer:in, können Sie nachvollziehen, was mich stört?"
> *Therapeut:in (zum/zur Zuhörer:in):* „Wir wollen zusammen herausfinden, woran es liegt, dass es Ihnen schwerfällt, empathisch zuzuhören und wertfrei zusammenzufassen."

- Den/die Zuhörer:in bitten, selbst eine Situation zu erinnern, in welcher er/sie sich so gefühlt hat, wie der/die Sprecher:in eben erwähnte (z.B. ängstlich, traurig, schamhaft, einsam)

> *Therapeut:in:* „Darf ich Sie bitten, die Augen zu schließen und sich an eine Situation zu erinnern, in welcher Sie traurig waren. Gehen Sie bitte in dieses Gefühl hinein. Haben Sie es? Gut, dann wissen Sie jetzt, wie sich Ihr Partner fühlt. Verstehen Sie ihn jetzt?"

- Weiterfahren in der Übung (dyadisches Setting), sobald das Problem geklärt ist und solange noch Zeit bleibt

Partner:innen spielen sich als Fachpersonen auf

- Validieren der Kompetenzen
- Hinweis auf Unterschiede zu anderen Kommunikationstrainings oder Sozialkompetenztrainings, die beispielsweise im Kontext von Firmen angeboten werden (im Gegensatz dazu geht es hier um eine tiefere emotionale Selbstöffnung, empathisches Zuhören und passende emotionale Unterstützung)
- Sich auf keinen Machtkampf mit der vermeintlich kompetenten Person einlassen
- Hinweis auf die Rolle als Sprecher:in oder Zuhörer:in (keine bewertenden Kommentare zum Verhalten des Partners/der Partnerin im Sinne eines Experten-Feedbacks, keine beeinflussenden Zusammenfassungen, in welchen man zeigt, dass man das Wesentliche herausgehört hat und sich bereits ein Bild davon gemacht hat, worum es geht, nur zusammenfassen, was geäußert wurde)
- Durch beharrliches und wohlwollendes Dranbleiben neue Erfahrungen ermöglichen und Unterschiede zu anderen Trainings erfahrbar machen

Allzu destruktive Emotionsäußerungen

- Grenze zur Pathologie erkennen (problematisch insbesondere bei Persönlichkeitsstörungen des Clusters B im DSM-5: histrionische Akzentuierung oder Persönlichkeitsstörung, narzisstische Akzentuierung oder Persönlichkeitsstörung, antisoziale Persönlichkeitszüge oder Persönlichkeitsstörung)
- Bei histrionischer Akzentuierung oder Persönlichkeitsstörung wird häufig sehr schnell geweint und tiefe Emotionalität ausgedrückt, die jedoch keine Resonanz beim Therapeuten/bei der Therapeutin auslöst (keine echten Gefühle).
- Oszillieren und mit offenen oder in die Breite führenden Fragen weiterfahren und nicht weiter in die Tiefe trichtern, um eine weitere Vulnerabilisierung oder ein Aufbrechen eines früheren Traumas zu vermeiden
- Bei Bedarf auf positive Themen lenken und emotionale Selbstexploration abbrechen

> *Therapeut:in:*
> „Was würden Sie sich wünschen?"
> „Was würde Ihnen guttun?"
> „Gehen Sie mal auf das ein, was positiv ist, was Ihnen im Leben gut gelingt oder Ihnen Freude bereitet."

- Künftig auf 3-Ph-M verzichten und beispielsweise kognitive Methoden ins Spiel bringen

Hausaufgaben

- Die 3-Ph-M wird in der Regel nicht als Hausaufgabe gegeben, da ein tieferes Tauchen ohne Anleitung des Therapeuten/der Therapeutin nicht gelingt.
- Das Paar wird aber angehalten, künftig nicht mehr ausufernd von der Stresssituation zu erzählen, sondern von dem, was diese ausgelöst hat (relevante Kognitionen und Gefühle).
- Für die eigene Selbstreflexion und Diagnostik können die ÜB abgegeben werden.
- Bei einer nachfolgenden Bearbeitung der Schemata könnten ÜB „Selbstbeobachtung" und ÜB „Trichtermethode" verwendet werden, das dem 3-Spalten-Protokoll im Rahmen der kognitiven Umstrukturierung nachempfunden ist.

D3. Materialien

Diagnostik

- Spinnendiagramm 3-Ph-M

Übungsblätter

- ÜB Selbstbeobachtung
- ÜB Trichtermethode
- ÜB 3-Phasen-Methode 1
- ÜB 3-Phasen-Methode 2
- ÜB Rückblick
- ÜB Handkarten

Informationsblätter

- Info Dyadisches Coping
- Info Kommunikationsregeln
- Info Unterstützungsmöglichkeiten

Problemlösetraining (PL)

A. Kurzüberblick

Problematik	Dysfunktionale Problemlösestrategien
Ziele	Aufbau von Problemlösekompetenzen: Realisieren, dass die Probleme nicht unter den Teppich gekehrt werden dürfen, sondern meist lösbar sind
Methode	Strukturiertes Vorgehen in mehreren Schritten
Indikation	Bei fast allen Paaren, jedoch besonders bei solchen, die Schwierigkeiten haben, ihre Alltagsprobleme effektiv anzugehen
Diagnostik	Spinnendiagramm (siehe Anhang zum PL)
Voraussetzungen	Erfolgreich absolviertes KT
Setting	Dyadisches Setting (Schritt 1) und triadisches Setting (Schritte 2 bis 6)
Therapeut:innenverhalten	Während Schritt 1 Begleiten des Paares (diskretes, zurückhaltendes Prompting, da bereits ausreichende Kompetenzen vorliegen sollten), bei den Schritten 2 bis 6 übliches Therapeut:innenverhalten
Anzahl Sitzungen	2 Sitzungen à je eine Therapiestunde
Therapiekarten (Bodenmann & Bodenmann-Kehl, 2024a)	Therapiekarte Nr. 50
Übungsblätter	ÜB Vorgehen, ÜB Umsetzung, ÜB Handkarten
Informationsblätter	Info Problemlösen

B. Indikation

B1. Zielgruppe und Problemkonstellationen

- Die Methode ist dann indiziert, wenn ein Paar Schwierigkeiten hat, den Alltag gemeinsam zu koordinieren.
- Es ist insbesondere dann sinnvoll, wenn das Paar Probleme hat, Vorsätze einzuhalten, die es gefasst hat, oder bei der Planung von Tätigkeiten schnell in Konflikte gerät.
- Es ist nicht geeignet, um allein die tieferschichtigen Beziehungsprobleme zu lösen.

B2. Zeitpunkt der Durchführung und Voraussetzungen

- Das PL folgt in der Regel auf das KT, dessen erfolgreiche Absolvierung vorausgesetzt wird, da ausreichende Kommunikationskompetenzen (weitgehende Sicherheit in der Anwendung der Kommunikationsregeln) eine Voraussetzung für eine erfolgreiche Anwendung des PL darstellen.
- Eine weitere Voraussetzung ist die Bereitschaft beider Partner:innen, sich auf ein strukturiertes Vorgehen beim Lösen von Problemen einzulassen.
- Beide sollten motiviert sein, bei der Problemlösung aktiv mitzuwirken und ein ausreichendes Commitment zeigen.

C. Ziele der Methode

- Das Training soll das Paar befähigen, unterschiedliche Probleme selbstständig durch ein strukturiertes, systematisches und zielorientiertes Vorgehen zu lösen.
- Zusätzlich fördert das PL die dyadische Selbstwirksamkeit.
- Es sollen Strategien zu folgenden Punkten vermittelt werden:
  - Gemeinsame und koordinierte Problembewältigung
  - Gemeinsame Organisation des Alltags
  - Planung von Tätigkeiten (Kinder in Kita bringen, Einkäufe, Haushalt, Ferienplanung, Freizeitgestaltung, gemeinsame „Paarabende“ pro Woche)
  - Ausführung von Vorsätzen durch klare Vorstellungen, wie diese umgesetzt werden können

D. Therapieanleitung

D1. Formale Kriterien

Kurzer Theoretischer Hintergrund

- Für die Zufriedenheit einer Partnerschaft ist das Problemlösen ein wichtiger Baustein.
- Empirische Studien zeigen, dass unzufriedene Paare ineffektive Problemlösestrategien anwenden und dabei mehr negatives und weniger positives Verhalten zeigen (Bodenmann, 2012).
- Diese Paare zeigen weniger versöhnende und erleichternde Verhaltensweisen (z. B. Entgegenkommen) und engagieren sich weniger im Prozess des Problemlösens.
- Es mangelt unzufriedenen Paaren häufig an kreativen Ideen, um das Problem zu lösen.
- Dies kann zur Folge haben, dass sachliche Probleme emotionalisiert werden.
- Beide Partner:innen dominieren das Gespräch, um ihre Vorschläge durchzusetzen.
- Kompromisse werden als zu großes Eingeständnis gegenüber der Partner:in gesehen.
- Bedürfnisse des anderen werden zu wenig beachtet und als Folge ist ein Rückzug von der Problemlösung zu beobachten.
- Das Aufschieben und möglicherweise Verdrängen von Problemen verunmöglicht eine konstruktive Problemlösung.
- Die Forschung zeigt, dass Konflikte ausgetragen bzw. Probleme gelöst werden sollten, allerdings in einer konstruktiven Art und Weise (Bodenmann, 2024; McNulty, 2008).

Charakteristika der Methode

- Durch ein schrittweises, sechsstufiges Vorgehen soll trainiert werden, wie Alltagsprobleme besser bewältigt werden können.
- Es werden die verschiedenen Schritte einer erfolgreichen Problemlösung, d. h. die Beschreibung und Konkretisierung des Problems, das Sammeln von Lösungsmöglichkeiten, deren Diskussion und die anschließende Auswahl und Umsetzung des besten Lösungsvorschlags mit dem Paar durchgegangen.
- Es wird darauf geachtet, dass beide Partner:innen gleich viel zur Problemlösung beitragen.
- Dem Paar soll ermöglicht werden, eine große Bandbreite unterschiedlicher Situationen im Alltag durch ein strukturiertes Vorgehen erfolgreich lösen zu lernen.
- Das PL wird für die Problembeschreibung (Schritt 1) im dyadischen Setting durchgeführt. Die Schritte 2 bis 6 erfolgen im triadischen Setting.

Methoden des Problemlösetrainings

- Das PL besteht aus einem strukturierten Vorgehen in sechs Schritten (**Abbildung 13**). Eine genau Beschreibung der Schritte folgt unter Punkt „D2. Vorgehen beim Problemlösetraining“.

Wirkungsweise des Problemlösetrainings

- Das PL fördert durch seine Strukturiertheit und den schrittweisen Aufbau die Verbindlichkeit bei der Suche nach tragfähigen Lösungen.
- Es stimuliert die gemeinsame Bearbeitung des Problems und damit das gemeinsame Commitment des Paares.
- Es führt zu einer Stärkung des Wir-Gefühls, zum Aufbau von internalen Kontrollüberzeugungen und der Stärkung der dyadischen Selbstwirksamkeitserwartung.

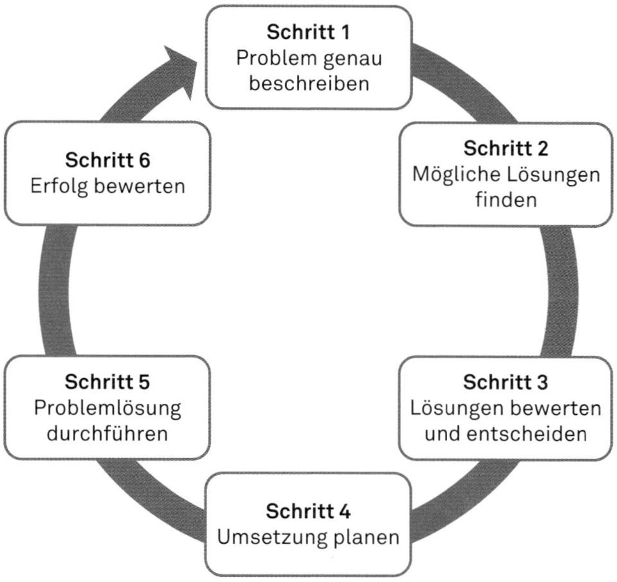

Abbildung 13: Die sechs Schritte des Problemlösetrainings

- Das PL reduziert den „Sand im Getriebe" und hilft dem Paar, den Alltag besser zu meistern.

Zeitrahmen

- In der Regel ist eine Dauer von 2 Sitzungen à jeweils eine Therapiestunde erforderlich.
- In der ersten Sitzung wird das PL eingeführt, die einzelnen Schritte werden durchgegangen und alle Schritte systematisch und sorgfältig durchlaufen.
- Als Hausaufgabe für die zweite Sitzung soll das Paar die gefundene Lösung umsetzen.
- In der zweiten Sitzung wird auf Schwierigkeiten bei der Umsetzung eingegangen und, falls sich die Lösung als ineffektiv erwiesen hat, soll der Prozess neu durchlaufen werden.
- Anschließend soll das Paar zur Festigung der Methode das PL mit einem neuen Problem als Hausaufgabe selbst üben.

Therapeut:innenverhalten

- Der/die Therapeut:in leitet die verschiedenen Stufen des Trainings an.
- Er/sie achtet darauf, dass Setting und Regeln eingehalten werden.
- Bei Schritt 2 ist es wichtig, darauf zu achten, dass das Paar keine negativen Kommentare oder Kritik auf Vorschläge des anderen äußert und dass sich beide Partner:innen gleichermaßen mit Lösungsvorschlägen einbringen (Steuerung durch Blickkontakt oder direktes Ansprechen).
- Der/die Therapeut:in unterstützt das Paar bei der konkreten Planung und Durchführung der Lösung.
- Oft berücksichtigt das Paar mögliche Hindernisse zu wenig, weshalb hierauf bei Schritt 4 zu achten ist.

Schwierigkeiten für den Therapeuten/die Therapeutin

- Nur ein Partner/eine Partnerin bringt Lösungsvorschläge ein.
- Das Paar ist ideenlos oder wirkt gelähmt/resigniert.
- Das Paar ist unmotiviert, da nicht beide die Notwendigkeit einer Lösung einsehen.
- Das Paar ist demotiviert, weil schon so viele frühere Lösungsversuche ineffektiv waren (fehlende dyadische Selbstwirksamkeitserwartung).
- Das Paar sabotiert Lösungen durch Einwände, negative Kommentare, Ablehnung etc.
- Das Paar will zu rasch einen Erfolg sehen und wirkt fahrig oder chaotisch.

D2. Vorgehen beim PL

Einführung und Methode erklären

- Für die Einführung und Erklärung der Methode wird die Therapiekarte Nr. 50 (Bodenmann & Bodenmann-Kehl, 2024a) empfohlen.
- Der/die Therapeut:in verdeutlicht dem Paar, dass es wichtig ist, Probleme rechtzeitig anzugehen und nicht unter den Teppich zu kehren.
- Ignoriert man diese, kommen oft Spannungen und zusätzlicher Stress auf, die zu Frustration, Enttäuschungen und letztendlich zu Konflikten führen, die vermeidbar gewesen wären.
- Darum müssen rechtzeitig faire und tragfähige Lösungen für die Probleme gesucht und umgesetzt werden.

> *Therapeut:in*: „Viele Alltagsprobleme erfordern eine gemeinsame Lösung. Wenn ein Paar sie aber nicht gemeinsam angeht, werden sie zu Sand im Getriebe und gefährden längerfristig die Beziehungsqualität. Ebenso ungünstig ist, wenn man die Probleme zerredet, dann kommt man meist ebenfalls zu keiner Lösung. Es ist wichtig zu ergründen, warum die Situation für eine der Partner:innen ein Problem darstellt, und dann gemeinsame Lösungen zu suchen und konkret umzusetzen."

- In der Regel sollte es ein Alltagsproblem sein, dessen Komplexität nicht zu hoch ist.
- Meist sind es sachliche, organisatorische oder logistische Probleme oder Verhaltensweisen einer Person, die als Probleme thematisiert werden (z. B. Verteilung der Aufgaben im Haushalt, Kinderbetreuung, Kindererziehung, Abgrenzung von Herkunftsfamilie, Freizeitgestaltung, gemeinsame Zeit) und sich für das Problemlösetraining eignen.
- Wichtig ist, dass das Problem für beide Partner:innen relevant ist, auch wenn es nicht dieselbe Valenz für beide hat, und ein Umstand oder eine Situation eine Partnerin/einen Partner mehr stört oder belastet.

- Dabei hilft es anzuregen, sich wechselseitig in den anderen hineinzuversetzen, um ihn/sie besser zu verstehen, da sachliche Probleme immer auch mit negativen Gefühlen einhergehen und einen die Situation belastet, enttäuscht, traurig stimmt oder resignieren lässt.
- Wichtig ist Schritt 1 des Problemlösetrainings, wo sich das Paar darüber austauschen soll, was die Situation für einen emotional bedeutet und warum sie einen stört (z. B. sich nicht fair behandelt fühlen, sich nicht wahrgenommen sehen, sich nicht wertgeschätzt fühlen).
- Dieses Vorgehen erleichtert die Kompromissbereitschaft in der Partnerschaft, welche notwendig ist, um eine stimmige Lösung für beide zu finden.
- Das Paar soll dafür sensibilisiert werden, dass bei der Suche nach Lösungen Kreativität gefragt ist und sie ungewohnte, neue und kreative Möglichkeiten in Betracht ziehen sollen.
- Nach dieser Einführung erklärt die Therapeutin/der Therapeut dem Paar die sechs Stufen des Problemlösetrainings.

Fallbeispiel für das Suchen nach einer kreativen Lösung

Obwohl die ganze Familie einen Hund wollte, will niemand mit ihm Gassi gehen. Partner:in A ist alleine für den Hund zuständig und muss sich voll um ihn kümmern.

Im dyadischen Setting wird Partner:in A nun in Schritt 1 eingeladen, als Sprecher:in ihre Sicht des Problems Partner:in B zu schildern.

Sie/er hält dabei das Sprecher:in-Kärtchen in der Hand und hält sich als Sprecher:in an die drei Sprecher:in-Regeln (Ich, Gefühle, konkret). Partner:in B hält das Zuhörer:in-Kärtchen in der Hand und hält sich entsprechend an die Zuhörer:in-Regeln (aktiv zuhören, zusammenfassen, offene Fragen).

Partner:in A äußert ihren Ärger und ihre Frustration darüber, dass sie/er zurzeit allein für den Hund verantwortlich ist. Sie/er muss immer raus mit ihm und ihm das Futter geben. Das stört sie/ihn auch deshalb, weil sie/er selbst den Hund ursprünglich nicht wollte und es anders abgemacht war, und nun bleibt die ganze Arbeit an ihr/ihm hängen.

Sie/er äußert Gefühle von Ärger und Enttäuschung über die nicht eingehaltenen Abmachungen, fühlt sich nicht respektiert und in ihren/seinen Bedürfnissen nicht wahrgenommen. Es sei ungerecht und in gewissem Sinne respektlos ihr/ihm gegenüber.

Partner:in B hört ihr/ihm in der Zuhörer:in-Rolle aufmerksam zu und wiederholt ihre/seine Gefühle und Einschätzungen.

Sobald Partner:in A mit ihrer/seiner Zusammenfassung einverstanden ist und das Gefühl hat, von ihr/ihm verstanden worden zu sein, wechseln sie die Rollen und Partner:in B wird zum/zur Sprecher:in, Partner:in A zum/zur Zuhörer:in.

Partner:in B hält nun das Sprecher:in-Kärtchen in der Hand, um zu signalisieren, dass sie/er nun diese Rolle innehat. Sobald sie/er ihre/seine Sicht und Gefühle genannt hat, werden die Rollen wieder getauscht. Das wiederholt das Paar so oft, bis das Problem für beide genügend beschrieben worden ist.

Es wird deutlich, dass Partner:in A sich ärgert, enttäuscht ist, dass das Gassigehen mit dem Hund meist an ihr/ihm hängen bleibt und sie/er das ungerecht und ihr/ihm gegenüber respektlos findet.

Partner:in B fühlt sich schuldig, dass er ihr/ihm diesbezüglich nicht hilft und die Abmachungen nicht einhalten kann. Sie/er ist jedoch beruflich so stark eingebunden, dass sie/ihn die Vorstellung, auch noch mit dem Hund rauszugehen, enorm unter Druck setzt.

Im nächsten Schritt (Schritt 2) einigen sie sich auf das Ziel: Es soll eine faire Regelung bezüglich des Hundes gefunden werden.

Anschließend sammeln sie dafür mögliche Lösungen. Beide bringen Lösungsvorschläge ein.

Nach der Sammlung der Lösungsvorschläge bewerten sie diese in Schritt 3, indem sie Pros und Contras für jeden Vorschlag sammeln.

Partner:in B findet beispielsweise die Lösung, dass man die Tochter der Nachbarin als Hundesitterin bezahlt, sehr gut, weil sie einfach umsetzbar ist, sicherlich nicht allzu viel kostet und ihrer/seiner Meinung nach fair ist.

Partner:in A befürchtet, dass die Nachbarstochter nicht immer Zeit hat und es somit wieder an ihr/ihm hängt, mit dem Hund rauszugehen.

Nachdem beide ihre Argumente zu diesem Vorschlag vorgebracht haben, geben beide ihre Bewertung zu weiteren Vorschlägen ab.

So bewerten sie nun die ganze Liste: Sie zählen am Schluss die Pluspunkte für jeden Vorschlag zusammen und subtrahieren die Minuspunkte.

Schließlich wählen sie die Lösung aus, die am meisten Zustimmung gefunden hat (Pluspunkte).

Nehmen wir an, sie hätten sich entschieden, einen Wochenplan zu machen, wer wann mit dem Hund Gassi geht. Im Folgenden überlegen sie nun in Schritt 4, wer diesen Plan ausarbeitet, bis wann dies gemacht wird und welche Hindernisse auftreten könnten. Was macht man z. B., wenn die zuständige Person ihrem Amt nicht zuverlässig nachkommt oder an dem Tag verhindert ist, an dem sie/er mit dem Hund Gassi gehen sollte?

Zum Schluss vereinbaren beide Partner:innen einen Termin in vier Wochen, an dem sie miteinander besprechen, wie es gelaufen ist, ob sie allenfalls noch gewisse Änderungen vornehmen müssen oder ob eine andere Lösung in Betracht gezogen werden muss.

Schritt 1: Problem genau beschreiben

- Der erste Schritt findet im dyadischen Setting statt.
- Therapeut:in lädt beide Partner:innen ein, das Problem möglichst genau zu beschreiben.

> *Therapeut:in*: „Was ist genau das Problem für Sie beide?"
>
> *Partner:in A*: „Für mich geht es um unsere Wäscheberge in der Familie. Es stört mich, dass sich jede Woche die Wäscheberge türmen und ich am Schluss alles wasche, obwohl wir beide gleichprozentig erwerbstätig sind."
>
> *Therapeut:in*: „Und wie ist das für Sie?"
>
> *Partner:in A*: „Sehr frustrierend, es macht mich wütend, denn ich finde es ungerecht, und es macht mich auch traurig, dass du mir das zumutest und dich nicht mehr engagierst."

- Dabei ist es wichtig herauszuarbeiten, warum das Problem wichtig für einen ist, weshalb man momentan unter der Situation leidet und warum man sich eine Lösung dafür wünscht.
- Es geht auch darum, das Problem genau zu definieren und einzugrenzen.
- Der erste Schritt findet im dyadischen Setting statt, und der/die Therapeut:in leitet das Gespräch diskret im Hintergrund mit Prompting – dem Paar die Führung überlassend.
- Für diesen Teil ist es sinnvoll, die Sprecher:in- und Zuhörer:in-Kärtchen (siehe ÜB „Handkarten" im Anhang) zu verwenden. Dies schafft Motivation bei beiden Partner:innen, sich bei der Lösung des Problems zu engagieren.
- Die Kärtchen können flexibel hin- und hergereicht werden.
- Wenn die eine Partner:in alles ihr Wichtige gesagt hat, der andere Partner ausreichend gut zusammengefasst hat und die Sprecher:in das Gefühl hat, ihr Partner/ihre Partnerin habe sie richtig verstanden, übergibt sie das Kärtchen der Partner:in, die nun als Sprecher:in ihre Sicht erläutert.
- In diesem Prozess sollte das Problem definiert und ein konkretes Ziel festgelegt werden.
- Bei der Zieldefinition des Problems sollte darauf geachtet werden, dass dieses positiv, realistisch und überprüfbar ist. Dies hilft den Fokus vom Problem auf mögliche Lösungen zu verschieben. Am besten wird das Ziel schriftlich festgehalten.

Schritt 2: Mögliche Lösungen finden

- Schritt 2 erfolgt im triadischen Setting.
- In diesem Schritt sollen mögliche Lösungen kreativ gefunden werden.
- Beide Partner:innen sammeln so viele Vorschläge wie möglich, dabei darf alles genannt werden, auch Lösungen, die erst einmal absurd wirken, denn diese ermöglichen Innovation und die Weitung des Lösungshorizonts.
- Wichtig ist hierbei, dass keiner der Partner:innen die Ideen des anderen bewertet, da dies den Prozess der kreativen Lösungssuche hemmen würde und die Sicht wieder auf übliche und vermutlich ineffektive Lösungsansätze einschränken oder die Motivation, Lösungen beizusteuern, untergraben würde.
- Auch kann das frühzeitige Bewerten von möglichen Lösungen zu Konflikten führen.
- Alle gefundenen Lösungen sollten schriftlich aufgelistet werden.
- Dies übernimmt Therapeut:in, der/die mitschreibt und auch notiert, wer welche Lösungen einbringt, um durch Blickkontakt oder wohlwollende Aufforderungen diejenige Person zur Lösungssuche zu animieren, die weniger Vorschläge einbringt.
- Therapeut:in leitet, verstärkt und macht mitunter selbst Lösungsvorschläge, um den Prozess zu stimulieren.

Schritt 3: Bewerten und Entscheiden

- Schritt 3 findet im triadischen Setting statt.
- Die Lösungsvorschläge werden explizit erst nach Beendigung von Schritt 2 bewertet.
- Die Lösungsmöglichkeiten werden hinsichtlich möglicher persönlicher, sozialer, kurzfristiger und langfristiger Konsequenzen bewertet.
- Auch sollte beachtet werden, wie wahrscheinlich es ist, dass diese Konsequenzen eintreten.
- Es geht also darum, die Umsetzbarkeit und die Qualität der Lösungen gründlich zu beurteilen.
- Auswertung **(Abbildung 14):**
  - Therapeut:in sammelt pro Lösungsvorschlag mit dem Paar nacheinander zuerst die positiven Punkte (Was spricht dafür?) und danach die negativen Punkte (Was spricht dagegen?).
  - Therapeut:in schreibt die Punktvergaben auf und nimmt die Berechnung des Summenwerts pro Vorschlag vor.
  - Die Lösung mit den meisten Pro-Argumenten wird weiterverfolgt.
  - Wenn eine Lösung für einen der beiden Partner:innen gar nicht infrage kommt, wird sie ersatzlos gestrichen. Damit kein Machtkampf entsteht, muss die Position begründet werden.

		Summe pro Idee
1. Idee	++++++ – – – –	2
2. Idee	+++ – –	1
3. Idee	+++ – – – –	–1
4. Idee	+++++ –	4
5. Idee	+++ – –	1

4. Idee ist für beide Partner:innen die beste Lösung

Abbildung 14: Bewerten jeder einzelnen Idee

Schritt 4: Planen von Schritten

- Hier geht es darum, die Teilschritte zur Umsetzung der Lösung zu besprechen: Welche Reihenfolge ist wann und wo und innerhalb von welchem Zeitraum angebracht? Wer übernimmt dabei welche Tätigkeiten?

- Dabei ist es wichtig, sich zu überlegen, welche Schwierigkeiten und Hindernisse auftreten können und wie man damit gegebenenfalls umgehen kann.
- Falls die erkannten Hindernisse zu groß sind, sollte die zweitbeste Lösung gewählt werden.
- Therapeut:in animiert diese Punkte im triadischen Setting und hilft strukturierend mit Fragen und Hinweisen.

Schritt 5: Durchführung der Problemlösung

- Anschließend wird die Lösung für einen angemessenen Zeitraum umgesetzt und als Hausaufgabe bis zur nächsten Therapiesitzung ausprobiert.
- Die Festlegung auf einen bestimmten Zeitraum und die Abmachung, dies als Hausaufgabe durchzuführen, verpflichtet und hilft, dass sich beide Partner:innen für die Umsetzung engagieren.
- Es ist wichtig, die Umsetzung der Lösung ernsthaft zu probieren und nicht gleich aufzugeben, wenn etwas nicht klappt.
- Verhalten zu verändern, braucht Zeit, und es kann sehr hilfreich sein, wenn sich die Partner:innen gegenseitig ermutigen und unterstützen.

Schritt 6: Bewerten des Erfolgs

- Bei der nächsten Therapiesitzung wird der Erfolg der Lösung von dem Therapeuten/der Therapeutin mit dem Paar bewertet.
- War das Ergebnis befriedigend? Gab es Schwierigkeiten, die noch einmal besprochen werden müssen? Kann man etwas verbessern? Funktioniert die Lösung im Alltag?
- Erweist sich die gefundene Lösung als ineffektiv, evaluiert der/die Therapeut:in, weshalb es nicht geklappt hat, welche Personen oder Umstände dafür verantwortlich sind und was es daraus zu lernen gilt.
- Therapeut:in nimmt erneut das Blatt mit den Lösungen (Schritt 2) hervor und die Umsetzung der Lösung mit der zweithöchsten Punktzahl wird angestrebt.
- Hat sich die Lösung als gut erwiesen, wird das Paar aufgefordert, dies wahrzunehmen und sich dafür wertzuschätzen, dass es fähig ist, für Alltagsprobleme passende Lösungen zu finden.
- Die dyadische Selbstwirksamkeit wird angesprochen und das Paar ermutigt, auch künftig Probleme mit dem Lösungsschema anzugehen.

Abschluss

- Therapeut:in ermutigt das Paar, das Problemlösetraining auch zu Hause regelmäßig anzuwenden, denn das Training lässt sich auf die meisten Alltagsprobleme anwenden.
- Das Paar sollte sich genug Zeit dafür nehmen und sich zur effektiven Problemlösung systematisch an das Schema halten.
- Optional kann das Paar zur Festigung der Methode als Hausaufgabe den Prozess bei einem neuen Problem nochmals ganz durchlaufen, was bei einer der folgenden Sitzungen besprochen wird.
- Wenn die einzelnen Schritte verinnerlicht sind, erlebt das Paar die Problemlösung häufig als angenehm und sogar lustvoll, da sie sich zusammen als gutes Team erleben.

Beispiel für Schritt 1 des PL: Problem genau beschreiben (Transkript)

Therapeut:in bittet beide Partner:innen, sich auf ein Alltagsproblem zu einigen, für das sie neue Lösungen suchen möchten und sich beide im ersten Schritt erzählen, was für sie je das Problem ist und welche Gefühle dieses Problem bei ihnen auslöst. Die beiden Partner:innen führen das Gespräch mithilfe eines Sprecher:in-Kärtchens, das der jeweilige Sprecher in der Hand hält. Der/die Therapeut:in interveniert nur noch, falls nötig, hält sich ansonsten im Hintergrund (Fading-out).

Therapeut:in: Für welches Alltagsproblem möchten Sie eine Lösung finden?

Partner:in A: Ich hätte etwas. Ich finde unsere Einkaufseinteilung in der Familie nicht gut und wäre froh, wir könnten dafür neue Lösungen suchen.

Partner:in B: Das können wir gerne als Problem nehmen. Ich finde unsere Einkaufseinteilung auch nicht optimal.

Therapeut:in: Wer möchte von Ihnen beginnen?

Partner:in A: Ich würde gerne beginnen.

Partner:in B: Das ist okay für mich.

Partner:in A (Sprecher:in-Kärtchen in der Hand): Mich stört, dass ich eigentlich fast immer alles für die Familie einkaufen muss, obwohl du und ich es schon oft anders miteinander vereinbart haben. Das ärgert mich, vor allem ärgere ich mich über dich, weil ich den Eindruck habe, dass du es mir aufbürdest, aber ich ärgere mich auch über mich, dass ich das so lange einfach akzeptiert habe. Es frustriert mich, mmh ... es enttäuscht mich auch. Ich fühle mich als Dienstmagd, die keine Anerkennung erhält und ausgenutzt wird. Das fühlt sich mies an.

Partner:in B: Du sagst, dass es dich stört, dass du fast immer alles einkaufen musst, trotz anderer Abmachung zwischen uns. Du ärgerst dich, und es frustriert dich, wie es aktuell läuft.

Therapeut:in: Mmhh ... ja, Ärger gegenüber wem? Und was war da noch?

Partner:in B: Du hast dich geärgert über mich und dich, über mich, weil du den Eindruck hast, dass ich dich wie eine Dienstmagd behandle, und über dich, weil du es einfach schon lange akzeptierst, wie es läuft. Das frustriert und enttäuscht dich. Du fühlst dich ausgenutzt und das fühlt sich scheiße an.

Partner:in A: Ja, so fühle ich mich *(gibt Partner:in B das Sprecher-Kärtchen).*

Partner:in B (Sprecher-Kärtchen in der Hand): Es tut mir leid, dass ich es so für selbstverständlich nahm, und ich bin einverstanden, dass es Änderungen braucht. Ich sehe ein, dass das unfair dir gegenüber ist. Ich will auch keine Entschuldigungen suchen. Ich merke ja auch, dass ich mich drücke. Und dass es unfair ist, hinterlässt auch bei mir kein gutes Gefühl. Zwar habe ich eine megastressige Zeit, doch das trifft ja auch auf dich zu.

Therapeut:in (leise): Gefühle?

Partner:in B (Sprecher-Kärtchen in der Hand): Ja, ich fühle mich schäbig dir gegenüber, habe ein schlechtes Gewissen.

Partner:in A: Du bist dir des Problems auch bewusst, realisierst auch, dass es mir gegenüber unfair ist, und das gibt dir ein schlechtes Gewissen. Wir beide haben viel Stress und daher sollten wir gemeinsam eine Lösung suchen.

Partner:in B: Ja, genau, ich habe Schuldgefühle und ich verstehe dich sehr gut *(gibt Sprecher-Kärtchen an Partner:in A).*

Partner:in A: Bevor die Kinder kamen, waren wir fair unterwegs, wir haben uns beide gleichermaßen für den Haushalt engagiert. Nun hängt alles an mir. Das macht mich oft traurig und ich trauere der alten Zeit, der Zeit vor der Familiengründung nach.

Partner:in B: Du trauerst der Zeit vor den Kindern nach, als wir alles fair aufgeteilt hatten und beide gleich viel im Haushalt machten, das macht dich traurig.

Partner:in A: Ja, so fühle ich mich oft. Traurig und einsam *(gibt Sprecher-Kärtchen an Partner:in B).*

Partner:in B: Ich sehe deinen Punkt, es macht mich auch traurig, wenn die neue Situation dich traurig macht. Ich finde, wir sollten eine Lösung finden, die wieder für beide stimmt und fair ist.

Partner:in A: Schön, dass du mich verstehst und auch an einer Lösung interessiert bist.

Therapeut:in: Schön, dann können wir zu Schritt 2 übergehen. Hierzu wechseln wir das Setting und gehen ins triadische Setting. Ich bitte Sie nun, Lösungen für das Problem zu suchen. Das Problem lautet: unfaire Einkaufseinteilung, aber auch generell unfaire Aufgabenverteilung im Haushalt. Beginnen wir mal mit dem Einkaufen, gehen zum zweiten Schritt über, ins Brainstorming zu Lösungsideen.

Beispiel für Schritt 2 des PL: Mögliche Lösungen finden (Transkript)

Therapeut:in promptet im triadischen Setting beide Partner:innen, in einem gemeinsamen Brainstorming nach Ideen zu suchen. Therapeut:in notiert die Ideen auf einem Blatt oder dem Flipchart. Beide Partner:innen werden gecoacht, sich irgendwelcher Bewertungen („Das klappt doch niemals“, „Nein wirklich, das ist viel zu teuer“, „Das finde ich nun wirklich eine doofe Idee“ etc.) zu enthalten. Therapeut:in achtet darauf, dass beide Lösungsvorschläge einbringen.

Therapeut:in: Wer hat welche Vorschläge zur Lösung des Problems und Ziels „faire Regelung bezüglich Einkaufen“? Ich notiere Ihre Ideen.

Partner:in A: Also, ich hätte eine erste Idee: Es muss ja nicht alles an uns zwei hängen bleiben. Wir als Eltern bestimmen, wer von uns vier Familienmitgliedern wann einkauft.

Therapeut:in: Ich notiere Ihre Idee. Weitere Ideen?

Partner:in B: Wir als Familie bestimmen gemeinsam im zweiwöchigen Familienrat, wer an welchen Wochentagen einkauft.

Therapeut:in: Mhm. Weitere Ideen?

Partner:in A: Wir Eltern kaufen zusammen am Samstag ein und gönnen uns nachher noch einen feinen Cappuccino und ein Croissant in der Dorfbäckerei.

Therapeut:in: Schön. Weitere Ideen?

Partner:in B: Wir lassen uns jede Woche alle Lebensmittel vom Großverteiler liefern.

Therapeut:in: Gut. Weitere Ideen?

Partner:in A: Grundnahrungsmittel lassen wir uns an jedem Wochenende vom Großverteiler liefern und dann helfen alle mit, die Lebensmittel einzuräumen.

Partner:in: B: Ich habe noch eine weitere Idee: Wir Eltern kaufen einmal im Monat mit dem Auto in einem Großeinkauf Grundnahrungsmittel wie Milch, Butter, Kartoffeln, Karotten und Katzenfutter ein und den Rest teilen wir in der Woche auf uns auf.

Therapeut:in: Toll, es sind schon viele Ideen zusammengekommen. Haben Sie noch weitere Ideen?

Partner:in: B: Im Moment nicht.

Partner:in: A: Ich habe auch keine weiteren Ideen.

Therapeut:in: Gut, dann gehen wir weiter zum dritten Schritt, wo Sie nun jeden Lösungsvorschlag bewerten.

Beispiel für Schritt 3 des PL: Gemeinsame Bewertung der Lösungsvorschläge und Entscheidungsfindung (Transkript)

Therapeut:in: Ich schlage vor, dass Sie zuerst alle positiven Argumente für den jeweiligen Vorschlag und danach alle negativen Argumente nennen.

Therapeut:in: Welche positiven Argumente haben Sie für den ersten Lösungsvorschlag *(liest ihn vor oder zeigt ihn auf dem Flipchart)*?

Partner:in A: Es ist eine faire Aufteilung. *(Therapeut:in notiert ein + hinter dem Vorschlag)*

Partner:in B: Es ist klar, wer wann einkauft. *(Therapeut:in notiert ein + hinter dem Vorschlag)*

Partner:in A: Die Kinder werden einbezogen. *(Therapeut:in notiert ein + hinter dem Vorschlag)*

Therapeut:in: Welche weiteren positiven Argumente haben Sie für diesen Vorschlag?

Beide: Es bezieht alle gleichermaßen ein.

Therapeut:in: Gut, was spricht dagegen?

Partner:in A: Es ist anspruchsvoll für die Kinder. *(Therapeut:in notiert ein – hinter dem Vorschlag)*

Partner:in B: Es kann, je nachdem, zu viel sein. *(Therapeut:in notiert ein – hinter dem Vorschlag)*

Partner:in A: Die Absprachen können sehr aufwendig sein. *(Therapeut:in notiert ein – hinter dem Vorschlag)*

Partner:in B: Es gibt unnötige Konflikte aufgrund der ersten drei negativen Argumente, die Energie rauben. *(Therapeut:in notiert ein – hinter dem Vorschlag)*

Therapeut:in geht einzeln alle Lösungsvorschläge durch. Anschließend wird die Punktzahl pro Vorschlag ermittelt (Summe der Plus-Argumente minus Summe der Minus-Argumente). Daraus resultiert die Lösung mit dem stärksten Zuspruch, die im vierten Schritt weiterverfolgt wird.

Beispiel für Schritt 4 des PL: Mögliche Hindernisse antizipieren und Vorkehrungen treffen (Transkript)

Therapeut:in: Jetzt gilt es festzulegen, ab wann die Lösung umgesetzt wird, wer was macht, und zu überlegen, welche möglichen Hindernisse auftreten könnten.
Therapeut:in: Ab wann wollen Sie die Lösung umsetzen?
Partner:in: A: Ab dem nächsten Familienrat.
Therapeut:in: Wann ist das konkret?
Partner:in: A: Wir können das am nächsten Samstag tun, oder was denkst du?
Partner:in: B: Ja, nächsten Samstag können wir das besprechen. Dann können wir die Tage bestimmen, wer wann einkauft.
Therapeut:in: Wie wird vorgegangen, wenn jemand ohne eigenes Verschulden ausfällt, beispielsweise krank wird?
Partner:in: B: Das müssen wir im nächsten Familienrat festlegen.
Partner:in: A: Ja richtig, wir sollten gemeinsam eine Reservelösung finden, wer einspringt, wenn jemand ausfällt. Vielleicht nach einem Rotationsprinzip nach Alter?
Partner:in: B: Ja, gute Idee.
Therapeut:in: Was müssen Sie beide vorher noch machen, bevor Sie beginnen können, die Lösung umzusetzen?
Partner:in: B: Wir müssen vorher zusammen Lösungen suchen, wie wir zum Menüplan für die beiden Wochen kommen und wie wir die Einkaufsliste erstellen wollen und wer sie erstellt.
Partner:in: B: Ja genau, für den Menüplan könnten wir zu zweit gleich im Anschluss an dieses PL auch ein PL zur Menüplanung machen. Und sobald wir die Lösung für die Menüplanung haben, können wir zusammen die Einkaufsliste erstellen.
Therapeut:in: Wie Sie sehen, ist es wichtig, zusammen zu bestimmen, ab wann Sie mit der besten Lösung beginnen, wer was macht und was Sie noch bedenken müssen.
Therapeut:in: Nach Schritt 4 würden Sie nun in einem fünften Schritt die beste Lösung gemeinsam durchführen. Dies ist die Hausaufgabe bis zur nächsten Sitzung. Danach sollen Sie in einem sechsten Schritt evaluieren, wie die Lösung funktioniert hat und, falls sich die Lösung als nicht befriedigend herausstellen würde, nochmals anpassen.

D3. Materialien

Diagnostik
- Spinnendiagramm PL

Übungsblätter
- ÜB Vorgehen
- ÜB Umsetzen
- ÜB Handkarten

Informationsblätter
- Info Problemlösen

Kognitiv-emotionale Interventionen

Trennungsklärung (TK)

A. Kurzüberblick

Problematik	Paare trennen sich oft sehr abrupt und tragen dadurch massive Verletzungen davon.
Ziele	Partner:innen unterstützen, die Trennung behutsam anzugehen und sich konstruktiv und versöhnlich voneinander zu trennen
Methode	Kognitiv-emotionale Methoden zur Klärung der Gründe für den Trennungswunsch
Indikation	Paare, bei denen Ambivalenz gegenüber Partner:in/Partnerschaft zu Beginn vorhanden ist, im Verlauf der Paartherapie stärker wird oder plötzlich zutage tritt, entweder zunehmend implizit deutlich wird (Motivationsabfall) oder explizite Äußerung einer der Partner:innen
Diagnostik	ÜB „Gründe zu bleiben", „Gründe zu gehen" sowie „Ist-Zustand" und „Wunsch-Partnerschaft (Spinnendiagramm)", mündliches Erfragen der kognitiv-emotionalen Gewichtungen der Gründe, möglicher Einbezug der Beziehungs-Lifeline (B-LL)
Voraussetzungen	Beide Partner:innen sind bereit, die Trennung behutsam anzugehen, um eine Traumatisierung der Bindungssicherheit beider Partner:innen und der Kinder zu verhindern.
Setting	Triadisches Setting
Therapeut:innenverhalten	Fokus auf die Bearbeitung der emotionalen Valenzen der genannten Gründe bei Partner:innen für „Bleiben versus Gehen" mittels Sokratischem Dialog
Anzahl Sitzungen	3 bis 4 Sitzungen
Therapiekarten (Bodenmann & Bodenmann-Kehl, 2024a)	Therapiekarte Nr. 64
Übungsblätter	ÜB Gründe zu bleiben, ÜB Gründe zu gehen, ÜB Ich und mein Commitment, ÜB Gewicht in der Waagschale, ÜB Ist-Zustand und Wunsch-Partnerschaft, ÜB Bleiben – Erlebte Gefühle und Gedanken, ÜB Gehen – Erlebte Gefühle und Gedanken, ÜB Kann das wirklich nur eine andere/ein anderer?, ÜB Spieglein, Spieglein an der Wand, ÜB Dankbarkeit
Informationsblätter	Keine

B. Indikation

B1. Zielgruppe und Problemkonstellationen

Zwei Zielgruppen mit dazugehörigen Problemkonstellationen können generell unterschieden werden:

1) Ein Paar kommt in die Therapie und bereits im Erstgespräch und im Fragebogen wird deutlich, dass die Ambivalenz bezüglich der Partnerschaft so groß ist, dass das Paar vor einer Klärung nicht bereit ist, sich nochmals die für eine Paartherapie notwendige Zeit zu geben und sich mit voller Motivation für Verhaltensänderungen zu engagieren.
   - Problemkonstellation bei dieser ersten Zielgruppe: Zu Beginn der Paartherapie wird eine Klärung als Makroziel von einem/einer Partner:in oder von beiden Partner:innen für die Therapie gewünscht.
2) Eine zweite Zielgruppe sind die Paare, die eine Paartherapie begonnen haben und bei denen innerhalb des Prozesses ein hoher Motivationsverlust für die Mitarbeit an einer Verbesserung der Partnerschaftsqualität seitens eines Partners/einer Partnerin oder seitens beider Partner:innen zu beobachten ist.
   - Problemkonstellation bei dieser zweiten Zielgruppe: Dieser Motivationsverlust kann sich unterschiedlich zeigen, z.B. in einem wiederholten „Vergessen" der von dem Therapeuten/der Therapeutin aufgegebenen Aufgaben zu Hause oder in wenig Engagement in der Umsetzung des Gelernten im Alltag sowie der Absage von Terminen.

B2. Zeitpunkt der Durchführung und Voraussetzungen

- Bei der ersten Zielgruppe wird die TK zu Beginn der Therapie durchgeführt. Beide Partner:innen erklären sich bereit, in 2 bis 3 Sitzungen grundsätzlich zu klären,
  - ob für sie die Beziehung noch genügend Potenzial hat,
  - ob sie die Beziehung weiterführen möchten,
  - ob sie eine Paartherapie in Anspruch nehmen wollen.
- Bei der zweiten Zielgruppe kann der Zeitpunkt der Durchführung immer dann angebracht sein,
  - wenn die Klärung explizit gewünscht wird,
  - wenn die wiederholte, fehlende Mitarbeit diese indirekt „impliziert" sowie vom Paar bestätigt keine paarexternen oder gesundheitlichen Gründe dazu geführt haben,
  - wenn die betreffende Partner:in oder das Paar bestätigt, dass die Motivation für die Fortführung der Partnerschaft abgenommen hat oder abnimmt. Es kann sich auch um situative Motivationstiefs handeln, dann werden die situativen Gründe geklärt, und die Therapie wird fortgesetzt.
  - Voraussetzung für eine Trennungsklärung ist, dass sich beide Partner:innen der offenen Auseinandersetzung „bleiben – gehen" stellen, damit sich beide danach auf der Grundlage der beiden Einschätzungen frei entscheiden können, ob sie eine Fortführung oder eine Beendung der Partnerschaft wünschen.
  - Voraussetzung ist auch, dass der/die Therapeut:in dem Paar vollständige Autonomie zur freien Entscheidung lässt.

C. Ziele der Methode

- *Zielgruppe 1 (Klärung als Makroziel):* Die Methode bietet dem Paar eine von mehreren angewandten Hilfestellungen, die Gründe zum Bleiben oder Gehen emotional jede Person für sich gewichten und auf dieser Grundlage entscheiden zu können, ob man in der Partnerschaft bleiben oder sich trennen möchte.
- *Zielgruppe 2 (Motivationsabfall für die Partnerschaft während der Paartherapie):* Die Methode bietet dem Paar Hilfestellungen, die Gründe zum Bleiben oder Gehen emotional jede Person für sich gewichten und auf dieser Grundlage entscheiden zu können, ob sie mit der Paartherapie fortfahren wollen, weil sie sich prinzipiell weiterhin für eine Verbesserung der Partnerschaftsqualität einsetzen wollen. Hier gilt es, vorübergehende Motivationstiefs zu überwinden.

D. Therapieanleitung

D1. Formale Kriterien

Kurzer theoretischer Hintergrund

- Trennungen sind mit viel Schmerz und multiplen psychischen Auswirkungen verbunden.
- Insbesondere Paare, die sich sehr geliebt haben, erleben in nachfolgenden Partnerschaften häufig nicht mehr die gleich starke Liebe zu neuen Partner:innen und bereuen später, dass sie den Entscheid zu schnell gefällt haben.
- Bei Trennungen werden emotional-kognitive Gewichtungen der Pro- und Contra-Gründe zur Weiterführung der Partnerschaft zu wenig vorgenommen. Trennungsentscheidungen werden häufig zu ausschließlich oder vorschnell aus aktuell emotional negativen Gründen gefällt.
- Dabei kommen dem Einbezug der Kontextualisierungen der schwierigen Erinnerungen sowie der sorgfältigen emotionalen Gewichtung der Pro- und Contra-Gründe eine große Bedeutung bei einer schwerwiegenden Entscheidung zu.

Charakteristika der Intervention und Therapeut:innenverhalten

- Zu Beginn Problem- und Ziel-Analyse (PA-ZA) oder im Verlauf der Therapie bei motivationalen Einbrüchen oder kritischen Momenten (z.B. Untreue wird bekannt)

- Im Anschluss Spinnendiagramm zu Ist- und Wunsch-Zustand bezüglich wichtiger Bedürfnisse und Ziele in der Partnerschaft (ÜB „Ist-Zustand" und „Wunsch-Partnerschaft")
- Kognitiv-emotionale Methode mit Fokus auf Selbstexploration und emotionaler Selbstöffnung (bei sprechender Person) und emotionalem Mitschwingen (bei zuhörender Person)
- Therapeut:in verwendet Methode des Sokratischen Dialogs.
- Wichtig: Keine Interpretationen, nur behutsames Begleiten (Therapeut:in konsequent als Faszilitator:in)
- Setting (triadisches Setting)
- Allparteilichkeit (gleich viel Zeit, keine Bewertungen)
- Beziehungs-Lifeline (B-LL)
- Exploration der emotional-kognitiven Gewichtung aller Pro- und Contra-Gründe mit dem Bild der Waage als Visualisierungshilfe (siehe ÜB „Gewicht in der Waagschale" im Anhang zum Modul TK)

Wirkungsweise der Methode

- Im günstigsten Fall kristallisiert sich über 2 bis 4 Sitzungen mittels Reflexionshilfen (siehe ÜB im Anhang zum Modul TK) eine Tendenz oder Entscheidung heraus.
- Unter Einbezug positiver und schwieriger Erinnerungen mittels OHI und B-LL sowie der sorgfältigen emotionalen Gewichtung der Pro- und Contra-Gründe wird verhindert, dass eine Trennung impulsiv erfolgt und negative Auswirkungen für beide und die Kinder die Folge sind.
- Ein emotional-kognitiv deutliches „Ja" zur Partnerschaft oder ein emotional-kognitiv deutliches „Nein" zur Beendung der Partnerschaft benötigt Zeit zum Reifen durch Reflexion und In-sich-Hineinspüren.

Zeitrahmen

- 2 bis 4 Sitzungen

Diagnostik

- *Zielgruppe 1 (Klärung als Makroziel):* Analyse des Hier und Jetzt mittels
  - Problem- und Zielanalyse (PA-ZA) bei bestehenden Problemen und Veränderungswünschen
  - Ressourcen-Analyse mittels Oral History Interview (OHI) und Beziehungs-Lifeline (B-LL)
  - Spinnendiagramm zu Ist- und Wunsch-Zustand bezüglich wichtiger Bedürfnisse in der Partnerschaft (ÜB „Ist-Zustand und Wunsch-Partnerschaft")
- Analyse wichtiger schöner und schwieriger Momente im Verlaufe der Partnerschaft mittels
  - Beziehungs-Lifeline (B-LL) sowie Fotografien (für Erinnerung der schönen Momente)
  - Emotionale und rationale Entscheidungsfindung auf der Grundlage aller diagnostischen ÜB zum Modul TK
- *Zielgruppe 2 (Motivationsabfall während der Paartherapie):*
  - Emotional-rationale Gewichtung von annäherungs- und vermeidungsorientierten Gründen zu „Bleiben versus Gehen"
  - Emotional-rationale Bilanzierung von persönlichen, strukturellen und moralischen Gründen

D2. Vorgehen bei der TK

Der/die Therapeut:in führt nacheinander mit dem Paar durch:

- Problem- und Ziel-Analyse (PA-ZA)
- Gegenüberstellung der Diskrepanz zwischen IST und WUNSCH bei individuell wichtigen Bedürfnissen und Zielen in der Partnerschaft (ÜB „Ist-Zustand und Wunsch-Partnerschaft")
- Beziehungs-Lifeline (B-LL)
- Emotional-kognitive Gewichtung der individuellen Ergebnisse aller verwendeten ÜB für jede Partner:in im Bild einer Waage (symbolisch für „Bleiben versus Gehen")
- Therapeut:in gibt das wiederholte, tägliche Bearbeiten der Pro- und Contra-Gründe (siehe ÜB „Gründe zu bleiben", „Gründe zu gehen", „Ich und mein Commitment" sowie „Gewicht in der Waagschale" im Anhang zum Modul TK) über zwei Wochen durch jede Partnerin/jeden Partner als Aufgabe für Zuhause zwischen 2 Sitzungen.
- In den nachfolgenden 1 bis 2 Sitzungen zwei und vier Wochen später erfragt Therapeut:in mittels der Methode des Sokratischen Dialogs die Gründe und ebenso, ob es sich bei den Gründen eher um Annäherungs- oder Vermeidungsgründe handelt.
- Während der Exploration der Gründe fragt der/die Therapeut:in behutsam nach, welche Schale schwerer wird: Bleiben oder Gehen? Die Schalen werden bildlich für die Person laufend schwerer und verdeutlichen Schritt für Schritt den emotional-kognitiven Entscheidungsprozess (**Abbildung 15**).

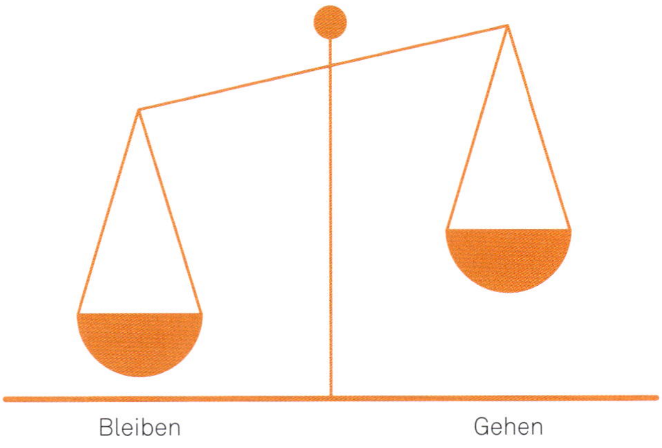

Abbildung 15: Bleiben oder Gehen?

Beispiel für Exploration der emotional-kognitiven Gewichtung der Pro-und Contra-Gründe im Bild einer Waage (Transkriptauszüge)

- Therapeut:in bittet beide Partner:innen, bis zur nächsten Sitzung die ÜB „Gründe zu bleiben", „Gründe zu gehen", „Ich und mein Commitment" sowie „Gewicht in der Waagschale" für sich zu bearbeiten.
- Therapeut:in weist explizit darauf hin, dass die Reflexionsaufgaben jeden Tag gemacht werden sollten – aufgrund von leichten täglichen Schwankungen kristallisiert sich oft erst in der Wiederholung eine Tendenz heraus.

> *Therapeut:in*: „Ich möchte Sie bitten, sich bis zur nächsten Sitzung mindestens jeden zweiten Tag eine halbe Stunde Zeit für sich zu nehmen für die Bearbeitung der Reflexionsfragen."
>
> *Therapeut:in*: „Wir werden die nachfolgenden ein bis zwei Sitzungen dafür verwenden, dass Sie sich zu jedem Blatt mit meiner Anleitung austauschen können."
>
> *Therapeut:in*: „Es ist sehr wichtig, dass Sie die Aufgaben wiederholen. Ihre Antworten können jeden Tag ein wenig schwanken, aber mit der Zeit werden Sie die Tendenz der Richtung immer deutlicher wahrnehmen können."

- In der nachfolgenden Sitzung arbeitet Therapeut:in im triadischen Setting mittels Sokratischem Dialog die für beide Partner:innen wichtigsten Gründe zum Bleiben und Gehen heraus (anhand der ÜB).
- **Schritt 1:** Partner:innen A und B erzählen sich die wichtigsten Gründe für das Bleiben – eine Partner:in spricht, die andere Partner:in hört zu.

> *Exemplarisch für Partner:in A:*
>
> „Ich möchte vor allem bleiben, weil ich ein großes Vertrauen in meine Partner:in habe." (stimme sehr zu)
>
> „Ich liebe meine Partner:in sehr." (stimme sehr zu)
>
> „Mir bedeutet unsere Familie sehr viel." (stimme sehr zu)
>
> *Exemplarisch für Partner:in B:*
>
> „Ich bin ein sehr treuer Mensch." (stimme sehr zu)
>
> „Ich will unsere Familie, die mir so wertvoll ist, nicht einfach aufgeben." (stimme sehr zu)
>
> „Ich weiß nicht, was ich selbst wirklich will." (stimme zu)
>
> „Ich spüre immer noch, dass ich meine Partner:in liebe." (stimme eher zu)
>
> *Exemplarisch für Partner:in B bei den Gründen zu bleiben:*
>
> „Dass ich nicht weiß, was ich selbst wirklich will, ist eigentlich ein Vermeidungsgrund – und damit für mich kein guter Grund zu bleiben."
>
> „Dass ich spüre, dass ich meine Partner:in immer noch liebe, ist ein starker Annäherungsgrund."

- Bei den wichtigsten Gründen zu bleiben wird mittels Sokratischem Dialog genauer erfragt, ob es sich für die Person bei den genannten Gründen eher um annähernde oder vermeidende Gründe zum Verbleiben in der bestehenden Partnerschaft handelt.

> Exemplarisch für Partner:in B bei den Gründen zu bleiben:
>
> *Partnerin B:* „Dass ich nicht weiß, was ich selbst wirklich will, ist eigentlich ein Vermeidungsgrund – und damit für mich kein guter Grund zu bleiben."
>
> *Partnerin B:* „Dass ich spüre, dass ich meine Partner:in immer noch liebe, ist ein starker Annäherungsgrund."

- Die Einschätzungen sind individuell und können deshalb je nach Person entweder ein Annäherungs- oder Vermeidungsgrund sein.
- **Schritt 2:** Die Partner:innen A und B erzählen sich die wichtigsten Gründe zu gehen.

> *Exemplarisch für Partner:in A:*
>
> „Dass die Sexualität nicht stimmt, wäre der einzige Grund für mich zu gehen." (stimme zu)
>
> „Sonst sehe ich keine Gründe zu gehen."
>
> *Exemplarisch für Partner:in B:*
>
> „Mir fehlen vor allem Verständnis und Zuneigung." (stimme sehr zu)
>
> „Die Intimität und Sexualität stimmen einfach überhaupt nicht mehr für mich." (stimme sehr zu)
>
> „Ich halte es nicht mehr aus." (stimme sehr zu)
>
> „Ich habe mehr verdient." (stimme zu)
>
> „Ich weiß nicht wirklich, was ich selbst will." (stimme sehr zu)
>
> „Ich komme zu kurz." (stimme sehr zu)

- Bei den wichtigsten Gründen zu gehen wird mittels Sokratischem Dialog genauer erfragt, ob es sich für die Person eher um annähernde oder vermeidende Gründe zum Beenden der bestehenden Partnerschaft handelt.
- **Schritt 3:** Therapeut:in erfragt im Sokratischen Dialog, welche Gründe z. B. vor allem bei ihr mehr gewichten, wenn sie die Person ist, die große Ambivalenzen gegenüber der Fortführung der Partnerschaft spürt.

> *Therapeut:in*: „Als Sie Ihre Gründe zu bleiben oder zu gehen wiederholt gewichtet haben, welche Waagschale wurde da laufend etwas schwerer als die andere Waagschale?"
>
> *Partner:in A*: „Ich möchte weiterfahren mit der Therapie und der Partnerschaft noch eine Chance geben."
>
> *Partner:in B*: „Ich möchte die Beziehung sehr gerne weiterführen."
>
> *Partner:in A:* „Ich auch, aber es muss sich wirklich einiges verändern bei uns, vor allem in der Kommunikation, da habe ich mich einfach sehr verändert. Heute benötige ich diese emotionale Nähe einfach noch fast mehr als Sex, aber das natürlich auch. Aber ohne emotionale Nähe mag ich keinen Sex mehr."

- Je nach Ausmaß der Ambivalenz, die eine oder beide Partner:innen erlebten, reichen zu deren Klärung meist die ÜB „Gründe zu bleiben", „Gründe zu gehen" sowie „Ich und mein Commitment" aus.
- Danach sind zwei Hauptziele bei dem Paar möglich:
  - Partnerschaftsverbesserung
  - Trennungsbegleitung oder Überweisung an Mediator:in

> *Therapeutin:* „Dann sind Sie also bereit, dass wir mit der Paartherapie fortfahren und am Aufbau von mehr Verständnis füreinander und später an der Sexualität arbeiten. Ist das richtig?"
>
> *Partner:in A* (*zu Partner:in B*): „Ja, ich möchte es weiter versuchen, brauche aber auch sehr stark mehr Engagement für Veränderungen von dir."
>
> *Partner:in B:* „Ich versuche, mich mehr zu engagieren und es ernster zu nehmen, was ich jetzt von dir gehört habe."

- Schon nach der Durchführung der drei ersten ÜB sind die meisten Paare in der Lage, zusammen eine Entscheidung zu treffen.
- Therapeut:in kann weitere ÜB als zusätzliche Klärungshilfe heranziehen (sei es direkt in der Sitzung, sei es als Hausaufgabe zum Mitgeben):
  - ÜB Bleiben – Erlebte Gefühle und Gedanken
  - ÜB Gehen – Erlebte Gefühle und Gedanken
  - ÜB Kann das wirklich nur eine andere/ein anderer?
  - ÜB Spieglein, Spieglein an der Wand
  - ÜB Dankbarkeit

> *Therapeut:in*: „Da Sie noch nicht sicher sind, wie Sie sich entscheiden möchten, gebe ich Ihnen gerne weitere Übungsblätter zum Ausfüllen zuhause mit. Wir werden auch hier wieder jedes einzelne Blatt im gemeinsamen Gespräch durchgehen und sorgfältig eruieren, welche Waagschale durch die einzelnen Gedanken und Gefühle schwerer wird."

- Wenn auch diese Reflexionshilfen für eine Entscheidungsfindung nicht ausreichen, sind Einzeltherapien zur weiteren Klärung zu empfehlen.

Zusammenfassung

- Trennungsklärung benötigt eine behutsame psychoedukative Führung durch Therapeut:in, damit Partner:innen eine Trennung nicht überstürzt treffen.
- Eine konstruktive Trennung benötigt den Aufbau eines kognitiv-emotionalen Verständnisses im Paar über die Beweggründe, sich trennen zu wollen, um zusammen eine fundierte Entscheidung zur Trennung treffen zu können.
- Therapeut:in ist angehalten, mit dem Paar in dieser Phase schwierige Gefühle zu halten, um dem Paar mehr Entscheidungsfreiheit zu ermöglichen.
- Wird der Wunsch nach einer Trennung deutlich, ist ein wichtiger weiterer Klärungsinhalt, auf welche Art das Paar die Kinder informieren will.
- Eventuell kann in einer zusätzlichen Sitzung gewürdigt werden, wofür beide Partner:innen dem anderen dankbar sind. Die Würdigung und das Aussprechen, wofür beide dem andern auch bei einer Trennung dankbar sind (ÜB „Dankbarkeit"), hilft Paaren, versöhnlicher auseinanderzugehen. Die Gestalt der gemeinsamen Beziehungsgeschichte kann somit geschlossen werden, zwar mit Schmerz, aber sicherlich mit weniger tiefen Narben für die Zukunft.

D3. Materialien

Übungsblätter

- ÜB Gründe zu bleiben (auch für Diagnostik)
- ÜB Gründe zu gehen (auch für Diagnostik)
- ÜB Ich und mein Commitment
- ÜB Gewicht in der Waagschale
- ÜB Ist-Zustand und Wunsch-Partnerschaft (Spinnendiagramm; auch für Diagnostik)
- ÜB Bleiben – Erlebte Gefühle und Gedanken
- ÜB Gehen – Erlebte Gefühle und Gedanken
- ÜB Kann das wirklich nur eine andere/ein anderer?
- ÜB Spieglein, Spieglein an der Wand
- ÜB Dankbarkeit

Reattributionstraining (RAT)

A. Kurzüberblick

Problematik	Viele Paare zeichnen sich durch eine dysfunktionale Attribution bezüglich des Verhaltens des Partners/der Partnerin aus. Dabei sind zwei Merkmale vorherrschend: (1) Externale Kausalattributionen: Der andere ist an allem schuld und (2) negatives Verhalten wird auf ungünstige Charaktereigenschaften des anderen zurückgeführt.
Ziele	Veränderung dysfunktionaler Attributionsstile, Bearbeitung von unangemessenen Erwartungen und negativen Interpretationen
Methode	Kognitive Methoden (Reattributionstraining, kognitive Umstrukturierung, Veränderung von Erwartungshaltungen und destruktiven Interpretationen)
Indikation	Bei Paaren, bei denen kognitive Fehler im Vordergrund stehen
Diagnostik	Spinnendiagramm RAT (siehe Anhang zum Modul RAT)
Voraussetzungen	Reflexionsfähigkeit, Fähigkeit und Bereitschaft zur Perspektivenübernahme, Motivation zu Veränderungen und Bereitschaft zur Übernahme von Mitverantwortung für Beziehungsprobleme
Setting	Triadisches Setting
Therapeut:innenverhalten	Psychoedukation, Sokratischer Dialog, Hinterfragen von dysfunktionalen Attributionen mittels Realitätstestung
Anzahl Sitzungen	Je nach Bedarf
Therapiekarten (Bodenmann & Bodenmann-Kehl, 2024a)	Therapiekarte Nr. 57
Übungsblätter	Keine
Informationsblätter	Info Attributionstaxonomie

B. Indikation

B1. Zielgruppe und Problemkonstellation

- Paare mit ausgeprägt negativen Attributionen (z. B. generalisierte externale Schuldzuschreibung, negative Persönlichkeitszuschreibungen)

B2. Zeitpunkt der Durchführung und Voraussetzungen

- Je nach Paar und Problemkonstellation wird bereits sehr früh an Attributionen gearbeitet.
- Günstig ist, wenn bereits RT und KT erfolgt sind; die Bearbeitung von Attributionen kann auch im Zusammenhang mit der Trichtermethode der 3-Ph-M erfolgen.

C. Ziele der Methode

- Erkennen ungünstiger Attributionen und deren Folgen für das eigene Befinden und die Partnerschaft
- Hinterfragen von dysfunktionalen Attributionsmustern oder -stilen (Warum sieht man die Schuld einseitig beim Partner/bei der Partnerin? Woher kommt es, dass man alles generalisiert negativ wahrnimmt?)
- Diversifizierung und Flexibilisierung der Attributionen
- Entwicklung eines funktionalen, variablen und adaptiven Attributionsstils (allgemein, in Bezug auf Partner:in und die Partnerschaft)

D. Therapieanleitung

D1. Formale Kriterien

Kurzer theoretischer Hintergrund

- Zu Beginn der Beziehung und in glücklichen Partnerschaften werden unangenehme Ereignisse (z. B. zu spät kommen) meist zugunsten des Partners/der Partnerin attribuiert (Bradbury & Fincham, 1990).
- Diese Attributionen sind gemäß Taxonomie von Abramson et al. (1978) external, variabel und spezifisch (d. h., sie beziehen sich auf externe Umstände oder andere Personen: „Er wurde wohl verhindert", „Ihre Chefin hat ihr wieder mal was reingedrückt", „Vermutlich ist sie im Stau steckengeblieben").
- Dysfunktionale Attributionen sind daher meist ein Zeichen für Partnerschaften in Schieflage, indem sich die Wahrnehmung des Partners/der Partnerin aufgrund wiederholter negativer Erfahrungen oder einer weniger großzügigen Wahrnehmung ungünstig eingefärbt hat. Je häufiger negativ attribuiert wird, desto stärker wirkt sich dies auf die Unzufriedenheit in der Partnerschaft aus (Bradbury & Fincham, 1990).
- Besonders problematisch sind Persönlichkeits- oder Charakterzuschreibungen („Er ist ein schwieriger Mensch", „Mit ihr kann man nichts unternehmen", „Er ist krankhaft eifersüchtig", „Sie ist so was von verklemmt").
- Anstatt störendes Verhalten des Partners/der Partnerin zu kritisieren, wird bei einer Persönlichkeitszuschreibung seine/ihre gesamte Person infrage gestellt. Dies erschwert oder verunmöglicht eine Veränderung, da man offenbar nicht nur ein Verhalten ändern sollte, sondern die gesamte Person.

Charakteristika der Intervention

- Attributionen sollten auf konkrete Situationen bezogen exploriert werden („Gestern Abend, als ich nach Hause kam und du nichts im Haushalt erledigt hattest, dachte ich ...").
- Die Arbeit an dysfunktionalen Attributionen sollte immer mit konkreten Verhaltensänderungen einhergehen (siehe RT, KT), da es nichts bringt, Störendes nur anders zu attribuieren („schönreden"). Das Störende sollte auch wirklich verändert werden. Dieses aktive Bemühen der Partner:innen ist zentral wichtig.
- Wichtig ist aber genauso, Verhaltensänderungen zu registrieren und Attributionen anzupassen („Ich nehme wahr, dass du dir mehr Mühe gibst").
- Auch wenn nur bei einer Person dysfunktionale Attributionsmuster vorliegen, wird immer mit beiden Partner:innen an den Attributionen gearbeitet (→ Allparteilichkeit). Dies kann im Rahmen des Reattributionstrainings oder der Trichtermethode (3-Ph-M) erfolgen.
- Die Intervention erfolgt in Form von Psychoedukation, Analysen anhand konkreter Beispiele und der Suche nach alternativen Attributionen anhand der Attributionstaxonomie und Realitätstestung.

Wirkungsweise der Methode

- Günstigere Attributionen erlauben eine positivere Sicht auf den anderen und ermöglichen ihm/ihr so leichter, störende Verhaltensweisen zu verändern (positiver Pygmalion-Effekt, womit gemeint ist, dass positive Erwartungen oder positive Attributionen zu stärkerem Bemühen, höherer Motivation und konkreterer Umsetzung von erwünschtem Verhalten führen; Rosenthal & Jacobson, 1968).
- Erst Änderungen von störenden Verhaltensweisen in Kombination mit günstigeren Attributionen führen zu einer nachhaltigen Verbesserung der Beziehungszufriedenheit.

Zeitrahmen

- Je nach Ausprägung der dysfunktionalen Attributionsmuster und deren Chronizität bedarf es mehrerer Sitzungen (mitunter auch mit Hausaufgaben).

Therapeut:innenverhalten

- Therapeut:in leitet die Gespräche direktiv, indem sie auf ungünstige Attributionen hinweist und diese aufdeckt.

> *Therapeut:in:* „Die Art, wie Sie das Verhalten Ihres Partners beurteilen, erscheint einseitig. Was auch immer er tut, es scheint Sie zu stören. Als Grund dafür sehen Sie seinen negativen Charakter. Solche Zuschreibungen von Ursachen nennt man Attributionen. Wenn diese ungünstig sind, wirkt sich dies negativ auf Ihre Beziehung aus."

- Psychoedukation zur Bedeutung von Attributionen für Beziehungen

> *Therapeut:in:* „Es ist sehr schwierig ein Verhalten zu verändern, wenn der andere dieses als Folge einer schwierigen Persönlichkeit sieht. Meist gehen ungünstige Attributionen mit negativen Erfahrungen einher. Etwas beginnt einen zu stören, man achtet immer mehr darauf und sucht nach Erklärungen. Da es häufig auftritt, denkt man, es liege am anderen, er wolle oder könne nicht anders, sei ein schwieriger Mensch oder er liebe einen nicht mehr."

- Sokratischer Dialog zum Hinterfragen von ungünstigen Attributionen („Worauf führen Sie ihr Verhalten zurück? Warum denken Sie, kommt er häufig zu spät? Wie erklären Sie, dass es immer wieder zu Streit kommt? Welche Gründe hat dies? Wie könnten Sie sein Verhalten anders attribuieren? Welche alternativen Erklärungen gibt es?")

D2. Vorgehen beim RAT

Psychoedukation

- Erklären, dass man bei besonders positiven oder negativen Ereignissen nach Erklärungen (Attributionen) sucht, d.h., ein störendes Verhalten des Partners/der Partnerin wird interpretiert und zu verstehen versucht.
- Die Art und Weise, wie Attributionen vorgenommen werden, wirkt sich auf die Gefühle, die Motivation, das Verhalten und Befinden aus („Mein Partner reagiert nicht auf mich, weil er mich nicht mehr liebt, das macht mich traurig").
- Häufiges negatives Verhalten des Partners/der Partnerin wird daher immer mehr auf den Charakter oder die Persönlichkeit zurückgeführt („Er ist ein schwieriger Mensch", „Mit ihr kann niemand auskommen").
- Nicht selten werden überzogene Laiendiagnosen vergeben („Sie ist eine Narzisstin", „Er ist ein Psychopath", „Er ist ein Autist").
- Solche ungünstigen Zuschreibungen erschweren oder verunmöglichen Verhaltensänderungen beim anderen.
- Die Bearbeitung dysfunktionaler Attributionsmuster ist notwendig, um Verhaltensänderungen zu ermöglichen und wahrzunehmen (z.B.: „Wie erklären Sie, dass Ihr Partner Ihnen Blumen bringt?").

Realitätstestung

- Ursachenzuschreibungen können realistisch oder verzerrt sein. Sie werden von der Person jedoch meist nicht selbst hinterfragt.
- Therapeut:in fordert die Person auf, ihre Attributionen zu testen, dazu verwendet er/sie eine Attributionstaxonomie (Abramson et al., 1978; Info „Attributionstaxonomie").

> *Therapeut:in:* „Sie sagen, er habe einen schlechten Charakter, sei ein verantwortungsloser Mensch, sonst hätte er den Elternabend nicht vergessen. Mhm. Wie hoch schätzen Sie die Wahrscheinlichkeit ein, dass er den Anlass aus diesem Grund verpasst hat?"

- Anhand der Attributionstaxonomie wird der Person eröffnet, dass es alternative Erklärungen geben kann und daher die eigene Attribution zu prüfen ist („Wie wahrscheinlich ist die getätigte Attribution?").
- Hierzu werden verschiedene Beispiele, Situationen und Bereiche ins Spiel gebracht, um aufzuzeigen, dass er/sie nicht immer und überall so reagiert.

> *Therapeut:in:* „Mhm, Sie sagen 100 %. Heißt das, dass er immer und überall keine Verantwortung übernimmt? Wie sieht es im Beruf aus? Im Alltag bei der Betreuung der Kinder? In Bezug auf Finanzen? In Bezug auf Verpflichtungen?"

- Die Frage ist, weshalb er/sie in gewissen Situationen störendes Verhalten zeigt („Was will er/sie damit mitteilen?").

> *Therapeut:in:* „Mhm, d.h., im Beruf ist er durchaus verantwortungsvoll? Stimmt es dann, dass er ein verantwortungsloser Mensch ist? Was sagt es Ihnen, dass er in gewissen Bereichen Verantwortung übernimmt, in anderen Ihrer Meinung nach nicht?"

Alternative Attributionen

- Wenn erkannt wird, dass der/die Partner:in sich nicht immer und überall negativ verhält, gilt es, alternative Erklärungen zu finden.
- Diese Suche erfolgt mittels Sokratischem Dialog und non-direktiv (Therapeut:in schlägt selbst keine Alternativen vor, sondern lässt sie von der Person suchend entdecken).

Therapeut:in: „Mhm, Sie haben nun gesehen, dass sein Verhalten nicht immer verantwortungslos ist. Es gibt Situationen und Bereiche, wo er Verantwortung übernimmt. Welche alternativen Erklärungen könnte es daher geben, dass er den Elternabend vergessen hat? Wie Sie auf dieser Abbildung sehen (Attributionstaxonomie), gibt es verschiedene Felder, welche unterschiedliche Erklärungen ermöglichen. Suchen Sie mal für jedes Feld eine mögliche Attribution."

- Anhand der Attributionstaxonomie werden mit der Person alternative Erklärungen gesucht, die zwar innerhalb der Person (internal, variabel, spezifisch), beispielsweise als Stressreaktion, oder außerhalb der Person liegen können (ungünstige Umstände, situative Bedingungen: external, variabel, spezifisch oder global).

Therapeut:in: „Gut, Sie sagen, er könnte den Elternabend auch vergessen haben, weil er zurzeit mit einem Projekt sehr stark unter Druck ist. Mhm, das wäre eine alternative mögliche Erklärung. Welche weiteren könnten das Vergessen erklären?"

- Durch dieses offene Suchen werden die Attributionen flexibilisiert und erweitert (neue Erklärungen werden möglich und zugelassen).

Therapeut:in: „Aha, er könnte versäumt haben, den Termin in den gemeinsamen Kalender einzutragen. Gut, das ist eine weitere Erklärung, welche sein Vergessen erklären könnte."

- Schließlich werden die verschiedenen Erklärungsmöglichkeiten miteinander abgeglichen, bewertet und diejenige Erklärungsmöglichkeit ausgewählt, welche am realistischsten ist. Künftig soll nicht vorschnell negativ attribuiert werden, sondern mit genau dieser Offenheit und Unvoreingenommenheit die Situation oder das Verhalten beurteilt werden.

Therapeut:in: „Welche der verschiedenen Erklärungen ist die realistischste? Was bedeutet das für Sie und Ihren Partner? Was bedeutet es für künftige Situationen?"

Zusammenfassung

- Man unterscheidet zwischen Attributionen (situativen Erklärungsversuchen) und dem Attributionsstil (allgemeines Muster der Ursachenzuschreibungen).
- Rein situativ ungünstige Attributionen sind nicht problematisch, dysfunktionale Attributionsmuster oder -stile allerdings schon. Es gilt, ungünstige Attributionsstile zu verändern.
- Veränderungen von Attributionen erfordern ein mehrmaliges, konsequentes Bearbeiten über mehrere Wochen (mitunter kombiniert mit Hausaufgaben).
- Es muss darauf geachtet werden, dass immer beide einbezogen werden (→ Allparteilichkeit).
- Die Bearbeitung von Attributionen im Anschluss an die Trichtermethode (3-Ph-M) erweist sich als besonders sinnvoll, da bei der Trichtermethode beide direkt einbezogen werden (Sprecher- und Zuhörer-Rolle) und ein stärkerer emotionaler Bezug geschaffen wird.

Schwierigkeiten für den Therapeuten/die Therapeutin

- Dysfunktionale Attributionsmuster können auch Folge einer Psychopathologie sein (z. B. Depression). Wird erkennbar, dass die ungünstigen Attributionen nicht Folge der Beziehungsproblematik sind, sondern einer psychischen Störung, gilt es, ebenfalls bei dieser anzusetzen. Dies kann weiterhin im Rahmen der Paartherapie oder in begleitender, paralleler Psychotherapie bei einem anderen Therapeuten/einer anderen Therapeutin erfolgen (je nach Schweregrad und persönlichen Möglichkeiten und Kompetenzen). Falls weiterhin im Rahmen der Paartherapie daran gearbeitet wird, gilt es, die Rahmenbedingungen zu klären und Problem- und Zielanalyse anzupassen.
- Bei Widerstand und Uneinsichtigkeit kann mit Geschichten (Erzählen einer Geschichte, bei der man sich in die fremde Person hineinversetzen kann und aus dieser sicheren Distanz ihr Verhalten attribuieren kann) gearbeitet werden. Es kann leichter sein, bei anderen (unbekannten) Personen alternative Erklärungen zu finden (als beim Partner/bei der Partnerin). Danach versucht der/die Therapeut:in, einen Transfer herzustellen.
- Bei starker Verbitterung kann das Reattributionstraining sehr schwierig werden oder sogar nicht durchführbar sein, da in diesem Fall die Bereitschaft zu einer anderen Sicht fehlt und die Person in ihrer Vorwurfshaltung verharrt und keine alternativen Sichtweisen zulässt.

Hausaufgaben

- Es können Attributionsübungen als Hausaufgabe gegeben werden, bei denen die Partner:innen im Alltag versuchen sollen, bei störendem Verhalten des Partners/der Partnerin anhand der Taxonomie selbst alternative Erklärungen zu suchen. Dazu kann den Partner:innen das Informationsblatt „Attributionstaxonomie" mitgegeben werden (siehe Anhang RAT).

D3. Materialien

Diagnostik

- Spinnendiagramm RAT

Informationsblätter

- Info Attributionstaxonomie

Beziehungspyramide (B-Pyr)

A. Kurzüberblick

Problematik	Geringe Selbstreflexion, Entfremdung, geringe emotionale Intimität und Selbstöffnung, negative Sicht der Partnerschaft, fehlende Zukunftsperspektive
Ziele	• Förderung der Selbstreflexion und individuellen Positionierung • Förderung des Verständnisses bezüglich Prioritäten und Visionen des Partners/der Partnerin in Bezug auf die Partnerschaft • Förderung des Verständnisses der internen psychischen Dynamik des Partners/der Partnerin: Welche Paareigenschaften haben seiner/ihrer Meinung nach zur Problementstehung geführt bzw. tragen zur Lösungsfindung bei? (Persönliche Erklärungsmodelle)
Methode	Kognitiv-emotionale Intervention: kreativ-emotionaler Zugang zur aktuellen Problemsituation und zu Visionen in der Beziehung
Indikation	Bei sämtlichen Paaren, speziell auch bei Paaren mit Ermüdungserscheinungen und fehlender Langzeitperspektive; kann auch zur Herausarbeitung von Partner:inwahlkriterien genutzt werden (z. B. im Rahmen einer Trennungsbegleitung)
Diagnostik	Die B-Pyr ist per se ein diagnostisches Instrument zum Aufzeigen der Beziehungsdynamik.
Voraussetzungen	Neutrale bis positive Paarinteraktion sollte möglich bzw. schon erarbeitet sein (vgl. RT, KT).
Setting	Triadisches Setting
Therapeut:innenverhalten	Sokratischer Dialog, Hilfe bei der individuellen und dyadischen kognitiven und emotionalen Selbstexploration, Anleitung der Analyse im Paar, analysieren, klären und vergleichen, synthetisieren
Anzahl Sitzungen	1 bis 2 Sitzungen (oder je nach Bedarf, kann bei entfremdeten oder ermüdeten Paaren auch mehr Raum einnehmen)
Therapiekarten (Bodenmann & Bodenmann-Kehl, 2024a)	Therapiekarte Nr. 58 (eventuell auch Nr. 59, 60)
Übungsblätter	Keine
Informationsblätter	Keine

B. Indikation

B1. Zielgruppe und Problemkonstellation

- Grundsätzlich bei allen Paaren indiziert, bei welchen eine neutrale Paarinteraktion möglich bzw. schon erarbeitet ist
- Besonders hilfreich bei entfremdeten Paaren, die wenig über die Beweggründe, Ziele, Motive, Prioritätensetzungen des Partners/der Partnerin bezüglich der Partnerschaft wissen und denen eine Zukunftsperspektive respektive Beziehungsvisionen fehlen, aber auch bei Paaren mit mangelhaftem Verständnis der Problementstehung in der Partnerschaft oder diffuser Problemwahrnehmung
- Mögliche Bereiche:
  - Liebe („Was ist mir bei der Liebe wichtig?“)
  - Partnerschaft („Was muss vorliegen, damit ich glücklich bin?“)
  - Partnerschaftliche Sexualität („Wie sieht für mich erfüllende Sexualität aus?“)
  - Erziehung („Was ist mir bei der Erziehung unserer Kinder wichtig?“)
  - Partnerwahl („Welche Eigenschaften sollte mein Partner/meine Partnerin mitbringen, damit eine Beziehung zusammen gelingen kann?“

B2. Zeitpunkt der Durchführung und Voraussetzungen

- Die B-Pyr sollte erst angewendet werden, wenn das RT positive Effekte gezeigt hat und die Partner:innen fähig sind, mindestens neutral miteinander zu interagieren, d. h., die dazu notwendigen Voraussetzungen (Grundpositivität, wechselseitiger Respekt, Empathiefähigkeit) müssen gegeben sein.
- Beide Partner:innen müssen bereit sein, sich in gleichem Maße auf die Methode einzulassen und sich selbst zu öffnen.

C. Ziele der Methode

- Förderung der individuellen und dyadischen Selbstreflexion und Positionierung der Partner:innen in Bezug auf die Partnerschaft:
  - „Was ist mir wichtig in der Partnerschaft?“ (Ideal-B-Pyr)/„Wo stehen wir, wie sieht unsere Beziehung für mich aus?“ (Real-B-Pyr: *Kongruenz/Diskrepanz*)/„Wie zufrieden bin ich mit der Beziehung respektive was fehlt mir?“
  - „Wie sehen meine *persönlichen Erklärungsmodelle* aus? Welche *Faktoren* oder *paarinternen Mechanismen* haben meiner Meinung nach zur *Problementstehung* in der Partnerschaft beigetragen? Welche Mechanismen oder Ansatzpunkte könnten einen *Lösungsweg* darstellen?“
- Förderung des Verständnisses der internen psychischen Dynamik des Partners/der Partnerin:
  - Verständnis für seine/ihre Beweggründe, Ziele, Motive, Prioritätensetzungen sowie sein/ihr „persönliches Erklärungsmodell“
  - Verständnis für seine/ihre Vorstellungen davon, wie paarbezogene Ziele erreicht werden können
  - Verständnis für seine/ihre Bedenken, Blockaden und Ängste in Bezug auf die Erreichung der paarbezogenen Ziele
- Gegenseitige emotionale Kontaktaufnahme des Paares über die durch die B-Pyr angeregte Diskussion im Paar (→ emotionaler Zugang, nicht nur rationale Analyse)
- Analyse der Beziehungsdynamik (gemeinsame Variante: Analyse, wie das Paar die Pyramide gemeinsam legt, wer sich in welcher Weise einbringt, wer dominant ist und wer sich am Ende durchsetzt, ob es überhaupt zu einem gemeinsamen Ergebnis kommt)

D. Therapieanleitung

D1. Formale Kriterien

Kurzer Theoretischer Hintergrund

- Die B-Pyr basiert auf der Q-Sort Technik (Rogers & Dymond, 1954).
- Die B-Pyr stellt die Anpassung des Q-Sort auf die Arbeit mit Paaren dar, wobei ebenfalls ein Real- und ein Idealbild der Partnerschaft erstellt werden sollen.
- Darüber hinaus ermöglicht die hierarchische Anordnung von Beziehungseigenschaften, dass sich die Partnerin/der Partner ihrer/seiner persönlichen Erklärungsmodelle, Bedürfnisse, Wünsche und Visionen sowie jener seines/ihres Partners bewusst wird.

Charakteristika der Intervention

- *Non-direktiver Zugang*: Fördert die Selbstreflexion und individuelle Beurteilung der Partnerschaft: Diskrepanz zwischen Real- und Ideal-Einschätzung der Partnerschaft (individueller Vergleich zwischen B-Pyr-Real und B-Pyr-Ideal : Kongruenz vs. Diskrepanz der Einschätzungen beider Partner:innen)
- Verwendung von Kärtchen mit Begriffen von Eigenschaften oder Bildern (siehe Therapiekarte Nr. 58 von Bodenmann & Bodenmann-Kehl, 2024a; es kann jedoch auch eine eigene Bildersammlung für die Q-Sort-Methode verwendet werden oder Kärtchen mit diversen Begriffen)
- Kognitiv-emotionale Arbeit mit Fokus auf Selbstexploration und emotionaler Selbstöffnung (bei sprechender Person) und emotionalem Mitschwingen (bei zuhörender Person), um gegenseitiges Verständnis für das Erleben und die Vorstellungen des anderen zu schaffen
- Durchführung in *zwei Varianten* möglich: *individuelle* (vier Schritte) und *dyadische Variante* (zwei Schritte)

- Die *dyadische Variante* ermöglicht diagnostische Einsicht in die *Kommunikationsstruktur*, die *Paardynamik* und *Machtmuster* wie Dominanz (Wer hat einen höheren Sprecheranteil und wirkt dominant?) und Penetranz (Wer setzt seine Ansichten durch und hat mehr Macht?).
- Therapeut:in verwendet Methode des *Sokratischen Dialogs (W-Fragen: Was? Wie? Warum?).*
- Langsames, behutsames Vorgehen: Wichtig ist, der sprechenden Person genügend Zeit für die Selbstexploration zu lassen (Bedürfnisse erspüren und benennen können).
- Keine Interpretationen, nur behutsames Begleiten (Therapeut:in als Faszilitator:in; damit ist gemeint, dass man die Initiative beim Paar lässt, es nur behutsam begleitet und mittels Sokratischem Dialog zur gegenseitigen Selbstöffnung animiert)

Wirkungsweise der Methode

- Das Darlegen der eigenen Visionen, Wünsche (Ideal-B-Pyr) und des aktuellen Erlebens der Beziehung (Real-B-Pyr) macht sowohl die Problemwahrnehmung als auch die kontrastierende Ideal-Vorstellung (Zielsetzung, Wunsch, Vision) bewusster.
- Der/die Therapeut:in unterstützt das Paar dabei, die eigenen (individuelle Variante) bzw. die gemeinsamen „persönlichen Erklärungsmodelle" (dyadische Variante) für den Aufbau von gemeinsamen Zielen und Visionen zu nutzen.
- Dadurch wird das Wir-Gefühl gestärkt und Wege mit dem Paar erarbeitet, wie es sich dem Idealzustand annähern kann.

Zeitrahmen

- 1 bis 2 Sitzungen (je nach Bedarf, bei entfremdeten Paaren länger)
- Pro Sitzung eine Mindestdauer von 90 Minuten (ideal sind 100 Minuten), da die Methode insgesamt rund 90 Minuten erfordert, weil beide Partner:innen in beiden Rollen aktiv werden sollen (→ Allparteilichkeit)
- Gleich viel Zeit für jede Person in jeder Sitzung (→ Allparteilichkeit)

Therapeut:innenverhalten

- Sokratischer Dialog: Hilfe bei der emotionalen Selbstexploration (→ Was löst Diskrepanz zwischen Real und Ideal aus? Wie kann man diese Gefühle für die Motivierung beider Partner:innen nutzen? Wie verändern sich die Gefühle, wenn man sich die Idealpyramide vorstellt, und dass diese in der eigenen Partnerschaft approximiert werden könnte?)
- Mithilfe bei der Analyse von Ideal- und Realbild durch das Paar (Aufzeigen, Verdeutlichen, Bewusstmachen, Gedanken mit Gefühlen verbinden lernen, Mut zur eigenen Sichtweise stärken, Ermöglichen von kreativen, neuen Ansätzen und zur Realisierung von Visionen → Mut stärken zu Veränderung)

D2. Vorgehen bei der B-PYR

Individuelle Variante

Erster Schritt: Individuelles Erstellen der B-Pyr-Ideal und B-Pyr-Real

- Therapeut:in lädt beide Partner:innen ein, je eine B-Pyr-Ideal sowie eine B-Pyr-Real zu erstellen. Beide erstellen die jeweiligen Pyramiden unabhängig voneinander.

Tabelle 12: Vier Schritte zur Durchführung der individuellen Variante der B-Pyr

Schritt	Verhalten	Inhalt/Umsetzung
1. Individuelles Erstellen der B-Pyr Ideal und Real (15 bis 20 Minuten)	• Individuelle Reflexion und Visualisierung	Individuelles Erstellen der B-Pyr-Ideal und der B-Pyr-Real von Partner:in A und B (unabhängig voneinander)
2. Darlegen der B-Pyr Ideal und Real (15 bis 20 Minuten)	• Selbstöffnung von Partner:in A • Wertschätzendes Zuhören von Partner:in B	Vorstellen der B-Pyr-Ideal und der B-Pyr-Real durch Partner:in A, während Partner:in B zuhört und emotional mitschwingt; Nachfragen und angemessene Kommentare von B erlaubt
3. Darlegen der B-Pyr Ideal und Real (15 bis 20 Minuten)	• Selbstöffnung von Partner:in B • Wertschätzendes Zuhören von Partner:in A	Darlegen der B-Pyr-Ideal und der B-Pyr-Real durch Partner:in B, während Partner:in A zuhört und emotional mitschwingt; Nachfragen und angemessene Kommentare von A erlaubt
4. Therapeut:in unterstützt beide Partner:innen im Vergleich der vier Pyramiden (15 bis 20 Minuten)	• Selbstöffnung von Partner:in A und B	Therapeut:in unterstützt mithilfe des Sokratischen Dialogs den Vergleich der B-Pyr auf kognitiver und emotionaler Ebene zur Förderung des gegenseitigen Verständnisses

Therapeut:in: „Sie sehen hier beschriftete und leere Kärtchen mit verschiedenen Begriffen darauf, die in einer Partnerschaft eine wichtige Rolle spielen können. Vielleicht wollen Sie noch eigene Begriffe auf die leeren Kärtchen schreiben? Wählen Sie je 10 Kärtchen aus. Legen Sie diese anschließend bitte unabhängig voneinander (also jede/r für sich) in Pyramidenform vor sich hin. Die Eigenschaft, die Ihnen in einer idealen Partnerschaft am wichtigsten erscheint, legen Sie an die Spitze. Je weniger wichtig ein Begriff ist, desto tiefer legen Sie ihn in der Pyramide. Legen Sie links eine Pyramide, wie Sie sich eine ideale Partnerschaft vorstellen (oder es sich für Ihre Beziehung wünschen), und rechts, wie Sie Ihre Partnerschaft aktuell/real empfinden."

Zweiter und dritter Schritt: Darlegen der B-Pyr-Ideal und B-Pyr-Real

- Therapeut:in fragt, wer zuerst seine Pyramiden vorstellen möchte. Wer beginnt, ist nicht entscheidend, es wird beiden dieselbe Zeit zur Verfügung gestellt (→ Allparteilichkeit).

Therapeut:in: „Erklären Sie sich gegenseitig nun Ihre ideale B-Pyr. Das heißt, welche Eigenschaften Ihnen in einer idealen Beziehung als am wichtigsten bzw. weniger wichtig erscheinen respektive was Sie sich wünschen würden. Versuchen Sie herauszuarbeiten, weshalb dies so ist und was es bei Ihnen gefühlsmäßig auslöst, wenn Realität und Wunsch nicht übereinstimmen. Weshalb ist Ihnen die Eigenschaft an der Spitze der Pyramide so wichtig? Was sagt Ihnen das? Inwiefern ermöglicht diese Beziehungseigenschaft, dass eine Partnerschaft gut funktioniert? Wie hängt diese Eigenschaft mit den anderen, weiter unten platzierten Eigenschaften zusammen?" (vgl. Beispiel)

- Partner:in A erläutert zunächst seine/ihre B-Pyr-Ideal, anschließend die B-Pyr-Real. Während dieser Zeit wird Partner:in B mit Blickkontakt regelmäßig einbezogen (→ Joining).
- Therapeut:in ermöglicht eine kognitiv-emotionale Analyse mittels Sokratischem Dialog und fördert die emotionale Selbstöffnung mit W-Fragen (wie, was, warum?) in Bezug auf die Positionen der Begriffe bzw. den Eigenschaften in der Pyramide.
- Partner:in B wird immer wieder einbezogen und gefragt, ob er/sie den Ausführungen folgen kann und emotional mitgeht.
- Nach der Bearbeitung der Pyramide von Partner:in A und einem informativen Feedback geht Therapeut:in zur B-Pyr-Ideal und B-Pyr-Real von Partner:in B über und verfährt analog (informatives Feedback: Rückmeldung an die Person, was sie gut gemacht hat, was einem als Therapeut:in besonders positiv aufgefallen ist und welche positive Veränderung sichtbar war; allenfalls auch auf Schwächen und Schwierigkeiten hinweisen, an welchen weitergearbeitet werden kann).
- Therapeut:in fördert die Selbstöffnung zunächst von Partner:in A in dessen/deren Durchgang, dann von Partner:in B in dessen/deren Durchgang sowie das wertschätzende Zuhören in der jeweiligen Rolle der zuhörenden Person.

Therapeut:in: „Erklären Sie einander nun Ihre reale B-Pyr. Welche Eigenschaften charakterisieren Ihre Beziehung am stärksten und wie erleben Sie dies gefühlsmäßig? Was fehlt gegenwärtig in Ihrer Beziehung? Wie ist dies zustande gekommen? Wer hat dazu in welcher Art und Weise beigetragen? Wo sind die größten Unterschiede zu Ihrer Ideal-Pyramide?

Welche Eigenschaften müssten stärker gelebt werden und was würden Sie damit erreichen?"

Vierter Schritt: Therapeut:in unterstützt beide Partner:innen im Vergleich der vier Pyramiden

- Therapeut:in unterstützt mithilfe des Sokratischen Dialogs den Vergleich der beiden Pyramiden.

Therapeut:in: „Nun lassen Sie uns je die beiden Pyramiden, die Sie gelegt haben, vergleichen. Was fällt Ihnen auf? Wo sehen Sie Gemeinsamkeiten, wo Unterschiede, d.h., wo stimmen Sie in Ihren Wünschen überein, wo nicht? Was bedeutet das für Sie? Welche Gefühle kommen hoch, wenn Sie diese Unterschiede so vor sich sehen? Wo sehen Sie Ansatzpunkte, um Ideal und Real näher zusammenzubringen?"

- Es werden Kongruenzen (liegen die Kärtchen für Ideal nahe bei denen der Real-Pyramide) versus Diskrepanzen (wichtige Eigenschaften der Ideal-Pyramide sind sehr weit unten in der Real-Pyramide) innerhalb einer Person und zwischen den Partner:innen herausgearbeitet (z.B. Partner:in A hat eine völlig andere Gewichtung von Eigenschaften als Partner:in B).
- Dabei fokussiert Therapeut:in insbesondere auf das emotionale Erleben und ermöglicht mit Sokratischem Dialog die emotionale Selbstöffnung.

Therapeut:in: „Wie erklären Sie beide je Ihre aktuelle Paarsituation und wie unterscheiden Sie sich in Ihren Wahrnehmungen und wo stimmen Sie überein? Was bedeutet es, dass Sie Eigenschaften zum Teil sehr unterschiedlich gewichten? Was löst das bei Ihnen aus? Wo sehen Sie Lösungen, um den Bedürfnissen des Partners/der Partnerin entgegenzukommen?"

- Es wird zuerst bei der einen Person, dann bei der anderen Person der Vergleich bearbeitet.
- Therapeut:in verhält sich allparteilich, ermöglicht und fördert emotionale Selbstöffnung und verständnisvolles Zuhören.

Beispiel für Schritt 2 und 3 der B-Pyr: Beziehungseigenschaften und Erklärungsmodelle erkunden (Transkript)

Therapeut:in (zu Partner:in A): Erklären Sie uns Ihre Pyramide?

Partner:in A: Ich habe oben an der Spitze der idealen Beziehungs-Pyramide die Eigenschaft „Nähe und Intimität" gelegt. Gleich darunter die beiden Kärtchen „Tiefgründige Gespräche" und „Verständnis füreinander". In der drittobersten Stufe folgt „Geborgenheit", „gemeinsames Wachstum" und „persönliche Entwicklung" und schließlich zuunterst stehen die Begriffe „Treue", „Sexualität", „äußerliche Anziehung" sowie „materielle Sicherheit". So würde ich mir unsere Beziehung wünschen.

Therapeut:in: Mhm, sehr schön. Weshalb ist für Sie Nähe und Intimität in der Beziehung so wichtig? Wie hängen diese mit den anderen benachbarten Eigenschaften zusammen?

Partner:in A (überlegt): Nähe und Intimität bilden die Grundlage für alles. Wenn ich mich meinem Partner nahe fühle, kann ich mich selbst öffnen und tiefgründige Gespräche führen, daraus ergibt sich das Verständnis füreinander. Wenn wir Verständnis füreinander haben, fühle ich mich richtig geborgen, wir können gemeinsam wachsen, und auch ich kann mich persönlich weiterentwickeln. Sexualität und Treue ergeben sich von selbst daraus. Äußerliche Anziehung und materielle Sicherheit sind für mich zweitrangig.

Therapeut:in: Mhm, sehr gut, vielen Dank. Was würden Sie sich wünschen?

Partner:in A: Ich würde mir wünschen, dass wir dies in unserer Beziehung so leben könnten. Dass wir uns über Gespräche wieder näherkommen.

Therapeut:in: Was ist bei Ihrer realen Beziehungs-Pyramide anders als bei der idealen Pyramide?

Partner:in A (überlegt): Die Karte „Nähe und Intimität" ist ganz unten. Auch das „Verständnis füreinander", die „Geborgenheit" und die „tiefgründigen Gespräche" haben kaum Bedeutung in unserer Partnerschaft. Das entfremdet uns voneinander.

Therapeut:in: Was löst dies bei Ihnen aus?

Partner:in A (leise): Es enttäuscht mich, ja frustriert mich.

Therapeutin (behutsam): Mhm, gibt es noch weitere Gefühle?

Partner:in A (nachdenklich): Es macht mich traurig und hilflos.

Therapeut:in: Mhm, sehr gut. Wie denken Sie, ist Ihre aktuelle Paarsituation zustande gekommen?

Partner:in A: Wir haben diese Nähe nicht aufbauen können, deshalb führten wir keine persönlichen Gespräche und konnten kein wirkliches Verständnis füreinander entwickeln. Mein Partner ist mir fremd geworden und es findet kein gemeinsames Wachstum statt. Die Sexualität leidet und ich habe Angst, dass eines Tages einer von uns beiden fremd gehen wird.

Therapeut:in: Sehr gut, vielen Dank. *(Zu Partner:in B)* Und wie sieht Ihre ideale Pyramide aus?

Partner:in B: Ich habe zuoberst die Eigenschaft „tiefgründige Gespräche" gelegt. Gleich darunter die beiden Kärtchen „Nähe und Intimität" sowie „Geborgenheit". In der drittobersten Stufe dann „Verständnis füreinander", gemeinsames Wachstum" und „Sexualität". Zuunterst folgen „äußerliche Anziehung", „materielle Sicherheit", „Treue" sowie „persönliche Entwicklung".

Therapeut:in: Mhm, sehr schön. Weshalb sind für Sie tiefgründige Gespräche in der Beziehung so wichtig und wie hängt dies mit den anderen benachbarten Karten zusammen?

Partner:in B (nachdenklich): Ohne dieses Vehikel können wir uns doch gar nicht nahe sein und den anderen verstehen. Früher hatten wir uns oft einfach hingesetzt und ausgetauscht, hatten immer ein offenes Ohr für den anderen. Das ist heute nicht mehr so. Keiner nimmt sich mehr Zeit, alles passiert zwischen Tür und Angel.

Therapeut:in: Mhm, damit kommen Sie schon zur Real-Pyramide. Was ist bei Ihrer realen Beziehungspyramide anders als bei der idealen Pyramide?

Partner:in B: Die „tiefgründigen Gespräche, die „Nähe und Intimität" sind weit unten in der Pyramide. Auch das „Verständnis füreinander" und die „Geborgenheit" sind unten, also kaum vorhanden.

Therapeut:in (behutsam): ... und was löst das für Gefühle aus?

Partner:in B: Ich weiß nicht, Sprachlosigkeit.

Therapeut:in (behutsam): Was löst diese Sprachlosigkeit aus?

Partner:in B: Es ist frustrierend, ich fühle mich zurückgewiesen.

Therapeut:in (behutsam): ... sich zurückgewiesen fühlen?

Partner:in B: Ja, das ist unschön, macht mich resigniert.

Therapeut:in (behutsam): Mhm, sehr gut, resigniert. Gibt es noch andere Gefühle?

Partner:in B: Resignation trifft es ganz gut, es hat alles irgendwie keinen Sinn mehr.

Therapeut:in (behutsam): Und wie sehen Sie das Zustandekommen Ihrer aktuellen Paarsituation?

Partner:in B: Ich sehe die fehlenden „tiefgründigen Gespräche" als Ursache allen Übels. Deshalb konnten wir keine Nähe aufbauen und haben das Verständnis füreinander verloren. Wie meine Frau sagt, sind wir uns fremd geworden, haben kaum noch Sex und wissen nicht so recht, wie es weitergehen soll.

Beispiel für Schritt 4 der B-Pyr: Vergleich von Pyramiden und Erklärungsmodellen (Transkript)

Therapeut:in (zu beiden): Wo sehen Sie Unterschiede, wo Gemeinsamkeiten bei Ihren Pyramiden?

Partner:in B: Ich stimme in vielem mit meiner Frau überein, nur lokalisiere ich die Ursache unserer Situation anders: Ich denke, wir müssen zunächst persönlichere, tiefere Gespräche führen, um uns wieder näherzukommen.

Partner:in A (seufzt): Mir fehlt aber der Mut für tiefgründige Gespräche, wenn wir uns noch nicht nah sind.

Partner:in B (bestimmt): Aber überleg doch mal. Ist es nicht zu Beginn jeder Beziehung so, dass man es wagt, sich selbst zu öffnen, und man dann schaut, wie das Gegenüber reagiert? Wenn man sich dann nach der Selbstöffnung aber verstanden fühlt, ist man dem anderen ein Stück nähergekommen. Es ist immer ein Risiko dabei.

Partner:in A (nachdenklich): Eigentlich hast du recht. Es bleibt immer ein gewisses Risiko, nicht verstanden zu werden, aber wenn man sich gefühlsmäßig abgeholt fühlt, wächst die Nähe. Ich glaube, du hast recht: Wenn zwei Personen sich noch nicht gut kennen, stimmt deine Reihenfolge der Eigenschaftskarten. Die tiefgründigen Gespräche stehen am Anfang. Und wir sind uns ja eigentlich ganz fremd geworden, wir sind fast wie zwei Fremde, die am Anfang einer neuen Beziehung stehen.

Therapeut:in: Wo würden Sie einen Lösungsweg sehen? Wie könnten Sie diese Überlegungen umsetzen?

Partner:in A (leise): Es würde mir sehr helfen, wenn du damit beginnst, dich selbst zu öffnen, und mich ebenfalls dazu aufforderst, wenn ich zögere und ins alte Muster falle. Wir sollten es wagen. Es würde mir viel bedeuten, aber ich glaube, ich brauche Hilfe von dir dabei.

Partner:in B (weich): Das ist sehr schön für mich zu hören. Ja, lass es uns versuchen. Ich werde damit beginnen, dir wieder persönliche Dinge zu erzählen, und ich werde auch dich daran erinnern, dies zu tun, solltest du es vergessen. Und ganz wichtig ist, dass wir uns wieder Zeit dafür nehmen. Man müsste fast ein Kärtchen mit dem Begriff „Zeit" ganz oben hinlegen.

Therapeut:in: Schön, da scheinen Sie gemeinsam eine Vision zu entwickeln, wie es weitergehen könnte und wo Sie ansetzen können.

Dyadische Variante

Tabelle 13: Vorgehen bei der B-Pyr (dyadische Variante)

Die einzelnen Schritte der B-Pyr
c) Erstellen der B-Pyr-Ideal und der B-Pyr-Real durch Partner:in A und B gemeinsam (eventuell beide Pyramiden in derselben Sitzung oder je nach Paar und Schweregrad der Problematik und therapeutischer Zielsetzung in unterschiedlichen Sitzungen) (20 Minuten)
d) Therapeut:in beobachtet die Dynamik der Paarinteraktion (Dominanz/Penetranz/Ausgeglichenheit, Prozess, Verlauf, Lösungsfindung). Falls möglich, ist es sinnvoll, die Aufgabe zu videografieren.
e) Therapeut:in spricht mithilfe des Sokratischen Dialogs die beobachtete Paardynamik an und arbeitet Beobachtungen heraus: Wer war wie engagiert? Wer hat sich in welcher Art eingebracht? Wer hat sich am Ende durchgesetzt oder war es ein gemeinsames, kooperatives Vorgehen? (20 Minuten)
f) Therapeut:in erarbeitet mit dem Paar die in der B-Pyr sichtbaren gemeinsamen Prioritätensetzungen sowie das gemeinsame „Erklärungsmodell" in Bezug auf Problementstehung und Lösungsweg. (30 Minuten)

Schritt 1: Gemeinsames Erstellen der B-Pyr-Ideal und B-Pyr-Real: dyadische Variante

- Therapeut:in lädt beide Partner:innen ein, gemeinsam eine B-Pyr-Ideal sowie eine B-Pyr-Real zu erstellen.

Therapeut:in (Beginn Instruktion vgl. individuelle Variante):

„Legen Sie links gemeinsam eine Pyramide, wie Sie sich Ihre ideale Partnerschaft vorstellen, und rechts eine Pyramide, die Ihre aktuelle Beziehung darstellt. Sollten Sie sich in Bezug auf das Legen der beiden gemeinsamen Pyramiden nicht sofort einig sein, lassen Sie sich nicht entmutigen. Diskutieren Sie solange, bis Sie sich auf eine gemeinsame Pyramide einigen können, welche für Sie beide stimmt."

- Eventuell den Prozess der Pyramiden-Erstellung aufnehmen, um die benannten Schwierigkeiten aufzuzeigen

Schritt 2: Analyse von B-Pyr-Ideal und B-Pyr-Real und Analyse der Paardynamik: dyadische Variante

- Therapeut:in erarbeitet mit dem Paar die in der B-Pyr sichtbaren gemeinsamen Prioritätensetzungen sowie das gemeinsame Partnerschaftsmodell in Bezug auf Problementstehung und mögliche Lösungswege („Wie soll die Beziehung in Zukunft aussehen, damit beide glücklich sein können?").

> *Therapeut:in:* „Zunächst zu Ihrer gemeinsamen B-Pyr-Ideal. Welche Eigenschaften sind Ihnen in einer idealen Beziehung am wichtigsten bzw. weniger wichtig? Erklären Sie, weshalb dies so ist. Weshalb haben Sie diese Eigenschaft an die Spitze der Pyramide gelegt? Inwiefern ermöglicht diese Beziehungseigenschaft, dass Ihre Beziehung gut funktioniert und Sie beide glücklich sind? Wie hängt diese Eigenschaft Ihrer Meinung nach mit den darunterliegenden Eigenschaften zusammen?"

- Therapeut:in analysiert mit dem Paar die beobachtete Paardynamik (Dominanz, Penetranz, Ausgeglichenheit, Dynamik, Ausgang).

> *Therapeut:in:* „Wie sieht es mit Ihrer B-Pyr-Real aus? Wodurch charakterisiert sich Ihre Beziehung am stärksten? Wo sind die größten Unterschiede zu Ihrer Ideal-Pyramide? Welche Eigenschaften müssten stärker gelebt werden und was würden Sie damit erreichen? Was denken Sie, ist an Veränderung möglich und wie könnten Kompromisse bzw. Lösungen aussehen?"
>
> *Therapeut:in:* „Wie haben Sie die Paarinteraktion erlebt? Wer, denken Sie, hat sich durchgesetzt? Auf welche Weise? War die Interaktion ausgeglichen? Weshalb nicht? Ist diese Art der Kompromissfindung aussagekräftig für Ihren Paaralltag zu Hause? Was fällt Ihnen auf, wenn Sie die Video-Sequenz betrachten? Was möchten Sie verändern? Auf welche Weise könnte jeder von Ihnen zu der gewünschten Veränderung beitragen?"

Schwierigkeiten für den Therapeuten/ die Therapeutin

- Bei der individuellen Variante kann es für die Partner:innen schwierig sein, fokussiert zuzuhören (Schritt 2 und 3). Hier ist es wichtig, dass der/die Therapeut:in die zuhörende Person auf die Zuhörer-Rolle hinweist und regelmäßig einbezieht (Prompting, Joining).

> *Therapeut:in:* „Bitte bleiben Sie vorerst nur in der Rolle der zuhörenden Person und versuchen Sie zu verstehen, was Ihr Partner/Ihre Partnerin sagt, was ihm/ihr wichtig ist, welche Erklärungsmodelle er/sie hat und wie sich die Situation für sie/ihn anfühlt. Sie werden gleich anschließend Gelegenheit erhalten, Ihre Sichtweise und Ihr Erleben vorzustellen."

- Gleichzeitig sollte darauf geachtet werden, dass die Gesprächsgestalten der sprechenden Person nicht zu groß werden.
- Ein Partner/eine Partnerin kann sich durch eine wahrgenommene deutliche Diskrepanz der Ideal- und Real-Pyramide entmutigt fühlen, was es motivierend aufzufangen gilt.

> *Therapeut:in:* „Lassen Sie sich nicht entmutigen. Wenn Sie sich bewusst werden, wo Ihrer Meinung nach Ihre Partnerschaft steht bzw. was noch fehlt, und wenn Sie dies Ihrem Partner/Ihrer Partner aufzeigen können, schaffen Sie eine neue Art von Nähe und Bezogenheit. Dies ist ein Grundpfeiler für eine positive gemeinsame Weiterentwicklung. Wir wollen nun miteinander herausarbeiten, wie Sie die Wünsche bezüglich Ihrer Partnerschaft umsetzen können."
>
> *Therapeut:in:* „Denken Sie daran, dass es sich lediglich um eine Momentaufnahme handelt. Lassen Sie uns zunächst überprüfen, was jeder von Ihnen unter den gewählten Begriffen versteht. Wo sind dennoch Gemeinsamkeiten zu finden, sei es bei den persönlichen Erklärungsmodellen zur Problementstehung oder bezüglich Ihrer Ansichten zum Lösungsweg. Dieser gemeinsame Austausch allein schafft schon neue Nähe in Ihrer Beziehung. In der nächsten Therapiesitzung werden wir zudem die dyadische Variante durchführen, in welcher Sie gemeinsam nur eine Pyramide zur idealen Partnerschaft sowie eine gemeinsame Pyramide zur realen Paarsituation legen."

- Eine große Diskrepanz zwischen den persönlichen Erklärungsmodellen bezüglich der Ansichten zur Problementstehung und/oder möglichen Lösungswegen kann demotivierend sein.
- Zu ausufernde Schilderungen sind mittels „Einfädeln" zu strukturieren, indem der/die Therapeut:in in den Gesprächsfluss einfädelt und weiterführende Impulse gibt (z. B.: „Mhm gut, doch bleiben Sie mal bei diesem Gefühl der Enttäuschung, was hängt da noch daran?").
- Bei der dyadischen Variante kann es den Paaren Schwierigkeiten bereiten, die gemeinsame Ideal-Pyramide (B-Pyr-Ideal) und/oder die gemeinsame Real-Pyramide (B-Pyr-Real) zu legen. Hier kann auch die Therapiekarte Nr. 60 „Wünsche an die gute Fee" (Bodenmann & Bodenmann-Kehl, 2024a) hilfreich sein, um ein Denken „out of the box" zu ermöglichen und neue Impulse zu geben.

> *Therapeut:in*: „Wenn Sie es schwierig fanden, sich auf eine gemeinsame Variante festzulegen, überprüfen Sie, was jeder von Ihnen unter den gewählten Begriffen versteht. Dies muss nicht deckungsgleich sein. Versuchen Sie zudem, durch eine weitere Diskussion herauszufinden, wo Sie gleichwohl Gemeinsamkeiten mit Ihrem Partner/Ihrer Partnerin feststellen. Auch können Sie lee-

re Kärtchen hinzunehmen und sich auf neue, für beide passende Begriffe einigen. Vielleicht vereinfacht Ihnen dies, die gemeinsamen Pyramiden zu legen."

- Wenn das Paar sich gar nicht mehr auf eine gemeinsame Pyramide einigen kann, sollte überprüft werden, ob das Paar noch ausreichend Perspektive sieht, um die Beziehung weiterzuführen (eventuell Übergang zu TK).

Hausaufgaben

- Die Pyramiden bieten einiges an Diskussionsstoff und Konfliktpotenzial und sollten deshalb nicht als Hausaufgaben aufgegeben werden.
- Als Hausaufgabe kann gegeben werden, Begriffe auf Kärtchen zu notieren, die einem in Bezug auf die Fragestellung (Liebe, Partnerschaft, Sexualität, Erziehung, Partnerwahl) wichtig sind, damit diese Kärtchen in der Therapiesitzung dann bereits vorliegen und direkt mit dem Legen der Pyramiden begonnen werden kann.

D3. Materialien

Keine

Interventionen zu Kapitalization (IK)

A. Kurzüberblick

Problematik	Kapitalization ist Ausdruck der Bereitschaft und der Fähigkeit der Partner:innen, Positivität im Alltag miteinander zu teilen. Etlichen Paaren gelingt dies nicht, wodurch eine wichtige Beziehungsressource nicht genutzt wird.
Ziele	Erhöhung der Bereitschaft und Fähigkeit, sich an Erfolgen des anderen mitzufreuen, Stolz auf den/die Partner:in zu empfinden und ausdrücken zu können
Methode	Kognitiv-emotionale Methode, sinnvoll auch im Zusammenhang mit den Modulen Commitment/Erwartungen, Reattributionstraining und Dankbarkeit oder im Zusammenhang mit der Beziehungs-Lifeline
Indikation	Bei Paaren, bei denen Missgunst, Neid und Eifersucht ein wichtiges Thema sind
Diagnostik	Nur mündliches Erfragen, keine diagnostischen Hilfsmittel
Voraussetzungen	Erfolgreich absolviertes RT, KT und vorhandenes Commitment
Setting	Triadisches Setting (falls die Trichtermethode verwendet wird, dann dyadisches Setting)
Therapeut:innenverhalten	Fokus auf Positivität, das Thema wird eventuell anhand einer Paargeschichte, eines Fallbeispiels oder eines Mottos angesprochen.
Anzahl Sitzungen	In der Regel ist 1 Sitzung ausreichend, das Thema kann während der Therapie an passender Stelle immer wieder aufgegriffen werden.
Therapiekarten (Bodenmann & Bodenmann-Kehl, 2024a)	Therapiekarte Nr. 55
Übungsblätter	Keine
Informationsblätter	Keine

B. Indikation

B1. Zielgruppe und Problemkonstellationen

- Die Intervention kann bei vielen Paaren nützlich sein.
- Hauptsächlich indiziert ist die IK bei Paaren, bei denen einer oder beide Partner:innen starke Gefühle von Missgunst, Neid oder Eifersucht dem anderen gegenüber empfinden.

B2. Zeitpunkt der Durchführung und Voraussetzungen

- Variiert, jedoch wird IK meist im mittleren Verlauf der Therapie eingesetzt
- Kann im Zuge weiterer kognitiver Methoden (Commitment/Erwartungen, Attributionen) angezeigt sein

C. Ziele der Methode

- Erhöhung reziproker Freude, Zufriedenheit und von gegenseitigem Stolz
- Förderung von Empathie und Mitgefühl bei positiven Erlebnissen („uplifts"), die der Partner/die Partnerin erlebt
- Stärkung des Wir-Gefühls durch Validierung der Leistungen des anderen als etwas Schönem, das einen selbst auch freut und mit Stolz erfüllt

D. Therapieanleitung

D1. Formale Kriterien

Kurzer theoretischer Hintergrund

- Der/die Partner:in ist die wichtigste Bezugsperson, entsprechend erhofft man sich, Leidvolles wie Freudvolles mit ihm/ihr teilen zu können.
- Zufriedene Paare unterstützen sich bei Stress und Sorgen (siehe „dyadisches Coping", Bodenmann, 2000; → 3-Ph-M), teilen jedoch auch viele schöne Erfahrungen und Erinnerungen (→ OHI) und nehmen im Alltag Anteil am Leben des anderen in Form von sich mitfreuen, mithoffen oder Glück und Stolz miteinander teilen.
- Kapitalization bedeutet, dass der eine Partner/die eine Partnerin dem anderen Schönes, Erfreuliches und einen mit Stolz und Freude erfüllende Ereignisse erzählt und der andere durch positive Reaktionen (Freude, Enthusiasmus, Stolz) den Erfolg des anderen validiert und erhöht (Peters et al., 2018).
- Es ist eine Form der Wertschätzung der Person des Partners/der Partnerin, der Würdigung seiner/ihrer Leistungen.
- Sich am Erfolg des Partners/der Partnerin freuen zu können, ist ein Indikator für wahrhaftiges Lieben und Sich-Einlassen auf den anderen (→ emotionales Commitment).
- Kapitalization seitens des Rezipienten/der Rezipientin umfasst Verhaltensweisen wie interessiertes Zuhören oder Nachfragen, positives Feedback-Geben sowie den Ausdruck von Freude, Begeisterung, Enthusiasmus, Stolz, wenn dem Partner/der Partnerin etwas gelungen ist, er/sie Erfolg hatte oder etwas Schönes erlebt hat.
- Kapitalization ist ein signifikanter Prädiktor für längerfristige Beziehungszufriedenheit und Wohlbefinden (Donato et al., 2014) sowie ein niedrigeres Trennungsrisiko (Gable et al., 2006).
- Wenn sich der/die Partner:in bei Erfolgen des anderen mitfreut, ist die Wahrscheinlichkeit höher, dass auch der andere sich an dessen/deren Positivem mitfreuen kann (positive Reziprozität) (Kaczmarek et al., 2022).
- In der Paartherapie kann durch die Intervention bei Kapitalization eine wichtige dyadische Ressource aufgebaut oder erhalten werden.

Charakteristika der Interventionen

- Kognitiv-emotionale Methode
- Förderung von Einsicht, Verständnis und Veränderung

Wirkungsweise der Methode

- Durch Kapitalization kann eine wichtige Beziehungsressource eröffnet werden.
- IK erlaubt eine Bearbeitung verschiedener problematischer Beziehungsaspekte (Konkurrenzproblematik, Machtproblematik, Rollenverteilung etc.), die dadurch angesprochen und aufgelöst werden können.

Zeitrahmen

- Die IK kann sitzungsfüllend oder als Teil einer Sitzung eingeplant werden.
- In der Regel reichen 2 Sitzungen aus, das Thema kann jedoch immer wieder an passender Stelle aufgegriffen werden.

Therapeut:innenverhalten

- Übliches Therapeut:innenverhalten im triadischen Setting (Beziehungsgestaltung; Problemaktualisierung; motivationale Klärung; Ressourcenaktivierung; Problemlösung durch Führen, Leiten, Analysieren und Deuten; Sokratischer Dialog)

D2. Vorgehen bei IK

Psychoedukation

- Ansprechen der Bedeutung von Kapitalization (→ Psychoedukation, siehe „kurzer theoretischer Hintergrund")

Therapeut:in: „Sich mitzufreuen am Erfolg des anderen oder wenn ihn/sie etwas mit Stolz erfüllt mitzugehen, ist eine wichtige Erfahrung in Paarbeziehungen. Wir nennen dies Kapitalization. Sie ist eine wichtige Ressource in der Partnerschaft. So ist nicht nur geteiltes Leid, halbes Leid, sondern geteilte Freude ist auch doppelte Freude. Kapitalization ist aber auch ein sensibler Gradmesser dafür, wie Sie sich im Alltag begegnen und wie Sie sich als ‚Wir' definieren."

- Beispielsweise kann auch das chinesische Zitat auf Therapiekarte Nr. 55 vorgelesen werden als Einstieg in die Thematik: „Einen wahren Freund erkennst du nicht daran, ob er mit dir weint, wenn du traurig bist, sondern, ob er mit dir lacht, wenn du glücklich bist" (Bodenmann & Bodenmann-Kehl, 2024a).
- Dabei soll herausgearbeitet werden, dass eine Partnerschaft aus guten und schlechten Zeiten bestehen kann und gerade eben auch die guten Momente beziehungsstiftend genutzt werden sollten.

Verständnis für mangelnde Bereitschaft oder Unfähigkeit

- Ergründen, weshalb es einem schwerfällt, sich für den Partner/die Partnern oder mit ihm/ihr zu freuen
- Herausarbeiten von negativen Gefühlen wie Missgunst, Eifersucht, Neid
- Eruieren von Gründen, weshalb diese Gefühle aufkommen und kein Platz für Freude, Stolz, Zufriedenheit und Glück ist
- Die Ursachen können
  - *in der jeweiligen Person* liegen, z. B. eigener niedriger Selbstwert, geringe Selbstwirksamkeitserwartung, ungünstige Attributionen von eigenem Erfolg, kein Zulassenkönnen von Stolz (weder bei sich noch bei anderen), unsicherer Bindungsstil, Egozentrismus, Narzissmus, Erfahrungen aus der Herkunftsfamilie etc.
  - *in der Partnerschaft* liegen, z. B. geringes Commitment, niedrige Beziehungszufriedenheit, Konkurrenz in der Paarbeziehung, Machtproblematik, kein egalitäres Rollenverständnis
  - *situativ bedingt* sein, z. B. eigene aktuelle oder längerfristig schwierige Situation, die einem das Mitfreuen verunmöglicht, Stress und starke Beanspruchung durch andere Aufgaben, Desinteresse aufgrund der eigenen negativen Befindlichkeit, Unpässlichkeit oder des falschen Zeitpunkts für dieses freudige Ereignis, z. B. bei gleichzeitiger Sorge um etwas

Bearbeiten der Ursachen

- Im dyadischen Setting oder via Exploration im triadischen Setting herausarbeiten, was hinter den negativen Gefühle steht (→ Trichtermethode der 3-Ph-M, Abbildung 11), je nach Thema und Stand in der Therapie (z. B. ist relevant, ob KT und 3-Ph-M bereits eingeübt wurden).

Therapeut:in: „Als Sie Ihrem Partner etwas Freudiges mitgeteilt haben, zeigte dieser keine Reaktionen, dass ihn das ebenfalls freut. Ich schlage vor, dass wir gemeinsam die konkrete Situation durchgehen und herauszufinden versuchen, weshalb es ihm nicht möglich war, sich mitzufreuen. Sind Sie einverstanden?"

- Dabei sollen die spezifischen Gefühle im Vordergrund stehen, die durch das Positive und Schöne, das der/die Partner:in erlebt hat, entstanden und weshalb Mitfreuen nicht möglich ist.

Rollenspiele

- Mittels Rollenspielen kann Therapeut:in die Partner:innen zum Mitteilen von schönen Erlebnissen und zur Möglichkeit des sich authentischen Mitfreuens anleiten und die entsprechenden Verhaltensweisen einüben.
- Dabei werden zwei Rollen (erzählende Person, zuhörende Person) festgelegt. Beide Partner:innen sollen die Übung in jeweils beiden Rollen nacheinander durchführen.

Therapeut:in: „Wollen wir Kapitalization mal üben? Es gibt eine Rolle als Person, die etwas Freudiges erlebt, und die Rolle als Person, die sich mitfreuen sollte. In der ersten Rolle wollen wir üben, wie man dem Partner/der Partnerin Freudiges erzählen und worauf dabei geachtet werden kann. In der zweiten Rolle wollen wir üben, wie man interessiert zuhören und ehrlich und echt seine Mitfreude ausdrücken kann. Wer möchte in welcher Rolle beginnen?"

Achtung!

Kapitalization erfordert ein situationsangepasstes Kommunizieren des freudigen Ereignisses (richtiger Moment, in der richtigen Stimmung und bei Offenheit des Partners/der Partnerin), aber auch Authentizität in Bezug auf die freudige Reaktion (kein falsches, gespieltes oder vorgetäuschtes Mitfreuen).

Beispiel für Schwierigkeit bei Kapitalization (Transkript)

Therapeut:in greift die Äußerung des Mannes auf, dass sie sich als Paar auseinandergelebt hätten, was daran sichtbar werde, dass sie an seinem Leben keinen Anteil mehr nehme. Sie bittet ihn um ein konkretes Beispiel zum besseren Verständnis.

Partner:in B: Ja, als Beispiel. Ich hatte eine sehr ehrenhafte Einladung für eine Laudatio anlässlich der Emeritierung unseres damaligen gemeinsamen Professors im Studium erhalten. Ich war ganz aus dem Häuschen und fühlte mich wahnsinnig geehrt. Als ich es dir Mittwochabend erzählte, hast du überhaupt nicht reagiert, es war dir egal. Du konntest dich nicht mit mir mitfreuen. Das hat mich verletzt.

Therapeut:in: Mhm. *(Zu Partner:in A):* Erinnern Sie sich an die Episode?

Partner:in A: Ja, sehr gut.

Therapeut:in (zu Partner:in B): Ist es okay für Sie, wenn wir Ihrer Frau mal Raum geben zu schildern, weshalb sie so reagiert hat?

Partner:in B: Ja.

Therapeut:in (zu Partner:in A): Wie war dieser Moment für Sie?

Partner:in A: Ich war innerlich erstarrt, als ich das hörte.

Therapeut:in: Mhm, erstarrt. Warum waren Sie innerlich erstarrt?

Partner:in A: Ich war ärgerlich, wütend …

Therapeut:in: Mhm. Erklären Sie sich …

Partner:in A: Ich war damals die weitaus bessere Studentin als mein Mann, der alles andere im Kopf hatte und das Studium nebenher absolvierte. Ich war engagiert, schrieb gute Noten, der Professor hatte mich wiederholt gelobt und mir sogar nach der mündlichen Prüfung gesagt, dass er mir eine erfolgreiche berufliche Zukunft prognostiziere.

Therapeut:in: Mhm, und dass nun Ihr Mann für die Laudatio angefragt wurde …

Partner:in A: … empfand ich als ungerecht, unfair, einen Schlag ins Gesicht. Er erhielt die Anfrage nur, weil er es in ein hohes politisches Amt geschafft hat … und ich als dreifache Mutter auf der Strecke blieb. Er konnte Karriere machen, sich profilieren. Ich stellte meine Ziele zurück, seinetwegen …

Therapeut:in: Was löst das bei Ihnen aus?

Partner:in A: Frustration … ja, Frustration, aber vor allem … *(stockt).*

Partner:in A: Es ist nicht Neid oder so, es ist eine Art Verbitterung, dass ich ihm alles ermöglicht habe, er nie dankbar dafür war … und nun noch diese Auszeichnung und Ehre erhält, die eigentlich mir zugestanden hätte. Und da kommt er freudestrahlend an jenem Abend daher und erwartet, dass ich mich mit ihm freue.

Therapeut:in (zu Partner:in B): Folgen Sie Ihrer Frau? Können Sie das bisher Gesagte nachvollziehen?

Partner:in B: Ich höre das nicht zum ersten Mal. Sie wirft mir ständig vor, dass es immer nur um mich geht, das Leben lang nur um mich ging.

Therapeut:in: Bleiben Sie bei Ihren Gefühlen. Welche Gefühle hat Ihre Frau genannt?

Partner:in B: Ärger, Wut, es ärgert sie, sie ärgert sich über mich.

Therapeut:in: Mhm, welche weiteren Gefühle hat sie geäußert?

Partner:in B: Ich hörte vor allem die beiden.

Therapeut:in: Ja, die beiden wurden auch genannt, doch da waren noch mehr. Da war noch Frustration und … vor allem … Verbitterung, nicht Neid, dass Sie es Ihnen nicht gönnen würde, sondern Verbitterung.

Therapeut:in (zu Partner:in A): Mhm, bleiben Sie mal bei dieser Verbitterung. Woher kommt die?

Partner:in A: Es geht … um … eine Bilanzierung meines Lebens … *(stockt).*

Therapeut:in: Wie meinen Sie das?

Partner:in A (zögerlich): Um mich ging es nie, es ging immer nur um dich, um deine Karriere, deinen Erfolg, ich stand immer nur im Schatten von dir … ich stand immer zurück. Ich hätte auch gern Karriere gemacht, wäre auch gern beruflich erfolgreich gewesen. Ich hatte auch das Zeug dazu. Sicher nicht weniger als du. Doch mir blieb das verwehrt. Das ist ungerecht.

Therapeut:in (behutsam): Und dieses Gefühl der Ungerechtigkeit steht Ihnen im Weg, um sich mit ihm zu freuen?

Partner:in A: Ja.

Therapeut:in (behutsam): Denken Sie, dass Kapitalization möglich wird, wenn dieses Gefühl, immer zurückgestanden zu haben, wenn diese Verbitterung überwunden werden kann?

Partner:in A: Ich weiß nicht, vielleicht.

Therapeut:in (behutsam): Lassen Sie es uns versuchen.

Die Therapeut:in bearbeitet das Gefühl von Ungerechtigkeit, unfairen Entwicklungsbedingungen und der Rollenverteilung weiter und lokalisiert die Gründe für fehlende Kapitalization einerseits in der Biografie des Paares (→ B-LL), arbeitet aber auch das mangelnde Einfühlungsvermögen des Mannes heraus, der unsensibel nur seine Optik sieht (Stolz und Ehre) und zu wenig auf das Empfinden seiner Partnerin eingeht. In einem Rollenspiel werden die beiden Rollen (als Erzähler:in und Rezipient:in) geübt.

Zusammenfassung

- Kapitalization ist nur möglich, wenn die in der Person oder der Partnerschaft liegenden oder situativen Gründe erkannt und soweit möglich ausgeräumt werden können.
- IK ist nicht in jedem Fall ein erforderliches Element der Paartherapie.
- IK sollte dann eingesetzt werden, wenn durch die Methode eine sinnvolle Veränderung angestoßen und eine Ressource aufgebaut werden kann.
- IK wird häufig im Verbund mit anderen kognitiv-emotionalen Interventionen eingesetzt.

Schwierigkeiten für den Therapeuten/ die Therapeutin

- Wenn die Verbitterung sehr ausgeprägt ist, erweist sich das weitere Vorgehen als schwierig. Deshalb sollte zuerst dieses Gefühl zentral bearbeitet werden, bevor Kapitalization möglich wird.
- Eine weitere Schwierigkeit kann darin liegen, dass eine Person sich gut mitfreuen kann, die andere jedoch nicht, was die Allparteilichkeit herausfordern kann, wenn man die Gründe besagter Person gut nachvollziehen kann.
- Wenn Kapitalization aufgrund der aktuellen Beziehungsprobleme verunmöglicht wird, sollten zuerst diese primär behandelt und IK erst gegen Ende der Therapie ins Spiel gebracht werden.
- Falls situative Bedingungen Kapitalization erschweren oder verhindern, gilt es, mit dem Paar diese situativen Bedingungen zu klären und Lösungen dafür zu suchen (→ PL).

D3. Materialien

- Keine, allenfalls Grafik zur Beziehungs-Lifeline (B-LL) auch in diesem Kontext verwenden

Akzeptanzarbeit (AA)

A. Kurzüberblick

Problematik	Wenig Verständnis und Toleranz für die Eigenarten und Verhaltensweisen des Partners/der Partnerin
Ziele	Schaffung von mehr Toleranz für Partner:in und Akzeptanz für die Eigenheiten und Verhaltensweisen des Partners/der Partnerin, Überwindung des Versuchs, den/die Partner:in nach eigenen Vorstellungen zu verändern
Methode	Kognitiv-emotionale Intervention
Indikation	Bei sämtlichen Paaren, jedoch insbesondere bei Paaren mit großen Unterschieden
Diagnostik	ÜB Akzeptanz und Veränderung
Voraussetzungen	Erfolgreich absolviertes KT und 3-Ph-M
Setting	Triadisches und dyadisches Setting
Therapeut:innenverhalten	Therapeut:in ist aktiv, hinterfragt, deckt auf und verdeutlicht
Anzahl Sitzungen	In der Regel 3 bis 4 Sitzungen
Therapiekarten (Bodenmann & Bodenmann-Kehl, 2024a)	Therapiekarte Nr. 63
Übungsblätter	ÜB Akzeptanz und Veränderung
Informationsblätter	Info Akzeptanz und Toleranz in Partnerschaften

B. Indikation

B1. Zielgruppe und Problemkonstellation

- Die AA gehört zu den zentralen Elementen der Paartherapie und ist daher in vielen Fällen indiziert.
- Finden sich zwischen den Partner:innen große Unterschiedlichkeiten (über Meinungen, Einstellungen, Ziele und Bedürfnisse) oder liegt eine ausgeprägte Machtproblematik vor (mit dem Wunsch, den anderen nach seinen Wünschen und Vorstellungen zu verändern), sollte auf jeden Fall der AA ein gebührendes Gewicht zukommen.

B2. Zeitpunkt der Durchführung und Voraussetzungen

- Die Methode sollte jeweils gegen Ende der Therapie zum Einsatz kommen (nachdem bereits viel an Veränderung gearbeitet worden ist), doch kann bei den erwähnten Problemen eine Arbeit an der wechselseitigen Akzeptanz und Toleranz auch bereits zu einem früheren Zeitpunkt sinnvoll sein.
- Als Grundlage der AA dient die Trichtermethode (erste Phase der 3-Phasen-Methode [3-Ph-M]).

C. Ziele der Methode

- Förderung der Akzeptanz bezüglich der Unterschiedlichkeit der Partner:innen
- Schaffung von mehr Toleranz in der Beziehung und gegenüber Eigenarten und Verhaltensweisen des Partners/der Partnerin
- Überwindung des Versuchs, den/die Partner:in nach den eigenen Vorstellungen zu verändern
- Förderung des gegenseitigen empathischen Verständnisses
- Emotionale Loslösung vom Problem, Definition des Problems als „gemeinsamer Gegner"
- Erhöhung der eigenen Selbstpflege und der Unabhängigkeit der Partner:innen

D. Therapieanleitung

D1. Formale Kriterien

Kurzer theoretischer Hintergrund

- Bei Paaren ist es unrealistisch und nicht zielführend, die Persönlichkeit des anderen verändern zu wollen.
- Unterschiedliche Bedürfnisse bezüglich Nähe und Distanz in der Partnerschaft können fundamentale Unterschiede zwischen Männern und Frauen darstellen (Christensen & Shenk, 1991).
- Diese unterschiedlichen Bedürfnisse nach Intimität bzw. Autonomie sind häufig nur sehr schwer veränderbar, und Interventionen, die dies dennoch anstreben, können problematisch sein, da sie die Grundbedürfnisse beider Partner:innen tangieren und ihnen Werte aufzwingen, die für sie nicht akzeptabel oder wünschenswert und nicht kompatibel mit ihren eigenen Vorstellungen und Bedürfnissen sind.
- Jacobson und Kolleg:innen (Jacobson, 1992; Jacobson & Christensen, 1996; Christensen, Doss & Jacobson, 2014) haben deshalb das Akzeptieren von Stagnation, Konflikten und Problemen als eine weitere Zielsetzung der Paartherapie postuliert.
- Es kann unüberwindbare Unterschiede bezüglich Meinungen, Bedürfnissen, Zielen und Lebensentwürfen geben, die nicht aus der Welt geräumt werden können und wo keine Kompromisse möglich sind. Dies können sein:
  - Unterschiedlicher Kinderwunsch (ein Partner möchte Kinder, der andere nicht)
  - Unterschiedliche Definitionen von Treue (für den einen ist Flirten Untreue, für den anderen nicht)
  - Unterschiedliche Vorstellungen bezüglich der Beziehungsform (einer möchte eine offene, der andere eine monogame Beziehung)
  - Unterschiedliche sexuelle Interessen (z. B. bezüglich Art von Sex: Analsex, Gruppensex, BDSM)
- Bei anderen Themen (z. B. Ferienpräferenzen, Zubettgehzeiten, Ordnung in gemeinsamer Wohnung, Abgrenzung zur Herkunftsfamilie, gemeinsame Anschaffungen, Konten, Regelung bezüglich Aufgabenverteilungen, politische Ansichten) können eventuell Akzeptanz und Kompromissbereitschaft geschaffen werden.

Charakteristika der Intervention

- Anhand des ÜB „Akzeptanz und Veränderung", das die Partner:innen vorgängig ausgefüllt haben, wird mit dem Paar erarbeitet, wo Akzeptanz möglich und wo Veränderung notwendig ist.
- Unterschiedliche Bedürfnisse werden legitimiert und die Partner:innen ermutigt, die damit verbundenen Schwierigkeiten anzuerkennen und sich gegenseitig mitzuteilen.
- Die „Option", dass nicht alles verändert werden muss, kann für die gesamte Therapie gewinnbringend sein und reaktantes (Autonomie wiederherstellendes) Verhalten reduzieren.
- Es ist darauf zu achten, dass beide Partner:innen zu ähnlichen Investitionen, Veränderungen und Kompromissen bereit sind.

Wirkungsweise der Methode

- Die Methode ermöglicht dem Paar, Distanz-Nähe-Bedürfnisse zu regulieren oder sich der unterschiedlichen Bedürfnisse bewusst zu werden und diese zu akzeptieren, statt als ständige Quelle für Spannungen zu sehen.

- Das Paar gewinnt neue Freiräume, findet neue Berührungspunkte und durch die gemeinsame Bearbeitung des Problems emotionale Nähe und Verbundenheit.
- Durch die Wegnahme oder Verringerung des Veränderungsdrucks kann die konstruktive Auseinandersetzung mit dem Problem gefördert werden. Und durch das stärkere Akzeptieren einzelner störender Verhaltensweisen des Partners/der Partner:in kann die Motivation zur Verbesserung der Partnerschaft erhöht werden.
- Oft geraten Paare in eine Dynamik von beharrlichen, häufig vergeblichen Versuchen, den/die Partner:in nach den eigenen Vorstellungen verändern zu wollen. Dies schafft
  - Misserfolgserlebnisse,
  - Verhärtungen der Positionen beider Partner:innen,
  - verstärkten Widerstand (Reaktanz) und Ablehnung und
  - beide Partner:innen sehen sich beim Nachgeben als Verlierer:in und glauben, sich gegenüber der anderen Person behaupten zu müssen.
- Akzeptanz ist dagegen oft zielführender, weil
  - sich jemand, der/die sich akzeptiert fühlt, bereitwilliger verändert,
  - ohne Druck intrinsisch motivierte Änderungen der Partner:innen möglich sind und
  - Veränderungen ohne ein Gefühl des Nachgebens oder Unterlegenseins verbunden sind.

Zeitrahmen

- In der Regel sind 3 bis 4 Sitzungen erforderlich.

Therapeut:innenverhalten

- Der/die Therapeut:in arbeitet mit den Methoden des Sokratischen Dialogs, der Paraphrasierung von wichtigen Inhalten und Gefühlen der Partner:innen, der Methode der akzeptanzfördernden Reformulierungen sowie Klärung und Erläuterung (Entflechtung von Problem und Partnerschaft).
- Im dyadischen Setting kann anhand der Trichtermethode (siehe 3-Ph-M) herausgearbeitet werden, weshalb gewisse Themen für den einen Partner/die eine Partnerin so wichtig sind und weshalb eine Veränderung bei der anderen Person gewünscht wird.

D2. Vorgehen bei der AA

Psychoedukation

- Therapeut:in erklärt die Hintergründe und Bedeutung von Akzeptanz in Partnerschaften.
- Dabei kann die Therapiekarte Nr. 63 (Bodenmann & Bodenmann-Kehl, 2024a) sowie das Informationsblatt „Akzeptanz in Partnerschaften“ (siehe Anhang zur AA) verwendet werden.
- Selbstwertschädigendes Verhalten sowie psychische, physische oder sexuelle Gewalt sind nie akzeptabel!

Erklärung der Schritte der Methode

Schritt 1: Selbstreflexion zu Hause

Dem Paar wird das Übungsblatt „Akzeptanz und Veränderung“ (siehe Anhang zur AA) als Hausaufgabe mitgegeben, das anschließend in der nächsten Therapiesitzung besprochen wird. Dabei soll jede Person für sich folgende Punkte herausarbeiten:

- Was sie an der anderen Person stört, aber annehmbar ist
- Was sie stört und wovon sie sich wünscht, dass es der/die Partner:in verändert.

- Bereits die Bearbeitung des Übungsblattes zeigt erste Wirkungen:

Tabelle 14: Die einzelnen Schritte der Akzeptanzarbeit

Schritt	Inhalt/Umsetzung
1. Selbstreflexion zu Hause	• Bearbeitung ÜB „Akzeptanz und Veränderung“ • Unterteilung der störenden Verhaltensweisen der Partner:in: – störend, aber akzeptierbar – störend und nicht akzeptierbar
2. Bearbeitung des störenden, aber akzeptierbaren Verhaltens	• Wertschätzendes Zuhören mittels Sokratischem Dialog • Beide Partner:innen erzählen die Punkte, die sie am anderen nach wie vor stören, aber die sie annehmen können
3. Bearbeitung des störenden, nicht akzeptierbaren Verhaltens	Trichtermethode bei beiden Partner:innen und danach • entweder Förderung des empathischen Verständnisses bei Konstrukt-Aktivierung und mehr Rücksicht auf betreffende Partner:in, wenn das störende Verhalten dadurch geschieht, oder • ein „Sich-Zusammenraufen“ zu Kompromissen von beiden Partner: innen bei „bloßen“ Unterschieden durch die emotionale Loslösung vom Problem (das effektive Problem ist die Unterschiedlichkeit, nicht die Partner:in) und Förderung der Selbstpflege

- Erste Akzeptanzbemühungen von beiden Partnern erfolgen.
- Dadurch erfolgt eine Entspannung beim Paar: Man muss nicht alles verändern, man darf man selbst sein.
- Dadurch erfolgen weniger Reaktanz und mehr Offenheit für die zu bearbeitenden Punkte, bei denen Veränderungen gewünscht werden.

Schritt 2: Bearbeitung des störenden, aber akzeptierbaren Verhaltens

- Therapeut:in bittet zunächst Partner:in A, dann Partner:in B (wenn nötig mithilfe des Sokratischen Dialogs), sich zu äußern bzw. wertschätzend zuzuhören.
- Partner:in A erzählt die Punkte, die sie am anderen nach wie vor stören, aber die er/sie annehmen kann.

Therapeut:in (zu Partner:in A): Was haben Sie sich notiert, was Sie stört, Sie aber annehmen können?"

Partner:in A: „Ich kann annehmen, dass sie ein großes Schlaf- und auch Ruhebedürfnis aufgrund ihrer Krankheit hat."

Therapeut:in (zu Partner:in B): „Können Sie hören, dass es Ihre Partnerin stört, aber dass sie es annimmt?"

Partner:in B: „Ja, das tut gut zu hören."

Therapeut:in (zu Partner:in A): „Mögen Sie fortfahren?"

Partner:in A: „Ich kann auch annehmen, dass sie in sozialen Situationen häufig unsicher geworden ist. Und ich kann auch annehmen, dass ihr Ordnung und Sauberkeit unglaublich wichtig sind, was für mich manchmal nicht einfach ist, da aus meiner Sicht alles so steril ist zu Hause."

- Wiederholt wertschätzendes Zuhören von Partner:in B
- Partner:in A erzählt weitere Punkte, die sie an ihrem Partner/ihrer Partnerin nach wie vor stören, aber die er/sie annehmen kann.
- Therapeut:in bittet nun Partner:in B, sich zu äußern, bzw. Partner:in A, wertschätzend zuzuhören.
- Partner:in B erzählt die Punkte, die ihn/sie an ihrem Partner/ihrer Partnerin nach wie vor stören, er/sie aber annehmen kann.

Therapeut:in (zu Partner:in B): Was haben Sie sich notiert, was Sie stört, Sie aber annehmen können?"

Partner:in B: „Ich kann annehmen, dass sie aus meiner Sicht chaotisch ist und immer noch vieles liegen lässt. Aber ich weiß, dass sie das nicht extra macht. So ist sie einfach." (*Lacht*).

Therapeutin (zu Partner:in A): „Können Sie hören, dass es Ihre Partnerin stört, aber dass sie es annimmt?"

Partner:in A: „Ja, das kann ich, es entlastet mich enorm." (*Lacht auch*).

Therapeut:in (zu Partner:in B): „Mögen Sie fortfahren?"

Partner:in B: „Ich kann auch annehmen, dass sie extravertiert ist und gerne viel mehr Einladungen macht, als ich das machen würde."

- Wiederholt wertschätzendes Zuhören nun von Partner:in A
- Partner:in B erzählt weitere Punkte, die ihn/sie am andern nach wie vor stören, aber die er/sie annehmen kann.
- Therapeut:in lässt das Gesagte wirken, und fragt nach, wie es ist, den Willen zu mehr Toleranz von dem Partner/der Partnerin zu spüren.

Therapeut:in: „Was macht es mit Ihnen, dass Sie nun beide gehört haben, dass Ihre Partner:in bereit ist, diesem sie störenden Verhalten von Ihnen mit mehr Toleranz zu begegnen?"

Partner:in A: „Es ist sehr erleichternd!"

Partner:in B: „Es freut mich, ich kann aufatmen, weil diese Unterschiede zwischen uns nun vom Tisch sind und ich ich selbst sein kann."

- Mit dem eingeholten Feedback der Partner:innen ist damit Schritt 2 abgeschlossen.

Schritt 3: Bearbeitung des störenden, nicht akzeptierbaren Verhaltens

- Im dritten Schritt wird von beiden Partner:innen aufgenommen, welche Punkte stören und nicht akzeptierbar sind.
- Therapeut:in bittet zunächst Partner:in A, dann Partner:in B, sich zu äußern bzw. wertschätzend zuzuhören.

Therapeut:in (zu Partner:in A): „Was haben Sie sich notiert, was Sie stört und Sie nicht annehmen können?"
Partner:in A: „Ich kann nicht annehmen, dass meine Partnerin eifersüchtig ist und mit Drohungen, die Beziehung zu beenden, reagiert, wenn ich mich mit Freund:innen treffe."
Therapeut:in (zu Partner:in B): „Können Sie hören, dass es Ihre Partnerin stört und sie dieses Verhalten von Ihnen nicht annehmen kann und deshalb Veränderung benötigt?"
Partner:in B: „Ja, es belastet mich auch."
Therapeut:in: „Es belastet Sie also beide."

- Partner:in A erzählt die Punkte, die sie am andern nach wie vor stören und die er/sie nicht annehmen kann.

Therapeut:in (zu Partner:in A): „Mögen Sie fortfahren?"
Partner:in A: „Ja, gerne. Ich kann auch nicht akzeptieren, dass sie mich schnell negativ bewertet, wenn ich etwas auf meine Art machen will."
Therapeut:in: „Für diese störenden Verhaltensweisen wird es wichtig sein, beide anzuhören und dann zusammen Lösungen zu suchen."

- Wertschätzendes Zuhören zunächst von Partner:in B
- Therapeut:in gibt kurzen Input, dass für die genannten störenden Verhaltensweisen beide Partner:innen angehört werden sollten und zusammen nach Lösungen gesucht wird.
- Therapeut:in bittet nun Partner:in B, sich ebenfalls zu äußern, und Partner:in A, wertschätzend zuzuhören.

Therapeut:in (zu Partner:in B): „Jetzt möchte ich auch Sie bitten, mitzuteilen, was Sie stört und Sie nicht akzeptieren können."

Partner:in B: „Ich kann nicht akzeptieren, dass ich mit dir nicht über meine Erkrankung und damit Schweres, das im Raum steht, reden kann."

Therapeut:in (zu Partner:in A): „Können Sie hören, dass es Ihre Partnerin stört und sie dieses Verhalten von Ihnen nicht annehmen kann und deshalb Veränderung benötigt?"

Partner:in A: „Ja, das kann ich, es ist ein schwieriges Thema zwischen uns."

Therapeut:in: „Es belastet also auch wieder Sie beide.

Therapeut:in (zu Partner:in B): „Mögen Sie fortfahren?"

- Partner:in B erzählt die Punkte, die sie am andern nach wie vor stören, aber die er/sie nicht annehmen kann.
- Wertschätzendes Zuhören nun von Partner:in A

Überblick zu den vier störenden Verhaltensweisen

Nachfolgend als Überblick zusammengefasst die vier bei diesem Paar genannten störenden Verhaltensweisen, die von Partner:in A oder Partner:in B nicht akzeptiert werden können. Partner:in A erzählt, dass sie folgende Verhaltensweisen nicht akzeptieren kann:

- dass ihr Partner/ihre Partnerin eifersüchtig ist und mit Drohungen, die Beziehung zu beenden, reagiert, wenn sie sich mit Freund:innen trifft,
- dass ihr Partner/ihre Partnerin sie schnell negativ bewertet, wenn sie etwas auf ihre Art machen will.

Partner:in B erzählt, dass sie folgende Verhaltensweisen nicht akzeptieren kann:

- dass sie mit ihrem Partner/ihrer Partnerin nicht über ihre Erkrankung und damit über Schweres, das im Raum steht, reden kann,
- dass ihr Partner/ihre Partnerin jede Woche zwei Einladungen bei ihnen machen will und keine Rücksicht auf ihn/sie nimmt, wenn er/sie müde ist.

Es braucht mindestens eine Sitzung pro Thema, um tragfähige Lösungen mit dem Paar zu erarbeiten. Bei diesem Paar ist somit mit 4 Sitzungen zu rechnen, in denen diese vier störenden Verhalten zusammen mit beiden Partner:innen geklärt (Ursprung versus Wirkung) und danach Kompromisslösungen gesucht werden.

Beispiel für Bearbeitung eines nicht akzeptierbaren Verhaltens (Transkript von Gespräch 1)

Exemplarisch wird im nachfolgenden Transkript dargestellt, wie eines der vier genannten nicht akzeptierbaren Verhaltensweisen (das eifersüchtige Verhalten von Partner:in B) im dyadischen Setting anhand der Trichtermethode (siehe Modul 3-Ph-M) bearbeitet wird.

Tabelle 15: Aufbau der Gespräche

Gespräch 1: Partner:in A Sprecher:in (20 Minuten)	Gespräch 2: Partner:in B Sprecher:in (20 Minuten)
Partner:in A erzählt, wie sie sich beim Verhalten von Partner:in B fühlt	Partner:in B erzählt, weshalb sie sich so verhält

Therapeut:in interveniert im dyadischen Setting mit leiser, warmer, gedehnter Stimme, während die sprechende oder die zuhörende Person spricht, und sieht jeweils auch die andere Person an (Joining). Therapeut:in wendet die Technik des Prompting an und verwendet die verschiedenen Interventionen.

Verstärkung: grün
Coaching: blau
Soufflieren: violett
Offene Fragen zum Einstieg (hellviolett)
Breites offenes Nachfragen (dunkleres Violett)
Spezifizierendes Nachforschen nach Gefühlen (Dunkelviolett)
Vertiefendes Nachfragen (sehr dunkles Violett)

Therapeut:in: Gerne lade ich Sie ein, mit dem ersten Thema zu starten. Wer möchte beginnen?
Partner:in A: Ich würde gerne mit dem ersten Beispiel, Eifersucht und Drohungen, beginnen.
Therapeut:in (zu Partner:in B): Ist das in Ordnung für Sie, dass wir als erstes dieses Verhalten von Ihnen anschauen – und danach in der nächsten Sitzung etwas, das Sie stört?

Partner:in B: Ja, das ist in Ordnung für mich.

Therapeut:in: Sie sprechen wieder direkt miteinander mit den Sprecher:in- und Zuhörer:in-Regeln.

Therapeut:in (zu Partner:in A): Wollen Sie beginnen?

Partner:in A: Ja, also, was ich wiederholt als schwierig erlebe, ist, dass wenn ich mich mit Freund:innen treffe, dies für dich schwierig ist. Du sagst dann, ja geh' nur, vergnüg' dich, mit denen hast du es eh lustiger als mit mir, und ...

Therapeut:in (einfädelnd): Mmh ... wann war das das letzte Mal? Können Sie sich auf eine konkrete Situation beziehen?

Partner:in A: Gerade letzten Freitagabend, als ich losgehen wollte ...

Therapeut:in (einfädelnd): Mmh ... was hatte Sie da genau am Verhalten Ihrer Partner:in gestört?

Partner:in A: Ich hatte mit zwei Freundinnen abgemacht und du wusstest es schon eine Woche im Voraus. Du sagtest, du würdest mir nicht genügen und deshalb müsste ich noch so viel Unterhaltung neben dir haben. Und du hättest es langsam satt.

Therapeut:in (zu Partner:in B): Können Sie zusammenfassen?

Partner:in B: Du hattest mir eine Woche im Voraus gesagt, dass du zwei Freundinnen am Freitag triffst und dass du das brauchst."

Therapeut:in (zu Partner:in B, wohlwollend nachhakend): Mmhh ... ja. Und hat sie gesagt, dass sie das braucht, oder was hat sie genau gesagt? Erinnern Sie sich?

Partner:in B: Das weiß ich jetzt gerade nicht mehr.

Therapeut:in (zu Partner:in B): Nicht genügen ... Unterhaltung brauchen ... Sie hätten es satt. Was hatte sie da genau gestört?

Partner:in B: Ah ja, jetzt weiß ich es wieder. Ich habe gesagt, dass du diese Unterhaltung brauchst und ich dir nicht genüge. Und dass ich es langsam satthabe.

Therapeut:in: Mmh ... sehr gut.

Therapeut:in (zu Partner:in A): Dass sie Ihnen nicht genüge und Sie deshalb noch so viel Unterhaltung neben ihr bräuchten ... und sie es satthat. Wie war das für Sie?

Partner:in A: Einfach ungerecht, diese Anschuldigungen, ich fühlte mich wütend, aber auch schuldig, da ich als Täterin dastehe, nur weil ich zwei liebe Freundinnen gerne sehen will.

Therapeut:in (zu Partner:in B): Können Sie das zusammenfassen?

Partner:in B: Du bist wütend wegen diesen ungerechten Anschuldigungen von mir und fühlst dich schuldig, da du als Täterin dastehst, nur weil du die zwei Freundinnen sehen willst.

Therapeut:in: Ganz genau.

Therapeut:in (zu Partner:in A): Hatten Sie in dem Moment auch andere Gefühle?

Partner:in A: Ja, ich fühlte mich manipuliert, das machte mich hilflos und traurig, denn ich bin dann „schachmatt", und es fällt mir schwer, zu gehen und den Abend zu genießen.

Therapeut:in (zu Partner:in B): Können Sie zusammenfassen?

Partner:in B: Es machte dich auch hilflos und traurig, weil du dich von mir manipuliert fühlst, und du hast dann Mühe zu gehen, und den Abend noch zu genießen.

Therapeut:in: Sehr gut.

Therapeut:in (zu Partner:in A mit sanfter, gedehnter Stimme): Wütend ... schuldig ... hilflos ... traurig. Wenn Sie ganz bei sich bleiben, welches war das stärkste Gefühl?

Partner:in A: Mich schuldig fühlen und traurig.

Therapeut:in: Welches war stärker?

Partner:in A: Traurigkeit *(mit Tränen in den Augen)*. Ich habe kein Recht darauf, das Leben zu genießen, ich muss mich dann wenigstens schlecht fühlen, wenn ich gehe. Ich kenne das so sehr von meiner Mutter: Wenn ich gehe, bin ich die Böse, und sie ist dann vielleicht auch weg, wer weiß, das hat sie oft gesagt .... *(weint)*. Wenn ich sie im Stich lasse, dann wird das der Preis sein.

Therapeut:in: Kein Recht auf Genießen ... die Böse sein ... sie ist dann weg ...? Was löst das aus?

Partner:in A: Angst, dass du auch gehst und ich dich verliere.

Therapeut:in (zu Partner:in B): Können Sie zusammenfassen?

Partner:in B: Buhh, es macht mich betroffen. Ich verhalte mich wie deine Mutter. Es macht dich traurig, dass du kein Recht hast, den Abend zu genießen. Wenn du gehst, bist du die Böse und sollst dich wenigstens schlecht fühlen.

Therapeut:in: Sehr gut ... das war viel ... sehr gut ... (Sehr sanft): Was haben Sie noch gehört?

Partner:in B: Ah ja, genau, und es macht dir Angst, dass ich dich verlassen könnte und du mich verlierst.

Therapeut:in: Sehr gut.

Therapeut:in (zu Partner:in A): Sie verlieren können ...?

Partner:in A: Ich liebe dich so sehr, ich möchte dich nicht verlieren.

Partner:in B: Ich dich auch!

Therapeut:in (zu Partner:in A): Fühlen Sie sich verstanden?

Partner:in A: Ja, ich bin erleichtert darüber, dass du mich jetzt verstehen kannst.

Therapeut:in (zu Partner:in A): Gut, dann wechseln wir hier die Rollen. Sie sind nun Zuhörerin und Sie erzählen *(zu Partner:in B)*.

Zusammenfassung von Gespräch 2

Im zweiten Gespräch wird deutlich, dass Partner:in B eifersüchtig auf Partner:in A ist, da sie weniger Freund:innen als sie hat. Und sie weiß eigentlich auch, dass sie ihre Freundschaften mehr pflegen sollte, als sich wie ein trotziges Kind (ihr Ausdruck) aufzuführen. Sie ist auch oft unzufrieden mit sich, dass sie nicht selbst initiativer ist bezüglich ihrer Freundschaften. Als Gefühle nennt sie Ärger über sich selbst, Eifersucht und dass sie auch enttäuscht über sich selbst ist.

Aufbau von Akzeptanz

- **1. Schritt** *(Erhöhung des wechselseitigen Verständnisses):* Durch die zwei vertiefenden Gespräche erkennen beide, weshalb das jeweilige Verhalten beim anderen zu den beschriebenen negativen Gefühlen und dem Leiden führt. Die darunterliegenden Konstrukte/Schemata, welche mittels der Trichtermethode (3-Ph-M) herausgearbeitet und zugänglich gemacht werden, werden in ihrer Bedeutung emotional nachvollziehbar und schaffen die Grundlage für ein tieferes wechselseitiges Verstehen. Dadurch wird es möglich, das Verhalten des anderen nicht als feindselig oder bewusst gegen einen gerichtet zu deuten, sondern als Teil der Persönlichkeit des Partners/der Partnerin zu verstehen.

Beispiel für den Aufbau von Akzeptanz (Transkript)

Therapeut:in (zu Partner:in A): Sie haben geschildert, dass es Sie stört, dass Sie als Paar seit Jahren ihre Ferien in den Bergen verbringen. Sie erleben es so, dass Ihr Bedürfnis nach Ferien am Meer nicht aufgenommen wird. Sie können nur am Meer wirklich runterfahren und entspannen. Sie benötigen Abstand und Ruhe. Es frustriert Sie und Sie finden es nicht fair, dass Sie mit Ihrem Bedürfnis in den letzten Jahren wiederholt zurückgestanden sind. Und Sie finden es Ihnen gegenüber auch nicht wertschätzend und es enttäuscht Sie, dass Ihr Bedürfnis über all die Jahre nicht gehört wurde.

Therapeut:in (zu Partner:in B): Und bei Ihnen habe ich gehört, dass Sie nicht ans Meer fahren wollen, weil es Ihnen dort zu langweilig ist, Sie Ihre sportlichen Bedürfnisse nicht umsetzen können. Und nur das sind für Sie erholsame Ferien. Sie brauchen Bewegung, Aktivität und den sportlichen Kick, sonst fühlen sie sich wertlos und faul und stürzen motivational ab, das macht Ihnen Angst.

Therapeut:in: Mhm. Damit haben wir eine Pattsituation. Beide möchten und brauchen etwas anderes, was Ihnen guttut oder was Sie sich wünschen; *(zu Partner:in A)* Sie möchten ans Meer, möchten auch mal, dass Ihre Bedürfnisse erfüllt werden, *(zu Partner:in B)* Sie möchten in die Berge, damit Sie Sport machen können, um nicht motivational abzustürzen.

Therapeut:in: Jede Person kämpft nun um die Erfüllung ihrer/seiner Bedürfnisse, weil man zu lange nachgegeben hat oder für einen selbst nichts Anderes infrage kommt. Damit verstricken Sie sich in einen Machtkampf. Dabei ist weder Ihr Bedürfnis noch Ihr Bedürfnis richtig oder falsch. Bedürfnisse können nicht falsch sein. Das Problem ist nicht die/der jeweils andere mit ihren/seinen Bedürfnissen. Das Problem von Ihnen ist, dass Sie nicht dasselbe Bedürfnis haben. Ihr Problem ist die Unterschiedlichkeit der Bedürfnisse *(Therapeut:in hält einen Gegenstand in die Luft, beide Partner:innen schauen darauf)*. Ihr Problem ist dies, außerhalb von Ihnen, die Unterschiedlichkeit. Sie ist Ihre gemeinsame Gegnerin. Gegen diese Gegnerin müssen Sie Ihre gemeinsamen Kräfte richten, nicht gegeneinander.

- **2. Schritt** *(Auslagerung des Problems):* Mit dem Paar wird herausgearbeitet, dass weder die Bedürfnisse von Partner:in A noch diejenigen von Partner:in B das Problem sind, sondern die Unterschiedlichkeit der Bedürfnisse. Dadurch kann der Machtkampf durchbrochen werden, den anderen nach seinen Vorstellungen verändern zu wollen. Diese Erkenntnis bildet die Basis für eine erhöhte Toleranz und Kompromissbereitschaft.

> Die Therapeut:in stimuliert eine Metaperspektive, die lautet „Wir als Paar suchen gemeinsam nach einer Lösung für unsere unterschiedlichen Bedürfnisse“:
>
> „Wie machen es Ihre Freund:innen, wenn sie unterschiedliche Wünsche für die Ferien haben?“
>
> „Welche Faktoren außerhalb von Ihnen beeinflussen vielleicht mit, dass es zu diesem Problem kommt?“
>
> „Was würden Sie einem befreundeten Paar raten? Wie könnten Sie das Problem lösen?“
>
> „Welche weiteren Möglichkeiten neben Bergferien oder Meerferien gibt es?
>
> „Was können Vorteile sein, wenn Sie vielleicht an zwei Orten allein Ferien machen?“
>
> „Oder wie wäre es, im Frühling ans Meer und im Herbst in die Berge zu fahren?“

- **3. Schritt** *(Akzeptanz und Suche nach Kompromissen):* Die Schritte 1 und 2 bilden die Grundlage für die Bereitschaft, konstruktiv nach einer Lösung zu suchen, um mit der Unterschiedlichkeit umzugehen. Wenn nicht mehr der/die Partner:in als Feind gesehen wird, sondern die Unterschiedlichkeit als zu lösendes Problem, kann dies den Weg zur Kompromissbereitschaft ebnen. Durch das Akzeptieren der Bedürfnisse von Partner:in A, ebenso wie derjenigen von Partner:in B, kann es gelingen, nach fairen Kompromissen zu suchen. Dies ist in vielen Fällen möglich (z. B. beim Paar A), indem Partner:in B zwar weiterhin ihre Freundinnen treffen kann, jedoch Rückversicherungen eingebaut werden (z. B. sie erzählt, mit wem sie sich trifft, was sie vorhaben und sendet vielleicht während des Treffens kurze Textnachrichten, um Partner:in A zu beruhigen). Bei gravierenderen Unterschiedlichkeiten (z. B. Kinderwunsch) gelingt dies nicht. Hier kann man akzeptieren, dass der eine Kinder möchte, der andere nicht, es gibt jedoch keine Kompromisslösung, wenn beide auf ihrer Position bestehen.

> Die Therapeut:in gibt folgende Impulse:
>
> „Was kann ich akzeptieren?“
>
> „Wie viel Anstrengung kostet es mich wirklich, zu einem Kompromiss ja sagen zu können?“
>
> „Wenn ich mich an die Stelle des Partners/der Partnerin versetze, was würde ich dann brauchen?“
>
> „Was erleichtert es mir zu akzeptieren?“
>
> „Was erschwert es mir zu akzeptieren?“
>
> „Was können Vorteile für unsere Partnerschaft sein, wenn jeder so sein kann, wie er/sie ist?“

- **4. Schritt** *(Selbstpflege):* Da der/die Partner:in nicht alle Bedürfnisse befriedigen kann, gilt es, auf sich selbst zu schauen und durch Hobbys, andere Personen oder Aktivitäten sein seelisches Gleichgewicht zu stabilisieren. Im Falle von Partner:in B würde sie ermutigt, selbst mehr in Freundschaften zu investieren und sich einen eigenen Freundeskreis aufzubauen, um weniger abhängig von Partner:in A zu sein.

Hausaufgaben

- Zu Beginn der AA wird dem Paar ÜB „Akzeptanz und Veränderung" als Hausaufgabe mitgegeben, womit die AA in der darauffolgenden Sitzung gestartet wird. Ansonsten werden keine Hausaufgaben vergeben.

D3. Materialien

Übungsblätter

- ÜB Akzeptanz und Veränderung

Informationsblätter

- Info Akzeptanz und Toleranz in der Partnerschaft

Umarmungsmeditation (UM)

A. Kurzüberblick

Problematik	Mangelndes „Wir-Gefühl" der Partner:innen, Entfremdung, geringe emotionale Intimität, geringe emotionale Selbstöffnung, Groll-Gefühle gegenüber dem Partner/der Partnerin aufgrund von früheren Verletzungen
Ziele	Förderung der Nähe der Partner:innen, Überwindung von negativen Gefühlen dem Partner/der Partnerin gegenüber, Annäherung, Verzeihen, achtsames Bewusstwerden der Bedeutung des Partners/der Partnerin für sich selbst; Stärkung des Wir-Gefühls, Bewusstwerden paarinterner Ressourcen
Methode	Kognitiv-emotionale Intervention: Achtsamkeitsübung zu zweit, bei der eine positive und innige Begegnung stattfindet, Initiieren einer neuen Begegnungsform
Indikation	Bei sämtlichen Paaren; speziell bei Paaren mit wenig Nähe, Entfremdung und Groll-Gefühlen dem Partner/der Partnerin gegenüber
Diagnostik	Keine
Voraussetzungen	Neutrale bis positive Paarinteraktion sollte möglich bzw. schon erarbeitet sein (vgl. RT; KT).
Setting	Triadisches Setting
Therapeut:innenverhalten	Sokratischer Dialog; antizipatorische Bearbeitung möglicher Blockaden; Sensibilisierung für das Konzept der Achtsamkeit und der Notwendigkeit, negative Gefühle dem Partner/der Partnerin gegenüber zu bearbeiten; individuelle und dyadische Selbstexploration; Anleitung der Analyse im Paar; Unterstützung bei der gegenseitigen Perspektivenübernahme; Förderung von Verständnis
Anzahl Sitzungen	Variabel
Therapiekarten (Bodenmann & Bodenmann-Kehl, 2024a)	Therapiekarte Nr. 62
Übungsblätter	Keine
Informationsblätter	Keine

B. Indikation

B1. Zielgruppe und Problemkonstellation

- Die UM ist grundsätzlich bei allen Paaren indiziert, bei denen eine neutrale Paarinteraktion möglich bzw. schon erarbeitet ist.
- Sie ist besonders hilfreich bei entfremdeten Paaren mit wenig Nähe zueinander. Die Entfremdung kann dabei durch mangelnde Selbstöffnung oder eine Kumulation von Mikroverletzungen zustande gekommen sein.
- Insbesondere auch bei Paaren mit starken Groll-Gefühlen dem Partner/der Partnerin gegenüber und starker Verhaftung in der Vergangenheit und früheren Verletzungen.
- Bearbeitung folgender grundlegender Fragen:
  - Liebe („Bedeutet Liebe, nie verletzt zu werden?")
  - Partnerschaft („Was bedeutet mir mein Partner/meine Partnerin wirklich?")
  - Versöhnen („Handelt es sich bei Versöhnung um einen aktiven oder passiven Prozess?", „Was macht Versöhnung mit mir, mit meinem Partner/meiner Partnerin und mit unserer Paarbeziehung?")

B2. Zeitpunkt der Durchführung und Voraussetzungen

- Die UM sollte erst angewendet werden, wenn das RT positive Effekte gezeigt hat und die Partner:innen fähig sind, mindestens neutral miteinander zu interagieren: Grundpositivität und wechselseitiger Respekt müssen gegeben sein.
- Empathie-Bereitschaft für den/die Partner:in sollte therapeutisch schon erarbeitet und vorbereitet sein.
- Es sollte die Einsicht vorhanden sein, dass jede Paardynamik durch das Interaktionsverhalten beider Partner:innen zustande kommt. Die einseitige Schuldzuweisung sollte überwunden, zumindest aber aufgeweicht sein. Zudem sind Verständnis und Akzeptanz der 50 %-Regel sowie die Übernahme von Verantwortung für die aktuelle Beziehungssituation zentral.
- Das Gefühl der Entfremdung soll von den Partner:innen als Folge der Paardynamik verstanden werden.

C. Ziele der Methode

- Förderung der Achtsamkeit der Partner:innen, d.h. der Fähigkeit, sich als Partner:innen im Hier und Jetzt zu begegnen und die Interaktionsmuster der Vergangenheit für einen Moment hinter sich zu lassen
- Durchbrechen negativer Interaktionsmuster: Raum schaffen für eine neue Begegnung
- Erneutes Sich-Bewusstwerden, was einem der/die Partner:in bedeutet
- Einnahme der Metaperspektive durch meditative Anweisung („Einatmend weiß ich, dass ich den geliebten Menschen in meinen Armen halte und er lebendig ist. Ausatmend weiß ich, wie kostbar er mir ist.")
- Bearbeitung von Groll-Gefühlen durch das Stattfinden einer innigen Begegnung
- Schaffung einer Dissonanz zum bisherigen Beziehungsbild durch das Erleben, dass bei der Begegnung mit dem/der einem fremd gewordenen Partner/Partnerin doch noch positive Gefühle entstehen können: Zurückgewinnung der Kontrolle über die Hilflosigkeit und Entstehung von Hoffnung
- Gegenseitige emotionale Kontaktaufnahme des Paares

D. Therapieanleitung

D1. Formale Kriterien

Kurzer theoretischer Hintergrund

- Die UM ist eine gemeinsame Achtsamkeitsübung für Paare und wurde von Thich Nhat Hanh (2011) bei Individuen entwickelt. Die beiden meditativen Erweiterungen (Zulächeln, Dankbarkeit) wurden im Sinne des Ansatzes von der Autorschaft des vorliegenden Buches selbst hinzugefügt.
- Die UM ist eine ursprünglich aus dem Buddhismus stammende Technik.
- Besonders wertvoll ist die Ausweitung des individuellen Achtsamkeitsgedankens auf den Paarkontext.
- Die bei der Übung entstehende Achtsamkeit beider Partner:innen bildet die Grundlage für eine neue innige Form der Begegnung.

Charakteristika der Intervention

- Auf Achtsamkeit basierter Zugang; verändert die Beurteilung der Partnerschaft: Diskrepanz zwischen der bisheriger Wahrnehmung der Partner:innen von fehlender Nähe in der Partnerschaft und der neu entstandenen emotionalen Verbundenheit
- Durchführung in verschiedenen Varianten möglich:
  - Grundvariante mit/ohne Nachbereitung
  - Erweiterte Varianten (mit zusätzlichen meditativen Anweisungen) mit/ohne Nachbereitung
- Die Grund- bzw. erweiterten Varianten ermöglichen per se schon ein inniges emotionales Erleben; eine zusätzliche Nachbereitung jeder Varianten vertieft zudem die neu erlebte Nähe.
- Bei der Nachbearbeitung liegt der Fokus auf der Selbstexploration und emotionalen Selbstöffnung (bei der sprechenden Person) und emotionalem Mitschwingen (bei der zuhörenden Person), um gegenseitiges Verständnis für das Erleben und die Vorstellungen des anderen zu schaffen.
- Kognitiv-emotionale Arbeit mit Bearbeitung der entstanden Dissonanz mithilfe des Sokratischen Dialogs (W-Fragen: Was? Wie? Warum?)

- Langsames Vorgehen: wichtig ist, der jeweiligen Person genügend Zeit für die Selbstexploration zu lassen (Bedürfnisse erspüren)
- Keine Interpretationen, nur behutsames Begleiten (Therapeut:in als Faszilitator:in)

Wirkungsweise der Methode

- Der Fokus beider Partner:innen wird mithilfe dieser Übung auf die Gegenwart der konkreten Begegnung gelenkt. Dabei treten die Rumination und Konzentration auf vergangene Verletzungen und Muster in den Hintergrund, da es gedanklich und damit emotional nicht möglich ist, auf zwei Inhalte gleichzeitig zu fokussieren.
- Die Nähe, die sich für kurze Zeit zwischen den Partner:innen mithilfe dieser Übung aufbaut, steht in Diskrepanz zur Einschätzung ihrer aktuellen Beziehungsqualität und schafft so eine kognitive Dissonanz.
- Diese Dissonanz stimuliert neue Erklärungsalternativen zur aktuellen Paarsituation, schafft Hoffnung auf Veränderungsmöglichkeiten und gibt den Partner:innen Kontrolle (Selbstwirksamkeit) zurück.
- Die so entstandene Kontrollerfahrung motiviert die Partner:innen, Neues zu probieren, und fördert das Commitment für die Partnerschaft.

Zeitrahmen

- Kann immer wieder in eine Sitzung eingebaut werden
- Kann von wenigen Minuten bis zu ca. 30 Minuten dauern, je nachdem, ob die Übung für sich alleinsteht oder anschließend nachbesprochen wird
- Bei einer Nachbesprechung der Übung sollte darauf geachtet werden, dass genügend Zeit eingerechnet wird, sodass sich beide Partner:innen gleichermaßen einbringen und ihre Erfahrung teilen können (→ Allparteilichkeit).

Therapeut:innenverhalten

- Sokratischer Dialog: Unterstützung bei der Selbstexploration
- Mithilfe zur Analyse im Paar (emotionaler Zugang; Ermutigung, Neues zu probieren und sich auf neue Erklärungsansätze einzulassen; Bewusstmachen von Gefühlen für den/die Partner:in)

D2. Vorgehen bei der UM

- Therapeut:in lädt beide Partner:innen ein, sich zu umarmen. Dies erfolgt stehend, ist aber auch sitzend möglich. Auch ist ein schrittweises Vorgehen denkbar: nur Hände halten; Hände auf die Schultern des Gegenübers legen etc.

> *Therapeut:in (zu beiden Partner:innen):* „Stellen oder setzen Sie sich vor der Umarmung einander gegenüber, folgen Sie Ihrem Atem und werden Sie ganz gegenwärtig. Öffnen Sie dann Ihre Arme und umarmen Sie Ihren Partner/Ihre Partnerin."

- Das schrittweise Vorgehen erlaubt Paaren, die Schwierigkeiten haben, sich auf die körperliche Nähe einzulassen, eine langsamere Annäherung.
- *Erweiterte Varianten* kommen zum Einsatz, wenn der/die Therapeut:in eine Offenheit gegenüber meditativen bzw. imaginativen Techniken beim Paar wahrnimmt (auch Nachfragen möglich). Der/die Therapeut:in kann – nach eigener Einschätzung der Passung des Wortlautes – eine der erweiterten Varianten auswählen bzw. mit dem Paar alle Varianten durchführen mit dem Ziel, dass die Partner:innen diejenige Formulierung für sich selbst auswählen, welche am stärksten angeklungen haben (vgl. auch Beispiel).
- Bei einer ersten Erweiterung erfolgt eine *zusätzliche meditative Anweisung mit dem Ziel einer Kostbarkeitsempfindung.*

> *Therapeut:in (zu beiden Partner:innen):* „Stellen oder setzen Sie sich vor der Umarmung einander gegenüber, folgen Sie Ihrem Atem und werden Sie ganz gegenwärtig. Öffnen Sie dann Ihre Arme und umarmen Sie Ihren Partner/Ihre Partnerin. Sagen Sie sich dabei gedanklich: ‚Einatmend weiß ich, dass ich den geliebten Menschen in meinen Armen halte und er lebendig ist. Ausatmend weiß ich, wie kostbar er mir ist.'"

- Bei einer zweiten Erweiterung erfolgt eine zusätzliche meditative Anweisung mit dem Ziel der Verinnerlichung des Bildes der Umarmung.

> *Therapeut:in (zu beiden Partner:innen):* „Sagen Sie sich beim nächsten Einatmen gedanklich: ‚Einatmend betrachte ich das Bild von mir und meinem Partner/meiner Partnerin in der Umarmung. Ausatmend, lächle ich dem Bild von mir und meinem Partner/meiner Partnerin in der Umarmung zu.'"

- Bei einer dritten Erweiterung erfolgt eine zusätzliche meditative Anweisung mit dem Ziel einer Dankbarkeitsempfindung.

> *Therapeut:in (zu beiden Partner:innen):* „Sagen Sie sich beim nächsten Einatmen gedanklich: ‚Einatmend weiß ich, dass ich dankbar bin für diese Beziehung. Ausatmend spüre ich dieser Dankbarkeit nach.'"

Anwendung nach der 3-Phasen-Methode

- Therapeut:in lädt nach Abschluss der 3-Ph-M beide Partner:innen dazu ein, sich zu umarmen. Dies ist in der Grundvariante, aber auch mit allen drei erweiterten Varianten möglich.
- Die UM im Anschluss an die 3-Ph-M ermöglicht es, die Unterstützung, die der/die Partner:in gegeben hat, noch zu verstärken, was eine noch intensivere Verbundenheit zwischen den Partner:innen entstehen lässt.

Nachbereitung bei der Grund- und bei der erweiterten Variante

- Die Grund- bzw. erweiterte Variante mit gedanklicher bzw. imaginativer Führung während der Begegnung ermöglicht per se schon ein inniges emotionales Erleben. Eine zusätzliche Nachbereitung vertieft zudem die neu erlebte Nähe.

> **Nachbereitung der Grundvariante**
>
> *Therapeut:in:* „Erzählen Sie sich gegenseitig, was Sie vor und während der Umarmung gefühlt haben. Was ist Ihnen durch den Kopf gegangen? Was hat die Berührung und Begegnung mit Ihnen gemacht? Was können Sie von dieser Begegnung in Ihren Beziehungsalltag mitnehmen? Was würden Sie sich wünschen?" (vgl. Beispiel)

- Bei der Nachbereitung fragt Therapeut:in bei beiden Partner:innen nach, wie sie diese Begegnung empfunden haben.

> **Nachbereitung der erweiterten Variante**
>
> *Therapeut:in:* „Welche Variante ist bei Ihnen am meisten angeklungen? Was hat das Sich-Zulächeln mit Ihnen gemacht? Was hat der Begriff ‚dankbar' zusätzlich bei Ihnen ausgelöst?"

- Partner:in A erläutert zunächst sein/ihr emotionales Erleben bei der Umarmung. Während dieser Zeit wird Partner:in B mit Blickkontakt regelmäßig einbezogen (→ Joining).
- Therapeut:in ermöglicht eine kognitiv-emotionale Analyse mittels Sokratischem Dialog und fördert die emotionale Selbstöffnung mit W-Fragen (Wie? Was? Warum?) in Bezug auf sein/ihr emotionales Erleben bei der Umarmung.
- Partner:in B wird immer wieder einbezogen und gefragt, ob er/sie dranbleibt und emotional mitgeht.
- Nach der Bearbeitung des emotionalen Erlebens von Partner:in A und einem informativen Feedback geht Therapeut:in zu Partner:in B über und verfährt analog.
- Therapeut:in fördert die Selbstöffnung zunächst von Partner:in A in dessen/deren Durchgang, dann von Partner:in B in dessen/deren Durchgang sowie das wertschätzende Zuhören in der jeweiligen Rolle der zuhörenden Person.

Beispiel für Nachbereitung der erweiterten Variante der UM (Transkript)

Therapeut:in (zu Partner:in A): Wie haben Sie sich vor und während der Umarmung gefühlt? Was haben Sie gedacht, als ich Sie aufforderte, Ihren Partner zu umarmen?

Partner:in A (überlegt): Für mich fühlte es sich seltsam an, mir vorzustellen, dass mich mein Partner bald umarmen wird. Mein Partner ist mir ganz fremd geworden und so war auch diese Aufforderung zunächst für mich fremd. Ich glaube, ich hatte fast ein wenig Angst davor, was geschehen würde.

Therapeut:in: Mhm. Was ist dann passiert?

Partner:in A (zögernd): Ich dachte mir, ich kann's ja mal versuchen. Und als wir uns umarmt haben, war es für mich eigentlich sehr angenehm. Neu und verunsichernd, aber angenehm. Ich hatte einfach Angst, dass mein Partner nicht dasselbe wie ich empfindet und diese Umarmung gar nicht will.

Therapeut:in: Wie war es für Sie, als ich die gedankliche Führung bzw. die Erweiterungen eingebracht habe?

Partner:in A (ohne zu überlegen): Dies hat mir sehr geholfen.

Therapeut:in: Was hat Ihnen besonders geholfen?

Partner:in A (überlegt): Mir hat es sehr geholfen, mir und meinem Mann in der Umarmung zuzulächeln. Es hat sich angefühlt, wie wenn eine Verkrampfung gelöst würde.

Therapeut:in: Wie meinen Sie das?

Partner:in A (leise): Ich bin so verkrampft, wenn ich daran denke, meinem Mann nahe zu sein. Der körperliche Kontakt sowie das liebevolle Anlächeln des Bildes von uns beiden hat irgendwie mein Herz berührt.

Therapeut:in (zu Partner:in B): Wie haben Sie sich vor und während der Umarmung gefühlt? Wie war Ihnen zumute, als ich Sie aufforderte, Ihre Partnerin zu umarmen?

Partner:in B (nachdenklich): Meine Frau und ich haben uns auseinandergelebt. Wir führen kaum mehr persönliche Gespräche und leben aneinander vorbei. Meine Partnerin ist mir ziemlich fremd geworden. Ich verspürte keine Lust und sah auch keinen Grund dafür, sie plötzlich zu umarmen.

Therapeut:in: Und dann, was ist in Ihnen während der Umarmung vorgegangen?

Partner:in B: Ich war erstaunt, wie es sich anfühlt, meiner Partnerin körperlich so nahe zu sein. Ich hatte es schon ganz vergessen.

Therapeut:in: Wie hat es sich denn angefühlt?

Partner:in B: Warm und angenehm, aber irgendwie auch unpassend.

Therapeut:in: *Mhm,* weshalb unpassend?

Partner:in B: Weil wir uns doch gar nicht mehr nahe sind. Aber irgendwie war es auch passend, weil es erstaunlicherweise auch angenehm war für mich.

Therapeut:in: Wie war es für Sie, als ich die gedankliche Führung eingefügt habe?

Partner:in B (zögernd): Dies ist schwer zu sagen, weil ich ganz mit meinen Empfindungen beschäftigt war. Durchgedrungen ist das Wort „kostbar" und später auch das Wort „dankbar". Das hat Sinn gemacht für mich und hat mich berührt.

Therapeut:in: Wie hat sich das angefühlt?

Partner:in B (nachdenklich): Mir wurde bewusst, dass meine Partnerin wirklich kostbar für mich ist und ich ihr für vieles dankbar bin.

Therapeut:in: Wollen Sie ihr dies gleich nochmals direkt sagen?

Partner:in B (zu Partner:in A): Ich habe wieder gespürt, dass du kostbar bist für mich und wir schon so viel durchgemacht haben zusammen. Auch wenn uns die letzte Zeit entfremdet hat und wir uns fast verloren haben. Im Moment der Berührung kam wieder dieses alte Gefühl hoch ... es war so etwas wie früher. Ich spürte wieder Nähe und ich realisierte, wofür ich dir sehr dankbar bin.

Partner:in A (zu Partner:in B): Und ich dachte, du willst mich gar nicht umarmen und das alles geht dir nur auf die Nerven.

Partner:in B: Nein, ich fand es schön. Ich möchte dich nicht verlieren. Ich merke, wie mir die Nähe und Zärtlichkeit fehlen, wie die Distanz zu dir mich belastet, wie wertvoll diese Beziehung für mich ist.

Partner:in A: Ich fand es auch schön und habe mich dir nahe gefühlt. Ich möchte dich auch nicht verlieren. *(nimmt seine Hand)*

Schwierigkeiten für den Therapeuten/ die Therapeutin

- Bei der Nachbearbeitung kann es für die Partner:innen schwierig sein, fokussiert zuzuhören, während der/die Partner:in erklärt, wie es ihm/ihr ergangen ist während der Umarmung. Hier ist es wichtig, dass Therapeut:in die zuhörende Person auf ihre Zuhörer-Rolle hinweist und sie regelmäßig einbezieht (Prompting, Joining).

> *Therapeut:in:* „Genau. Bitte bleiben Sie nun aber noch ganz konzentriert in der Zuhörer-Rolle und versuchen Sie zu verstehen, was Ihr Partner/Ihre Partnerin sagt, was ihm/ihr wichtig ist, welche Erklärungsmodelle er/sie hat. Sie werden gleich anschließend Gelegenheit erhalten, ebenfalls Ihre Sichtweise darzulegen."

- Ein Partner/eine Partnerin fühlt sich dadurch verunsichert, dass zwischen den Partner:innen eine Diskrepanz in der Wahrnehmung der Umarmung besteht.
- Die Partner:innen sind dadurch entmutigt, dass beide die Umarmung als unangenehm wahrnehmen.

> *Therapeut:in:* „Lassen Sie sich nicht verunsichern, wenn Sie sehen, dass Sie beide die Umarmung als nicht angenehm wahrgenommen haben. Denken Sie daran, dass es sich lediglich um eine Momentaufnahme handelt. Lassen Sie uns zudem überprüfen, weshalb jeder von Ihnen so empfunden hat. War es für Sie beide durchwegs negativ oder gab es auch positive Gedanken und Emotionen? Wir werden diese Übung zu einem späteren Zeitpunkt wiederholen."
>
> *Therapeut:in:* „Es ist nicht schlimm, wenn für Sie eine Umarmung jetzt nicht möglich ist. Wir werden diese Übung später erneut versuchen."

- Einer oder beide Partner:innen können es sich nicht vorstellen, sich auf die Umarmung oder andere Berührungen einzulassen.

> *Therapeut:in:* „Lassen Sie sich nicht entmutigen, wenn Sie sehen, dass Sie beide die Umarmung unterschiedlich wahrgenommen haben. Wenn Sie dies hier so offen ansprechen können und wir herausfinden, weshalb nicht beide die Umarmung positiv wahrgenommen haben, schaffen Sie eine neue Art von Ehrlichkeit und damit auch Nähe. Lassen Sie uns nun herausfinden, ob eine andere Form von körperlichem Kontakt für Sie beide besser passen würde."

Hausaufgaben

- Die UM soll zunächst nur in der Therapiesitzung eingeübt werden, da diese viel Konfliktpotenzial beinhalten kann, z. B. Blockaden eines Partners/einer Partnerin sowie auch die negative Wahrnehmung der Umarmung durch einen Partner/eine Partnerin (vgl. „Schwierigkeiten für den Therapeuten/die Therapeutin")
- Konnte die UM erfolgreich in der Therapie integriert werden, macht es durchaus Sinn, diese auch als Hausaufgabe aufzugeben.

> *Therapeut:in:* „Versuchen Sie, in den zwei kommenden Wochen die UM zu einem festen Bestandteil Ihres täglichen Umganges werden zu lassen, und beobachten Sie, wie Sie sich dabei fühlen. Wir werden Ihre Erfahrungen mit der UM in der nächsten Sitzung zusammen besprechen."

D3. Materialien

Keine

Versöhnungsarbeit (VA)

A. Kurzüberblick

Problematik	Versöhnung ist ein wichtiges Thema in der Paartherapie. Viele kleinere Verletzungen, die sich aufaddieren, oder größere und einschneidende Ereignisse führen zu einem erheblichen Leidensdruck. Sich verzeihen und versöhnen zu können, hilft dabei, diese Verletzungen zu bewältigen.
Ziele	Erkennen von Verletzungen und deren Benennung, Bewusstsein schaffen für emotionale Reaktionen und Ermöglichung von Akzeptanz und persönlicher Versöhnung
Methode	Kognitiv-emotionale Methode
Indikation	Bei Paaren mit Verletzungen, Kränkungen, Vernachlässigung, Unterlassungen
Diagnostik	Keine
Voraussetzungen	Bereitschaft und Offenheit, aber auch persönliche Fähigkeit zum Versöhnen
Setting	Triadisches Setting, je nachdem auch dyadisches Setting bei der emotionalen Arbeit (Trichtermethode)
Therapeut:innenverhalten	Behutsames Bearbeiten des Themas, Sokratischer Dialog, Allparteilichkeit besonders wichtig, da oft einseitige Schuldzuweisungen erfolgen
Anzahl Sitzungen	2 bis 5 Sitzungen, je nach Schweregrad der Verletzungen können es auch viel mehr sein
Therapiekarten (Bodenmann & Bodenmann-Kehl, 2024a)	Therapiekarte Nr. 66
Übungsblätter	Keine
Informationsblätter	Keine

B. Indikation

B1. Zielgruppe und Problemkonstellation

- Paare, bei denen sich eine emotionale Distanz, Entfremdung aufgebaut hat oder hohe emotionale Negativität (z.B. Verbitterung) vorliegt, die auf Verletzungen zurückgeführt werden
- Häufig handelt es sich um ältere Paare, die mit ihrem Leben hadern und den/die Partner:in für das verantwortlich machen, was sie seitenwegen/ihretwegen nicht erreichen oder verwirklichen konnten (Unzufriedenheit schlägt in Wunsch nach Vergeltung und Rache um).
- Bei jüngeren Paaren sind meist größere Verletzungen wie Untreue oder Unterlassung von Liebesbeweisen relevant.

B2. Zeitpunkt der Durchführung und Voraussetzungen

- Variiert je nach Thematisierung der Verletzungen durch die Partner:innen, meist jedoch im Verlauf der Therapie.
- Bei einigen Paaren wird direkt mit diesem Thema eingestiegen, wenn sie mit diesem Anliegen kommen und eine Bearbeitung von Verletzungen wünschen (z.B. bei Untreue, siehe separates Modul UT).
- Günstig ist, wenn bereits das KT eingeführt wurde.

C. Ziele der Methode

- Schaffen des Bewusstseins für Verletzungen bei beiden Partner:innen (bei sich erkennen, was die Verletzungen bewirkt haben; beim anderen anerkennen, was die Verletzungen zur Folge hatten)
- Zulassen der damit einhergehenden negativen Gefühle (Traurigkeit, Gefühl des Verlassenseins, der Einsamkeit, der Zurückweisung und Bedeutungslosigkeit, Hilflosigkeit, Resignation, Hadern, Groll, Verbitterung, Vergeltung, Rache, Hass)
- Erkennen des eigenen Anteils an der Situation und Abkehr von einer alleinigen Schuldzuweisung an den/die Partner:in (50%-Regel)
- Akzeptanz und Verständnis für die Situationen und das Verhalten des Partners/der Partnerin und Versuch, die negativen Gefühle loslassen zu können
- Bereitschaft erhöhen, dem anderen verzeihen zu können und sich mit ihm/ihr, dem Schicksal und sich selbst versöhnen zu lernen
- Erarbeiten eines Versöhnungsrituals, falls gewünscht, um die Gestalt definitiv schließen zu können

D. Therapieanleitung

D1. Formale Kriterien

Kurzer theoretischer Hintergrund

- In jeder Partnerschaft passieren kleinere oder größere Enttäuschungen oder Verletzungen durch
  - Worte (z.B. unsensible Bemerkungen, unachtsame Kommentare, Beleidigungen, Abwertungen)
  - Handlungen (z.B. Vergessen des Jahrestages, des Geburtstags, Bloßstellen vor anderen, nicht eingehaltene Versprechungen, Flirten, Affären)
  - fehlende Stellungnahmen (z.B. der/die Partner:in hat sich nicht klar zu einem bekannt oder anderen gegenüber nicht klargestellt, dass man ein Paar ist)
  - fehlende Positionierungen (z.B. der/die Partner:in hat sich nicht für einen eingesetzt und für einen Stellung bezogen, als man von anderen attackiert wurde)
  - Unterlassungen seitens des Partners/der Partnerin (z.B. man war nicht zur Stelle, als man es am meisten gebraucht hätte, man hat zu wenig Verständnis erfahren, als es einem sehr schlecht ging, Partner/Partnerin hat einen nicht respektiert).
- Kleinere Verletzungen kumulieren sich, wenn man das Störende nicht anspricht (Bodenmann, 2024).
- Verzeihen und Versöhnen sind nur sinnvoll, wenn der/die Partner:in sich für sein Fehlverhalten entschuldigt und sein/ihr verletzendes Verhalten künftig zu ändern bereit ist (z.B. bezüglich Flirten mit anderen) (McNulty, 2008).
- Männer gestehen Fehler seltener ein und entschuldigen sich weniger als Frauen (Metaanalyse von Miller et al., 2008).
- Verzeihen und Versöhnen erfordern Zeit (Fincham & May, 2017).
- Sie müssen freiwillig erfolgen (ohne Zwang oder Druck von anderen; Verzeihen kann nicht eingefordert werden).

Charakteristika der Intervention

- Behutsames, verständnisvolles Eingehen auf Person bei gleichzeitiger Wahrung der Allparteilichkeit und Festhalten an der 50%-Regel (wonach beide zu einer Situation beitragen und nicht nur eine Person die Verantwortung trägt)
- Herausarbeiten tieferer Emotionen mittels Sokratischem Dialog (offenes Nachfragen) und Trichtermethode (→ 3-Ph-M), falls das KT schon durchgeführt wurde

Wirkungsweise der Methode

- Verzeihen und Sich-Versöhnen stellt eine Alternative zu Nachtragen, Rache und Vergeltung dar und ist für die Psyche letztlich günstiger als das Verharren in der Negativität und erweist sich als positiv für das Befinden und die Beziehungszufriedenheit, weshalb die Intervention im Rahmen der Paartherapie wichtig ist (Aalgaard et al., 2016).

- Versöhnungsarbeit ist nicht mit allen Paaren möglich und nicht bei allen hilfreich (McNulty, 2008; von Tiedemann, 2017).

Zeitrahmen

- Je nach Schweregrad der Verletzung sind längere Interventionen einzuplanen, in gewissen Fällen kann die ganze Paartherapie nur diesem Thema gewidmet sein.
- In der Regel sind mindestens 4 Sitzungen notwendig, bei kleineren Verletzungen kann auch weniger Zeit ausreichen.

Therapeut:innenverhalten

- Wahrung der 50 %-Regel und der Allparteilichkeit gegenüber beiden Partner:innen
- Behutsames, sensibles Eingehen auf Verletzungen und Raum geben, darüber zu sprechen
- Herausarbeiten des Vorfalls und dessen Bewertung (Attribution)
- Herausarbeiten tieferer Emotionen, die mit den Verletzungen im Zusammenhang stehen
- Gewährleisten, dass der/die Partner:in Einsicht in sein/ihr verletzendes Verhalten hat und Verantwortung für seinen/ihren Teil zu tragen bereit ist
- Dem Partner/der Partnerin ermöglichen, sich zu entschuldigen
- Sicherstellen, dass der/die Partner:in das verletzende Verhalten künftig zu unterlassen bemüht ist und es nicht erneut zu Verletzungen durch dieselben Verhaltensweisen kommt

D2. Vorgehen bei der VA

Erkennen der Situation und der Verhaltensweisen

- Therapeut:in arbeitet mittels Sokratischem Dialog mit der verletzten Person heraus, was genau und weshalb es verletzend war.

> *Therapeut:in:* „Ihnen tat dieses Verhalten sehr weh. Mhm. Können Sie das Verhalten genauer beschreiben, was war für Sie besonders schlimm? Können Sie konkrete Beispiele nennen, das Verhalten vielleicht auch zeitlich einordnen und Situationen nennen, wo es auftrat? Weshalb war das Verhalten für Sie so schlimm?"

- Genaues Benennen der Situationen oder Verhaltensweisen mit konkreten Beispielen und falls möglich zeitlicher Einbettung (z. B. „Bei der Geburt unseres ersten Kindes warst du mit Kollegen unterwegs statt bei mir zu sein").

Analyse der getätigten Attributionen

- Therapeut:in ergründet die Attributionen in Bezug auf die verletzende Situation und das Verhalten des Partners/der Partnerin anhand der Dimensionen internal/external, variabel/stabil und spezifisch/global (Abramson et al., 1978) (siehe dazu Informationsblatt „Attributionstaxonomie" im Anhang zum RAT).

> *Therapeut:in:* „Welche Gründe sehen Sie für das Verhalten Ihres Partners? Warum hat er sich auf diese Weise verhalten? Liegen die Ursachen in seiner Person oder außerhalb? Kam es einmalig oder immer wieder vor? In gewissen Situationen oder überall? Was sagt Ihnen das?"

Zulassen der empfundenen Emotionen

- Therapeut:in arbeitet mittels Sokratischem Dialog mit der verletzten Person heraus, was sie in der Situation empfunden hat, welche Gefühle auftraten.
- Nach oberflächlicheren Gefühlen werden vor allem tiefere Gefühle mittels Prompting herausgearbeitet (→ Trichtermethode, 3-Ph-M).

> *Therapeut:in:* „Was hat sein Verhalten bei Ihnen ausgelöst? Mhm, Enttäuschung. Was noch? Tauchen Sie nochmals ganz in die Situation ein und spüren Sie, was sie mit Ihnen macht, welche Gefühle hochkommen. Lassen Sie sich Zeit und lassen Sie alle Gefühle unzensiert zu, auch die, welche besonders weh tun."

Suche nach Möglichkeiten des Verzeihens und Versöhnens

- Nachdem die Person sich ihrer Gedanken, Interpretationen (Attributionen) und Gefühle bewusst wurde und den Schmerz nochmals durchleben konnte, wird versucht, Wege zu finden, wie das Kapitel abgeschlossen werden kann.

> *Therapeut:in:* „Was würde Ihnen nun helfen, dieses Leidvolle hinter sich zu lassen, das schmerzhafte Kapitel zu schließen? Welche Gedanken und Gefühle lassen Sie zuerst los? Wie geht es Ihnen dabei? Welche neue Perspektive eröffnet sich dadurch? Was erleichtert oder erschwert Ihnen das Verzeihen?"

- Besonders problematische Gefühle sind Groll und Verbitterung, welche Verzeihen und Versöhnen oft erschweren, ihnen soll besondere Beachtung geschenkt werden (→ Trichtermethode, 3-Ph-M).

> *Therapeut:in:* „Lassen Sie auch ganz tiefe, schwere und hässliche Gefühle zu, welche Sie empfinden. Spüren Sie solche?"

- Danach wird versucht, den Versöhnungsprozess einzuleiten (alles langsam, behutsam, ohne zu drängen; das Tempo, die Form und der Inhalt werden immer von der Person bestimmt).

> *Therapeut:in:* „Wie könnte für Sie nun Verzeihen aussehen? Was sind dabei aber auch Bedingungen, die der Partner erfüllen muss? Was sagt Ihre innere Stimme, was fühlt sich richtig oder falsch an?"

- Wenn möglich und hilfreich, wird ein Versöhnungsritual mit dem Paar ausgearbeitet (z.B. eine Reise zusammen an einen wichtigen Ort; die Erneuerung des Versprechens, zusammenbleiben zu wollen; Verbrennen von Briefen und Gedichten, Tagebüchern, um abschließen zu können).

> *Therapeut:in:* „Hätten Sie Ideen für ein Ritual für das Versöhnen mit sich, dem Partner, dem Schicksal? Wie könnte dieses aussehen? Vielleicht ein Bild, das Sie loslassen, eine gemeinsame Aktivität, ein bewusstes Hintersichlassen durch Verbrennen der aufgeschriebenen negativen Gefühle, ein gemeinsames Fest?"

> **Achtung!**
>
> Den gesamten Prozess steuert immer die Person; der/die Therapeut:in begleitet sie nur behutsam und gibt die Struktur vor: kein Drängen, aber wohlwollendes Dranbleiben auf dem Weg zur Versöhnung.

Beispiel für Versöhnungsarbeit (Transkript)

Paar M., beide Mitte 60 (Mann seit einem Jahr pensioniert), kommen in die Paartherapie aufgrund schwerer Zerrüttung, häufigem destruktivem Streit und starker emotionaler Distanzierung. Schnell wird deutlich, dass sich die Frau seit seiner Pensionierung von ihm in ihren bisherigen Hoheitsgebieten bedroht fühlt. Er hilft beim Aufräumen, Abwaschen, Einkaufen, will nun neuerdings auch kochen und sich nun auch im Haus engagieren. Seine Außenaktivitäten sind selten geworden, sodass er nun viel zuhause ist und sich dort einbringen will. Sie leidet darunter, dass er sich überall einmischt, ihren bisherigen Ablauf stört und ihren Rhythmus durcheinanderbringt. Sie empfindet ihn als dominant, unsensibel und übergriffig. Er wiederum fühlt sich nicht verstanden, meine es gut und werde ständig kritisiert und abgewiesen.

Schließlich bricht es aus ihr heraus, dass er ihr noch die letzte Einflusssphäre rauben wolle, dass er ihr immer vor der Sonne gestanden sei, sie alles für ihn getan habe, sie immer mit ihren Wünschen zurückgestanden sei und ihm seine Karriere ermöglicht habe. Seit der Pensionierung habe sie gar kein eigenständiges Profil mehr, nun nehme er ihr noch die letzte Identität. Sie äußert starke Gefühle der Angst und Verzweiflung, tiefen Groll und starke Verbitterung. Manchmal hasse sie ihren Mann und werfe ihm vor, dass er auf ihre Kosten gelebt habe. Um sie sei es nie gegangen, sie habe nie Platz gehabt, sich immer nur unterordnen müssen.

Die Therapeut:in erarbeitet mit dem Paar an den Themen faire Rollen- und Aufgabenverteilung, Chancengleichheit und Selbstverwirklichung, gegenseitige Wachstumsmöglichkeiten und Ko-Entwicklung. Gearbeitet wird mit dem KT, der 3-Ph-M und kognitiven Methoden, bevor dann auf die VA eingegangen wird. Hier wird gemäß der oben skizzierten Schritte vorgegangen.

Partner:in A: Sie verstehen mich nicht, *er* ist das Problem, es ging immer nur um ihn. Ich bin das Opfer, vergessen Sie das mit 50 % eigenem Anteil.

Therapeut:in: Mhm, ich kann verstehen, dass Sie das so empfinden. *(nach einer Pause)* Sie sagen, er habe immer alles bestimmt, sie hätten mehrfach umziehen müssen, seine Karriere stand über allem. Wenn wir ...

Partner:in A (unterbricht und fährt ins Wort): Ja, er war wie ein riesiger Baum, der zum Himmel wuchs und mir, dem kleinen Pflänzchen, in seinem Schatten kein Licht zum Wachsen ließ. Er stand mir vor der Sonne, ich verkümmerte in seinem Schatten und er ließ es zu. Es ging nie um mich.

Therapeut:in: Mhm, das ist ein starkes Bild mit diesem großen Baum und dem zarten Pflänzchen ohne ausreichend Licht zum Selber-Wachsen. Im wirklichen Leben hatten Sie jedoch auch die Möglichkeit, nein zu sagen, ihn darauf hinzuweisen, dass es nun lang genug um ihn ging, dass Sie nun auch Ihre Möglichkeiten haben möchten. Sie hätten die Möglichkeit gehabt, der Geschichte einen anderen Lauf zu geben. Sie mussten nicht immer nur nicken und mitmachen. Sie hätten Störendes ansprechen können. Das meine ich mit 50 %.

Zusammenfassung

- Verzeihen und Versöhnung müssen vorbereitet werden.
- Zuerst sollen Gedanken, Interpretationen (Attributionen) und Gefühle herausgearbeitet und zugelassen werden.
- Es gilt, auch den eigenen Anteil am Verlauf der Paarbiografie zu akzeptieren und sich nicht nur als Opfer zu sehen.

- Wenn man fähig ist, den Anteil beider an der Entwicklung zu sehen, eröffnet sich die Möglichkeit einer Neubewertung.
- Diese erst ermöglicht es, das Vorgefallene zu akzeptieren und Hand zum Verzeihen und zur Versöhnung zu bieten.

Schwierigkeiten für den Therapeuten/die Therapeutin

- Die 50 %-Regel wird nicht anerkannt und der/die Therapeut:in zur Stellungnahme in eigener Sache aufgefordert (Negativität wird auf Therapeut:in übertragen, wenn man diesem Anliegen nicht nachkommt).
- Verzeihen und Versöhnung erfolgen zu schnell, zu großzügig oder nur oberflächlich (was auf Vermeidung und eine schnelle Lösung als auf eine gründliche Bearbeitung der Verletzung hindeuten kann).
- Fehlende Einsicht des Partners/der Partnerin und keine Bereitschaft zum Sich-Entschuldigen
- Mangelnde Bereitschaft oder Unvermögen des Partners/der Partnerin, sein/ihr Verhalten wirklich zu ändern
- Starke Gefühle von Verbitterung und Hass persistieren und erfordern eine Bearbeitung in einer Individualtherapie, da dahinter möglicherweise eine Persönlichkeitsstruktur steht, die die VA mit dem Paar verunmöglicht.
- Wenn Vergeltung, Abrechnung und Rache als Weg betrachtet werden, kann man als Therapeut:in auf Granit beißen und die VA kann nicht zur Entfaltung kommen.

D3. Materialien

Keine

Sexualität

Verbesserung der Sexualität (SEX1)

A. Kurzüberblick

Problematik	Mangelnde Appetenz (Lust) oder Unzufriedenheit mit der Sexualität
Ziele	Indirekte Verbesserungen über Stärkung des Stellenwerts der Partnerschaft, Variation im Paaralltag, mehr emotionale Nähe durch 3-Ph-M, Erhöhung der sexuellen Attraktivität. Direkte Verbesserungen durch höhere Selbstöffnung bezüglich sexueller Wünsche und Förderung des sexuellen Commitments
Methode	Förderung der sexuellen Kommunikation, Erhöhung des sexuellen Commitments, Revitalisierung der Sexualität
Indikation	Bei Paaren, die auch nach einer starken Zunahme der Zufriedenheit in den anderen Bereichen keine Auswirkungen auf die sexuelle Appetenz und/oder das sexuelle Engagement spüren
Diagnostik	Problemanalyse sexueller Probleme, Spinnendiagramm, Exploration der Ursachen von Appetenzstörungen
Voraussetzungen	Erfolgreiches RT, KT, PL, 3-Ph-M, evtl. auch AA und vorhandenes Commitment für die Partnerschaft
Setting	Triadisches Setting (bei der Trichtermethode dyadisches Setting)
Therapeut:innenverhalten	Validierende, normalisierende, Scham vermeidende Stimmmodulation und Begrifflichkeiten
Anzahl Sitzungen	Nach Bedarf (im Durchschnitt 3 bis 4 Sitzungen)
Therapiekarten (Bodenmann & Bodenmann-Kehl, 2024a)	Therapiekarten Nr. 67 bis 71
Übungsblätter	ÜB Sexuelle Kommunikation 1 und 2, ÜB Sexuelles Commitment, ÜB Revitalisierung der Sexualität 1 bis 4
Informationsblätter	Info Sexualität und Intimität

B. Indikation

B1. Zielgruppe und Problemkonstellationen

- Viele Paare berichten zu Beginn der Paartherapie über Unerfülltheit, Unzufriedenheit oder Probleme in der Sexualität oder erwähnen das Problem im Verlauf der Therapie.
- Sexualität ist oft ein sensibler Gradmesser für die Partnerschaftsqualität generell.
- Wenn man sich in der Beziehung nicht gesehen, nicht verstanden und emotional nicht unterstützt fühlt, keine Wertschätzung erfährt und keine faire Rollen- und Aufgabenteilung wahrnimmt, kann die Wahrscheinlichkeit hoch sein, dass auch die Sexualität nicht als erfüllend erlebt wird.
- Paarexterner und -interner Stress wirken sich lustmindernd aus, insbesondere bei Frauen (Bodenmann et al., 2007).

B2. Zeitpunkt der Durchführung und Voraussetzungen

- Wenn von einem Partner/einer Partnerin oder beiden Partner:innen Sexualität als problematisch eingeschätzt wird, gilt es als Therapeut:in abzuschätzen, zu welchem Zeitpunkt im Therapieprozess die Sexualität bearbeitet wird.
- Da die Zufriedenheit mit der Sexualität oft die Zufriedenheit in anderen Paarbereichen widerspiegelt, wird sich diese häufig von selbst verbessern, wenn sich die anderen Bereiche verbessern.
- Voraussetzung für die Zunahme von mehr sexueller Appetenz ist in den meisten Fällen eine Verbesserung der Alltagspositivität, der Konfliktkommunikation, der gegenseitigen emotionalen Unterstützung (dyadisches Coping) und des gegenseitigen Commitments.
- Bleiben Unerfülltheit, Unzufriedenheit oder Probleme in der Sexualität hingegen auch nach der Bearbeitung der anderen Konfliktbereiche bestehen, ist eine sorgfältige Problemanalyse des sexuellen Problems und zusätzliche Interventionen zur Verbesserung der Sexualität (SEX1) oder zur Behandlung von sexuellen Funktionsstörungen (SEX2) indiziert.
- Voraussetzung sind ein hohes emotionales, sexuelles und kognitives Commitment beider Partner:innen und die Bereitschaft beider, die Ursachen der sexuellen Unzufriedenheit gemeinsam anzugehen.
- Meist kommen die Interventionen zur Wiederbelebung der Sexualität erst im zweiten Drittel der Paartherapie zum Einsatz.

C. Ziele der Methoden

- Verbesserung der Kommunikation von erotischen Fantasien und sexuellen Wünschen
- Förderung des Wissens voneinander, der Priorisierung der Partnerschaft, der Variation im Alltag und der gegenseitigen sexuellen Attraktivität
- Förderung von Intimität, Erotik und Sinnlichkeit gemäß Wünschen beider Partner:innen
- Förderung der psychischen Präsenz in der sexuellen Begegnung
- Stärkung des sexuellen Commitments beider Partner:innen
- Abbau von starren, monotonen sexuellen Abläufen und dadurch ausgelösten negativen Erwartungshaltungen und/oder Vermeidungsverhalten

D. Therapieanleitung

D1. Formale Kriterien

Kurzer theoretischer Hintergrund

- Vor allem die Qualität, aber auch die Quantität der Sexualität hängt mit der Partnerschaftszufriedenheit, mit positiven Gefühlen gegenüber dem Partner/der Partnerin sowie mit der Intimität des Paares zusammen.
- Die Häufigkeit von Sex nimmt in allen Altersgruppen in den ersten sechs Beziehungsjahren ab, bleibt dann aber stabil (Schmidt et al., 2004).
- Bei Paaren, die eine befriedigende Sexualität angeben, erklärt diese 20 % der Partnerschaftszufriedenheit. Bei Paaren hingegen, die eine unbefriedigende Sexualität angeben, erklärt sie 80 % der Partnerschaftszufriedenheit (McCarthy & McCarthy, 2003)
- Eine von drei Frauen und einer von sieben Männern klagen über Lustlosigkeit. Bis zu 50 % der Paare klagen über Appetenzstörungen (McCarthy & McCarthy, 2003).
- Neben körperlichen und psychischen Faktoren liegen partnerschaftliche Ursachen für die Appetenzstörungen in:
  - allgemeiner Apathie in der Partnerschaft durch Gewöhnung, Monotonie und Einfallslosigkeit im Alltag (Verstärkererosion oder Verlust der Verstärkerwirksamkeit)
  - chronischen destruktiven Konflikten (offen oder verdeckt)
  - defizitärer sexueller Kommunikation
  - Problemen im Umgang mit unterschiedlichen sexuellen Wünschen (fehlendes Aufeinander-Eingehen),
  - negativen Interaktionsmustern (z.B. Demand-Withdraw-Muster)
  - der Vorstellung, dass Sexualität eine Pflicht sei und in öder Routine gelebt werden muss (Langeweile, fehlender Kick)

- Da Geborgenheit und Nähe (z. B. durch Kuscheln und Berühren) lebenslang ein Bedürfnis bleiben (Gott & Hincliff, 2003) und Sexualität nicht nur für Lust und Vergnügen, sondern auch für Nähe, Intimität, Vertrauen, Verbundenheit und Geborgenheit steht, sollte das Thema Sexualität in der Paartherapie nicht ausgeklammert werden.
- Falls partnerschaftliche Gründe vorliegen, gelangen zuerst die Methoden zur Förderung der Positivität (RT), konstruktiver Konfliktkommunikation (KT), der fairen Problemlösung (PL), des dyadischen Copings (3-Ph-M), der Akzeptanzarbeit (AA) und des Commitments zur Anwendung.
- Bleiben Appetenzprobleme oder sexuelle Probleme bestehen, erfolgt danach eine vertiefte Diagnostik im Bereich der Sexualität und Methoden zur Bearbeitung der partnerschaftlichen Ursachen des fehlenden sexuellen Begehrens oder anderer sexueller Probleme kommen zum Einsatz.

Charakteristika der Intervention

- Kognitiv-emotionale Methoden
- Förderung von Wissen zu Wünschen des anderen, Selbsteinsicht, Veränderungsbereitschaft

Wirkungsweise der Methode

- Die Förderung der sexuellen Kommunikation
  - hilft, Erwartungs- und Leistungsdruck anzusprechen,
  - führt über explizitere Wunschäußerungen zur Möglichkeit der Umsetzung
  - führt über explizitere Wunschäußerungen zum Abbau von Hilflosigkeit und Resignation und korrektiven Erfahrungen,
  - öffnet Türen, neues Verhalten überhaupt erst auszuprobieren und aus Routinen auszubrechen.
- Der Vergleich von Ist- und Wunsch-Pyramiden (B-Pyr)
  - zeigt Kongruenzen und Diskrepanzen im Paar in der visuellen Darstellung deutlich auf
  - zeigt wichtige, nicht gelebte Wünsche von beiden Partner:innen.
- Die Förderung der sexuellen Kommunikation hilft eruieren, welche Wünsche kompatibel, d. h. miteinander lebbar sind.
- Die Reflexion zum eigenen sexuellen Commitment ermöglicht:
  - ein Problembewusstsein bezüglich des eigenen sexuellen Beitrags zu entwickeln.
  - Analog zum Reziprozitätstraining (RT) können beide Partner:innen selbst mit Veränderungen beginnen, anstatt auf Veränderungen des anderen zu warten.
  - Der persönliche Brief zu sexuellen Wünschen wirkt als Vertrauensbeweis, sich zumuten zu dürfen, gerade wenn es schwerfällt, die Wünsche auszusprechen. Der Brief fördert im besten Fall Intimität und Komplizenschaft, Neues zusammen auszuprobieren, und stärkt damit das sexuelle Commitment beider Partner:innen.
- Revitalisierung der Partnerschaft generell und der Sexualität erfolgt:
  - zu Beginn durch Anwendung der Module OHI, RT, KT, PL und danach zur Revitalisierung der Partnerschaft generell die Erhöhung des Wissens voneinander, die Erhöhung des Stellenwerts der Partnerschaft, die Pflege von Partnerschaftsritualen sowie die Erhöhung der gegenseitigen, sexuellen Attraktivität.
  - Für die Revitalisierung der Sexualität selbst wird die Apathie direkt gesenkt über die erhöhte Aufmerksamkeit füreinander, die erhöhte Kommunikationsbereitschaft, mehr Zeit für Zärtlichkeit (küssen, liebkosen, schmusen) sowie mehr Verführungen beider Partner:innen.

Zeitrahmen und Formales

- In der Regel je nach sexuellen Themen mehrere Sitzungen (3 bis 4 Sitzungen)
- Meist erst nach Bearbeitung der anderen Probleme durch OHI, RT, KT, PL, 3-Ph-M und AA

Diagnostik

- Diagnostik 1: Problemanalyse sexueller Probleme, falls die Probleme nach der Bearbeitung anderer Bereiche bestehen bleiben
- Diagnostik 2: Spinnendiagramm zur Erfassung der Zufriedenheit mit der Sexualität des Paares; Visualisierung hilft in der Exploration des subjektiven Erlebens der Sexualität
- Diagnostik 3: Exploration der Ursachen von Appetenzstörungen respektive der sexuellen Unzufriedenheit

Therapeut:innenverhalten

- Therapeut:innenverhalten (Beziehungsgestaltung; Problemaktualisierung; motivationale Klärung; Ressourcenaktivierung; Problemlösung durch Führen, Leiten, Analysieren und Deuten; Sokratischer Dialog; genaues Vorbesprechen der Hausaufgaben)
- Arbeit meist im triadischen Setting (dyadisches Setting bei KT oder 3-Ph-M)

D2. Vorgehen bei SEX1

Psychoedukation

- Therapeut:in informiert über die Bedeutung der Sexualität für Paarbeziehungen (siehe Informationsblatt „Sexualität und Intimität" → Psychoedukation).

Therapeut:in: „Sexualität ist weit mehr als Geschlechtsverkehr. Es bedeutet nicht, immer einen Orgasmus zu bekommen und schon gar nicht, zur gleichen Zeit. Es ist deshalb von großer Bedeutung, die große Bandbreite der Sexualität miteinander zu entdecken. Sexualität beinhaltet: sich halten, sich streicheln, küssen, schmusen, behutsames Erkunden erogener Zonen und schließlich den Geschlechtsakt ohne Druck und Erwartungen. Sex wird genussvoll, wenn er ohne fixe Vorstellungen und ohne Druck und Erwartungen geschieht. Sexualität ist wichtig für eine Partnerschaft – so hängen sowohl die sexuelle Zufriedenheit als auch die sexuelle Aktivität, die Häufigkeit von Sex, signifikant mit der Partnerschaftszufriedenheit und der Beziehungsstabilität zusammen."

- Abgabe des Spinnendiagramms zum Ausfüllen zuhause oder direkt in der Sitzung
- Es wird auf eine angemessene Sprache geachtet, ohne Scheu vor sexuellen Wörtern und Begriffen zu zeigen (→ Enttabuisierung, neutrales Thema).

Sexuelle Kommunikation

- Therapeut:in bespricht die Ergebnisse der Spinnendiagramme von Partner:in A und B und vergleicht sie miteinander.
- Bereiche, bei denen sehr hohe Unzufriedenheit sichtbar wird, werden hervorgehoben, und es wird danach gefragt, wie dies zustande kommt.
- Es wird auf Unterschiede zwischen den beiden Beurteilungen von Partner:in A und B eingegangen und herausgearbeitet, was dies bedeutet und welche Rolle dies für das weitere Vorgehen spielt.

Therapeut:in: „Gerne möchte ich mit Ihnen Ihr ausgefülltes Spinnendiagramm zur Zufriedenheit mit der Sexualität anschauen. Können Sie es nebeneinander hinlegen? Wer möchte von Ihnen beginnen, sein Diagramm zu erläutern?"

Partner:in A: „Ich würde gerne beginnen. Für mich stimmt die Qualität des Sex nicht mehr und wir haben allgemein zu wenig Zärtlichkeit … und ich benötige auch mehr Stimulation als du, um Lust zu empfinden."

Partner:in B: „Für mich stimmt es eigentlich, aber ja, wenn das für dich so ist."

Therapeut:in: „Dann wären Sie beide bereit, an den von Ihnen, Partner:in A geschilderten Wünschen zu arbeiten, um für beide eine zufriedenstellende Sexualität zu schaffen?"

Merke

Wenn Sex über lange Zeit nicht stattgefunden hat, ist es sinnvoll, mit den Wunsch-Pyramiden und danach bei Bedarf mit Sensate Focus (Modul SEX2) zu arbeiten. Der/die Therapeut:in fragt das Paar, womit es starten möchte, und das Paar entscheidet über die Reihenfolge.

Sexuelle Kommunikation: Q-Sort zu Wunsch- und Ist-Pyramiden (ÜB Sexuelle Kommunikation 1)

- Therapeut:in lässt die beiden Partner:innen jeweils eine Wunsch-Pyramide legen (vgl. angepasste B-Pyr) mit sexuellen Begriffen (z. B. Zärtlichkeit, Petting, Koitus, Oralsex, Vorspiel).

Therapeut:in: „Ich möchte Sie bitten, mit diesen Kärtchen je eine Pyramide bezüglich Ihrer Wünsche (Ideal) und eine bezüglich der aktuellen Situation (Real) zu legen. Jede/r für sich. Auf den Kärtchen stehen sexuelle Begriffe. Sie können auf den leeren Kärtchen weitere Wörter notieren, falls Ihnen etwas fehlt. Zuoberst legen Sie das Kärtchen, das Ihnen bezüglich Ihrer sexuellen Wünsche am wichtigsten ist etc."

- Anschließend erfolgt der Vergleich der beiden Ideal-Pyramiden und Herausarbeiten von Kongruenzen und Diskrepanzen (→ Vorgehen analog zu B-Pyr).

Therapeut:in:

„Wie sehen Ihre Wünsche in der Sexualität aus? Wer von Ihnen mag beginnen?"

„Was haben Sie zuoberst hingelegt: Was ist Ihnen am wichtigsten?"

„… weiter unten, was ist Ihnen weniger wichtig?"

„… zuunterst, was ist für Sie kaum von Bedeutung oder nicht wünschenswert?"

- Danach sollen Real-Pyramiden gelegt werden („Wie nehmen Sie Ihre partnerschaftliche Sexualität aktuell wahr?").
- Anschließend erfolgt der Vergleich der beiden Real-Pyramiden und Herausarbeiten von Kongruenzen und Diskrepanzen (→ Vorgehen analog zu B-Pyr; vgl. auch ÜB „Sexuelle Kommunikation 1").
- Danach werden die Real- und Ideal-Pyramiden miteinander verglichen und besprochen (innerhalb einer Person, zwischen den Partner:innen) (**Abbildung 16a-b**).
- Therapeut:in exploriert mit beiden Partner:innen ihre wichtigsten Wünsche, die weniger wichtigen Wünsche und was sie gar nicht möchten.
- Therapeut:in arbeitet im triadischen Setting mittels Sokratischem Dialog die Wünsche beider Partner:innen für eine befriedigende Sexualität heraus. Dabei werden beide ermutigt, ihre sexuellen Wünsche und Fantasien ohne Hemmungen oder Scham zu thematisieren.
- Bei der Bearbeitung von Diskrepanzen (Real-Ideal innerhalb beider Partner:innen) respektive ($Ideal_A$ und $Ideal_B$) werden damit einhergehende Emotionen und Kognitionen exploriert.

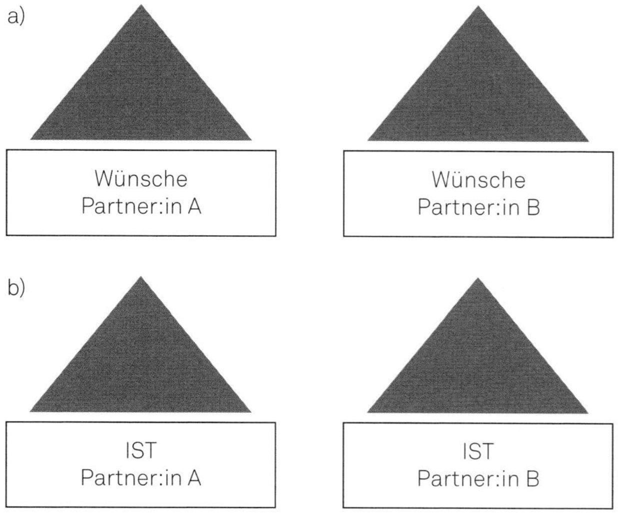

Abbildung 16a-b: Ideal- und Real-Pyramiden

- Therapeut:in exploriert, wie die Wünsche umgesetzt werden könnten, was dies erleichtern oder erschweren könnte (vgl. auch PL oder AA).

> **Wichtiger Fokus zum Austausch über sexuelle Wünsche**
>
> - Wie sehen beide Partner:innen den Wunsch-Zustand ihrer Sexualität (Ideal-Pyramide)?
> - Wissen dies die Partner:innen voneinander? Falls nicht, warum nicht?
> - Welche Kongruenzen respektive Diskrepanzen bestehen zwischen den Partner:innen bezüglich der Beschreibung ihrer Wünsche?
> - Welche Praktiken sind für sie unvorstellbar?
> - Welche Hierarchisierung haben beide Partner:innen bezüglich ihrer Wünsche für die Sexualität?
> - Was ist ihnen am wichtigsten? Weshalb?

> **Wichtiger Fokus zum Austausch des Paares über die Einschätzungen des Ist-Zustands der Sexualität**
>
> - Wie sehen beide Partner:innen den Ist-Zustand ihrer Sexualität (Real-Pyramide)?
> - Wissen es die Partner:innen voneinander? Falls nicht, warum nicht?
> - Welche Kongruenzen respektive Diskrepanzen bestehen zwischen den Partner:innen bezüglich der Beschreibung des Ist-Zustands?
> - Gibt es Praktiken in der Sexualität, die sie/er nicht (mehr) möchte?

Indirekte Revitalisierung der Sexualität

- Rund 50 % der Paare klagen über zu wenig oder fehlenden Sex. Die Gründe dafür sind vielfältig (McCarthy & McCarthy, 2003).
- Falls das Paar angibt, dass kaum mehr ein Sexleben existiert, erkundet Therapeut:in gemeinsam mit dem Paar die Gründe, weshalb dem so ist.

> *Therapeut:in:* „Was denken Sie, was sind aus Ihrer Sicht die Hauptgründe, weshalb Sex bei Ihnen kaum mehr stattfindet? Sind es körperliche, partnerschaftliche oder andere Gründe?"
>
> *Therapeut:in:* „Oder findet die Sexualität nicht mehr statt, weil die Partnerschaft generell langweilig und öde geworden ist? Oder weil die Sexualität monoton geworden ist und es an Variation und Kreativität fehlt?"

- Wenn partnerschaftliche Gründe dafür verantwortlich sind, werden zuerst die Methoden zur Förderung der Positivität (RT), konstruktiver Konfliktkommunikation (KT), der fairen Problemlösung (PL), des dyadischen Copings (3-Ph-M), der Akzeptanzarbeit (AA) und des Commitments angewendet.
- Wenn die Partnerschaft generell langweilig und uninteressant geworden ist und es an Variation und Kreativität fehlt, reicht es nicht aus, die Sexualität kreativer zu gestalten, um sie zu revitalisieren.
- Falls beim Paar Langeweile oder eine gewisse Entfremdung vorliegt, schlägt Therapeut:in dem Paar folgende Interventionen vor:
  1) Wissen voneinander erhöhen
  2) Stellenwert der Partnerschaft erhöhen und Partnerschaftsrituale kultivieren
  3) Mehr Abwechslung im Alltag schaffen
  4) Das äußere Erscheinungsbild attraktiver gestalten oder sich mehr pflegen (Hygiene)

Wissen voneinander erhöhen

- Gottman und Gottman (1999) haben die sogenannten „Love Maps" für Paare vorgeschlagen, um das Wissen voneinander zu aktualisieren und zu verbessern.
- Therapeut:in schlägt vor, dass die Partner:innen mithilfe von Beispielfragen (ÜB „Revitalisierung der Sexualität 1" und „Revitalisierung der Sexualität 2") selbst ein Set von Fragen erstellen.
- Die Partner:innen formulieren je ein Kärtchen-Set von Fragen. Die Kärtchen werden gemischt und beide versuchen, auf die Fragen des Partners/der Partnerin Antworten zu geben.
- Durch die Zunahme des Wissens voneinander kommen sich beide Partner:innen emotional wieder näher.
- Die Übung kann direkt in der Therapiesitzung durchgeführt oder als Hausaufgabe gegeben werden. Da bei häu-

figem Nicht-Wissen Frustrationen, Ärger, Enttäuschung oder Desillusion/Resignation auftreten können, kann es von Vorteil sein, die Übung in Anwesenheit des Therapeuten/der Therapeutin durchzuführen, damit er/sie relativierend oder deeskalierend eingreifen kann.

Stellenwert der Partnerschaft erhöhen und Partnerschaftsrituale kultivieren

- Um das Begehren wieder zu entfachen, braucht es häufig als ersten Schritt wieder mehr Beachtung und Zeit füreinander.
- Therapeut:in sensibilisiert das Paar für ihre zeitlichen Prioritäten und ermuntert das Paar, der Partnerschaft mehr Bedeutung und Zeit zu schenken.

> *Therapeut:in:*
>
> „Was würden Sie anhand Ihres Terminkalenders folgern: Was hat für Ihren Partner/Ihre Partnerin den höchsten Stellenwert in seinem/ihrem Leben?
>
> „Was hat für Sie den höchsten Stellenwert in Ihrem Leben?"
>
> „Entspricht das dem, was Sie selbst wirklich wollen?"
>
> „Was muss sich ändern, damit es Ihren echten Prioritäten entspricht?"
>
> „Welche Zeiten für die Partnerschaft wollen Sie sich fix einplanen?"

- Therapeut:in spricht die Wichtigkeit für die Partnerschaftszufriedenheit an, dass Zeit für das Paar gleiche oder eine höhere Priorität erhalten muss als andere Bereiche (z. B. Beruf, Freizeit, Me-Time).
- Er/sie evaluiert, welche Jahrestage für die Partner:innen wichtig sind: Seien es Tage jedes Partners/jeder Partnerin, seien es Tage in der Biografie des Paares.

> *Therapeut:in:* „Welche Tage im Jahr könnten Grund sein, zusammen zu feiern und sie zu zelebrieren? – Beispielsweise Ihre Geburtstage, Ihr Jahrestag des Kennenlernens, Ihr Hochzeitstag oder der Tag der Genesung nach einer schweren Erkrankung."

- Therapeut:in ermuntert sie, diese bewusst zusammen zu feiern und ihrer Partnerschaft mit diesen Ritualen Bedeutung zu geben. Durch solche Anlässe und Termine zeigen sie Wertschätzung für ihre Beziehung und den anderen.
- Rituale können Alltagsrituale sein, Feierrituale im Partnerschaftsalltag. Sie sind Ausdruck gemeinsamer Aktivität und gemeinsamen Engagements und Freiraum für Zweisamkeit, sie können Wertschätzung, Dankbarkeit und Freude ausdrücken und stärken die Partnerschaftszufriedenheit (Birnbaum, 2001).

Mehr Abwechslung im Alltag schaffen

- Therapeut:in ermuntert das Paar, sich zu überlegen, wie sie mehr Abwechslung und positive Überraschungen in ihren Alltag bringen können.

> *Therapeut:in:*
>
> „Wie können Sie in Ihren Alltag wieder mehr Abwechslung bringen? Welche Ideen haben Sie? Was möchten Sie schon lange wieder einmal mit Ihrem Partner/Ihrer Partnerin erleben? Wie könnten Sie Ihren Alltag abwechslungsreicher gestalten? Welche kulturellen Anlässe könnten Sie wieder zusammen genießen? Wer von Ihnen kocht gerne und könnte mehr Variation hineinbringen? Diese Variationen bringen Vorfreude und mehr gemeinsamen Genuss in den Paaralltag. Durch Kreativität kommt zusätzlich Neues und Überraschendes in den Alltag."

- Sowohl die Erarbeitung von positiven Szenarien und auch das Problemlösetraining (PL) können helfen, über mehr Variation im Alltag oder für die Ferienzeiten nachzudenken und sie auch effektiv einzuplanen.
- Therapeut:in schlägt deshalb vor, diese Variationen gemeinsam zu erarbeiten und sie mithilfe des Problemlösetrainings (PL) kreativ, aber auch realistisch im Alltag fix einzuplanen.

Sexuelle Attraktivität erhöhen

- Älter werden lässt sich nicht verhindern, aber für gepflegtes Aussehen können wir aktiv etwas tun.
- Therapeut:in ermutigt das Paar zu kleinen oder mittleren (oder manchmal auch größeren) Anstrengungen, um sich füreinander attraktiver zu machen.

> *Therapeut:in:*
>
> „Welche Veränderungen möchten Sie gerne angehen? Zum Beispiel
>
> - etwas sportlicher sein,
> - mehr auf Ihre Frisur und Kleidung achten,
> - sich etwas legerer kleiden.
>
> Welche Wünsche hätten Sie aneinander? Überlegen Sie mithilfe des Übungsblatts „Revitalisierung der Sexualität 2", was Sie selbst verändern können und wo Sie Wünsche an Ihren Partner/Ihre Partnerin haben."

- Therapeut:in ermutigt das Paar auch zu Offenheit und Ehrlichkeit, wenn ihnen etwas an dem Partner/der Partnerin nicht gefällt oder stört (z. B. Hygiene).
- Es sollte aber immer im Bereich von möglichen eigenen Veränderungsanstrengungen liegen (z. B. Gewicht verlieren, sich besser rasieren, schminken, auf ein gepflegtes Aussehen achten).

- Das Visuelle spielt in der Sexualität eine wichtige Rolle – entsprechend kann durch Bemühungen der eigene Sex-Appeal erhöht werden.

Direkte Revitalisierung der Sexualität

Repertoire zur Erhöhung von Variation und Kreativität in der Sexualität

- Es kann aber auch sein, dass es in der Partnerschaft nicht generell monoton und langweilig geworden ist, sondern es vor allem in der Sexualität an Variation und Kreativität mangelt. In diesem Fall schlägt Therapeut:in eine Revitalisierung der Sexualität selbst vor.

> *Therapeut:in:* „Wenn Sie die Sexualität selbst als monoton erleben, kann die sexuelle Attraktivität auf mehrere Arten erhöht werden. Ich möchte Ihnen dazu die Aufgabe mitgeben, sich zu überlegen, was Ihre sexuelle Attraktivität füreinander stärken könnte, z.B.:
> - sich mehr Zeit zu nehmen für Partner:in und Beziehung,
> - sich einander emotional mehr mitzuteilen,
> - sich mehr Zeit für Zärtlichkeiten (küssen, liebkosen, schmusen) zu nehmen oder,
> - wenn Lust auf Sex besteht,
>   - eine erotischere Atmosphäre zu kultivieren,
>   - einander aktiver zu verführen,
>   - Aphrodisiaka zu verwenden,
>   - Regelmäßigkeit der Zärtlichkeiten im Alltag und der Sexualität mehr Raum zu geben."

- Dafür gibt Therapeut:in dem Paar mehrere Fragen als Hausaufgabe, um allein und zusammen darüber zu reflektieren (ÜB „Revitalisierung der Sexualität 3", unterer Teil).
- In der Therapiesitzung werden mittels Sokratischem Dialog die Ideen des Paares besprochen, die helfen können, das Begehren bei beiden Partner:innen zu stärken.
- Therapeut:in schlägt eine Diskussion über Hilfsmittel vor, die lustfördernd erlebt werden (z.B. gemeinsames Ansehen von erotischen Filmen oder Pornos, Geschichten oder Bilder, um der eigenen Sexualität neue Impulse zu geben).

Repertoire von Verführung und Stimulation in der Sexualität

- Therapeut:in gibt Reflexionsanstöße, wie das Paar den Sex stimulierender, prickelnder und verführerischer gestalten kann (ÜB „Revitalisierung der Sexualität 4").
- Partner:innen werden eingeladen, sich zu erzählen, welche Verführungsideen und -wünsche sie für sich und den/die Partner:in haben und was sie sexuell stimuliert und antörnt.
- Therapeut:in geht mit dem Paar behutsam die Schritte durch:
  - Was benötigt mein/meine Partner:in und was benötige ich, um Lust auf Sex zu bekommen?
  - Was benötigt mein/meine Partner:in und was benötige ich an Sensibilität und Stimulation, um erregt zu werden?
  - Was ist meinem/meiner Partner:in in der Sexualität mit mir am wichtigsten? (Dabei kann auf die B-Pyr Bezug genommen werden, siehe oben.)
  - Was ist mir in der Sexualität mit meinem/meiner Partner:in am wichtigsten? (Dabei kann auf die B-Pyr Bezug genommen werden, siehe oben.)

> *Therapeut:in:* „Was benötigen Sie vor allem, um Lust auf Ihren Partner/Ihre Partnerin zu bekommen?"
>
> *Partner:in A:* „Also, ich finde es schön, wenn ich auch tagsüber in feinen Berührungen spüre, dass mich meine Partnerin begehrt. Oder wenn sie mir ein Kompliment macht, dass sie findet, ich sehe immer noch gut aus. Das brauche ich irgendwie, um mich von ihr begehrt zu fühlen."

- Wird eine Idee von einem Partner/einer Partnerin als nicht verführend erlebt, exploriert Therapeut:in mit dem Paar die Gründe und welche Anpassungen erforderlich wären.

> *Therapeut:in:* „Was benötigen Sie, um Lust auf Ihren Partner/Ihre Partnerin zu bekommen?"
>
> *Partner:in B:* „Ich benötige Zeit abends, wo wir uns aufeinander einlassen können, uns auch emotional nahe sind. Wo wir uns erzählen, was am Tag war, wo der Abend vielleicht auch mit einem Glas Prosecco, mit einem Feuer im offenen Kamin beginnt und wir keinen Zeitdruck haben. Wo wir irgendwann beginnen, uns zu berühren, und das Bedürfnis da ist, weiterzugehen. So entsteht für mich immer mehr Lust auf noch mehr."

- Therapeut:in lädt dazu ein, ohne Druck bis zur nächsten Sitzung mal ein bis zwei Wünsche umzusetzen, z.B. eine erotische Atmosphäre im Schlafzimmer schaffen oder sich mehr Zeit zu nehmen für Zärtlichkeiten wie berühren, küssen, einander liebkosen oder schmusen oder gegenseitige sexuelle Stimulation.
- Das Ziel ist, dass das Paar zu einer sinnlichen, lustvollen Sexualität zurückfindet, die Sexualität spielerischer zu gestalten wagt und es auch mehr geschehen lässt, spontan und lustvoll Sex zu haben. Dazu kann das Paar eingeladen werden, persönlich sexuelle Szenarien auszumalen und sich diese verbal oder in einem Brief mitzuteilen.

Sexuelle Kommunikation: Persönlicher Brief an den/die Partner:in

- Wenn das Gespräch zu sexuellen Themen schon entspannter geworden ist, kann Therapeut:in das Paar einladen, sexuelle Wünsche, Fantasien, Sehnsüchte oder Szenarien, die gerne mitgeteilt und gelebt werden würden, aber nicht einfach anzusprechen sind, einander in einem Sex-Brief mitzuteilen (ÜB „Sexuelle Kommunikation 2").

> *Therapeut:in:* „Ich möchte Sie einladen, wenn Sie den Wunsch dazu verspüren, einen persönlichen Brief an Ihre Partnerin/Ihren Partner zu schreiben, worin Sie Sehnsüchte oder Wünsche äußern, was Sie gerne mal zusammen ausprobieren würden, aber es Ihnen schwerfällt, dies direkt auszusprechen. Vielleicht fällt es Ihnen leichter, es in einem ‚Sex-Brief' mitzuteilen und vielleicht später miteinander darüber zu sprechen, ob und wie Sie sich beide vorstellen können, die Wünsche umzusetzen."

- Gerade in Bezug auf Pornokonsum konnte in neueren Studien (Brun del Re et al., 2021) gezeigt werden, dass der gemeinsame Konsum die Sexualität von Paaren auch beleben kann, weil dadurch die sexuelle Kommunikation zunimmt und das Paar experimentierfreudiger wird.

Schwierigkeiten für den Therapeuten/die Therapeutin

- Therapeut:in ist gefordert, selbstwertschädigende Äußerungen oder selbstwertschädigende Wünsche zu thematisieren.
- Falls nötig wendet Therapeut:in das Kommunikationstraining (KT) an, um beim Paar im dyadischen Setting die Auswirkungen der Aussagen der entwertenden Person nachfühlbar werden zu lassen. Entstehen Betroffenheit und Motivation zu Verhaltensänderungen und der Wunsch von beiden Partner:innen, in der Sexualität fortzufahren, kehrt der/die Therapeut:in zur Bearbeitung der Sexualität zurück.
- Eine weitere Schwierigkeit kann im unterschiedlichen Commitment während der Therapie liegen. Es ist wichtig, dies unmittelbar zu thematisieren und mit dem Paar zu klären. Je nach Gründen können sich die Zielsetzungen der Therapie ändern.
- Bei stark religiösen Paaren, Paaren mit konservativen Werten und rigiden Vorstellungen bezüglich Sexualität oder kulturellen Prägungen ist besonders auf Gefühle wie Scham, Schuld und Ekel zu achten und es gilt, behutsam vorzugehen.
- In allen Fällen sind die Grenzen eines oder beider Partner:innen zu respektieren und Bedenken bezüglich der vorgeschlagenen Interventionen ernst zu nehmen.
- Bei sich sehr freizügig gebenden Paaren oder Personen mit vulgärer, sexualisierter Sprache ist professionelle Distanz zu wahren.
- Falls sexuelle Gewalt (sexuelle Belästigung und Nötigung in Form von aufdringlichem Zu-Nahekommen, sexuell anzügliche Sprüche, unerwünschte Berührungen oder Küsse, Belästigung durch Entblößen oder das Zeigen von pornografischen Bildern und Filmen, ungewollte Berührungen im Intimbereich, Zwang zu sexuellen Praktiken, die man nicht möchte, oder Zwang zu sexuellen Handlungen mit anderen Personen, versuchte oder ausgeführte Vergewaltigung etc.) vorliegt, ist gemäß Modul (IG) vorzugehen.

Hausaufgaben

- Diagnostik-Aufgaben anhand der Problemanalyse spezifisch zur Sexualität sowie eines Spinnendiagramms zur Zufriedenheit mit Aspekten der Sexualität
- Reflexionsaufgaben anhand der ÜB

D3. Materialien

Diagnostik

- Diagnostik 1: Problemanalyse sexueller Probleme
- Diagnostik 2: Spinnendiagramm
- Diagnostik 3: Exploration der Ursachen von Appetenzstörungen

Übungsblätter

- ÜB Sexuelle Kommunikation 1 (Q-Sort zu Wunsch- und Ist-Pyramiden in der Sexualität)
- ÜB Sexuelle Kommunikation 2 (Persönlicher Brief zu sexuellen Wünschen und Szenarien, Aufgabe idealerweise erst nach der Erhöhung des sexuellen Commitments geben)
- ÜB Sexuelles Commitment (Beitrag zu regelmäßiger Sexualität)
- ÜB Revitalisierung der Sexualität 1 (Beispielfragen, um das allgemeine Wissen voneinander zu erhöhen)
- ÜB Revitalisierung der Sexualität 2 (Beispielfragen, um das sexuelle Wissen voneinander zu erhöhen)
- ÜB Revitalisierung der Sexualität 3 (Wie kann die Partnerschaft generell und wie kann die Sexualität selbst abwechslungsreicher werden?)
- ÜB Revitalisierung der Sexualität 4 (Gemeinsames Repertoire von Verführung und Stimulation in der Sexualität)

Informationsblätter

- Info Sexualität und Intimität

Interventionen bei sexuellen Störungen (SEX2)

A. Kurzüberblick

Problematik	Sexuelle Funktionsstörungen, die über Appetenzprobleme hinausgehen (*bei Frauen:* Genito-Pelvine Schmerz-Penetrationsstörung, weibliche Orgasmusstörung, Störung der Erregung; *bei Männern*: Erektionsstörungen, Ejakulationsstörungen)
Ziele	Sinnliche Erfahrung von Berührung ermöglichen sowie Erwartungshaltungen, dysfunktionale Kognitionen und Emotionen bearbeiten und als veränderbar erlebbar machen
Methode	Sensate-Focus-Intervention bei sexuellen Problemen (Hoyndorf et al., 1995)
Indikation	Sexuelle Funktionsstörungen bei Paaren
Diagnostik	Problemanalyse sexueller Probleme, mit anschließender sexual-spezifischer funktionaler Bedingungsanalyse (SORCK-Kon)
Voraussetzungen	Falls sexuelle Funktionsstörungen mit anderen Konfliktbereichen in der Partnerschaft zusammenhängen, dann nach erfolgreichen RT, KT, PL, 3-Ph-M, evtl. auch AA (gemäß PA-ZA), und vorhandenem Commitment für die Partnerschaft. Falls keine anderen Probleme in der Partnerschaft bestehen und ansonsten bei beiden Partner:innen eine hohe Partnerschaftsqualität und -zufriedenheit vorliegen, ist eine sorgfältige sexualitätsspezifische Diagnostik geboten.
Setting	Triadisches Setting, bei der Trichtermethode (3-Ph-M) dyadisches Setting)
Therapeut:innenverhalten	Validierende, normalisierende, Scham vermeidende Stimmmodulation und Begrifflichkeiten
Anzahl Sitzungen	Nach Bedarf
Therapiekarten (Bodenmann & Bodenmann-Kehl, 2024a)	Therapiekarten Nr. 72 und 73
Übungsblätter	ÜB Anleitung fünf Stufen der Sensate-Focus-Intervention (Stufen 1 bis 5), ÜB Nachbearbeitungsbogen
Informationsblätter	Keine

B. Indikation

B1. Zielgruppe und Problemkonstellationen

- Sexuelle Funktionsstörungen umfassen:
  - Störung mit verminderter sexueller Appetenz beim Mann (DSM-5 F52.0)
  - Erregungsstörungen beim Mann (DSM-5 F52.21)
  - Störung des sexuellen Interesses oder der Erregung bei der Frau (DSM-5 F52.22)
  - Weibliche Orgasmusstörung (DSM-5 F52.31)
  - Vorzeitige Ejakulation (DSM-5 F52.4) oder verzögerte Ejakulation (DSM-5 F52.32)
  - Genito-Pelvine Schmerz-Penetrationsstörung (Dyspareunie/Vaginismus) (DSM-5 F52.6)

B2. Zeitpunkt der Durchführung und Voraussetzungen

- Wenn ein Partner/eine Partnerin oder beide Partner:innen Sexualität als problematisch einschätzen, gilt als Therapeut:in abzuschätzen, zu welchem Zeitpunkt im Therapieprozess die sexuelle Problematik bearbeitet wird.
- Bestehen andere Konfliktbereiche, ist abzuklären, ob sexuelle Funktionsstörungen mit diesen zusammenhängen. Wenn ja, werden die sexuellen Funktionsstörungen nach diesen bearbeitet.
- Vor jeglichen Interventionen zu sexuellen Funktionsstörungen ist zu klären, ob Untreue erlebt wurde oder ob psychische, physische oder sexuelle Gewalt vorliegt. Wenn ja, sind die diesbezüglichen Interventionen (UT oder IG) einzusetzen.
- Eine weitere Voraussetzung ist hohes Commitment beider Partner:innen.
- Je nach diagnostischen Ergebnissen sind paarspezifische und/oder einzeltherapeutische Interventionen parallel oder nachfolgend anzuwenden.

C. Ziele der Methoden

- Förderung der sinnlichen Wahrnehmung von feinen Berührungen und Stimulationen
- Abbau von ungünstigen Erwartungshaltungen, ungünstigen Kognitionen bezüglich der sexuellen Vorstellungen, Ansprüche und Erwartungshaltungen

D. Therapieanleitung

D1. Formale Kriterien

Kurzer theoretischer Hintergrund

- Eine von drei Frauen und einer von sieben Männern klagen über Lustlosigkeit. Bis zu 50 % der Paare klagen über Appetenzstörungen (McCarthy & McCarthy, 2003). Sexuelle Funktionsstörungen stehen häufig im Zusammenhang mit paarinternem Stress und einer niedrigen Beziehungszufriedenheit.
- Neben körperlichen und psychischen Faktoren können folgende partnerschaftliche Ursachen für sexuelle Probleme vorliegen:
  - Chronische destruktive Konflikte (offen oder verdeckt)
  - Defizitäre sexuelle Kommunikation (keine Gewohnheit)
  - Probleme im Umgang mit unterschiedlichen sexuellen Wünschen (fehlendes Aufeinander-Eingehen)
  - Negative Interaktionsmuster, „Teufelskreise“ (z. B. Demand-Withdraw-Muster)
  - Die Vorstellung, dass Sexualität eine Pflicht sei und in öder Routine gelebt wird (Langeweile, fehlender Kick)
- Falls partnerschaftliche Gründe vorliegen, gelangen zuerst die Methoden zur Förderung der Positivität, konstruktiver Konfliktkommunikation (KT), der fairen Problemlösung (PL), des dyadischen Copings (3-Ph-M), der Akzeptanzarbeit (AA) und des Commitments zur Anwendung.
- Bleiben sexuelle Probleme bestehen, erfolgt eine vertiefte Diagnostik bezüglich Sexualität und es kommen Methoden zur Behandlung der Sexualitätsprobleme des Paares zum Einsatz.

Charakteristika der Interventionen

- Sensate-Focus-Intervention (SF): Kognitiv-emotional-körperliche Arbeit mit Fokus auf einer angstfreien, sinnlichen Erfahrung von Berührungen und Stimulation in der Sexualität.
- SF stellt eine erprobte Intervention bei sexuellen Funktionsstörungen dar und wird in der Paartherapie meist von Interventionen bezüglich sexueller Kommunikation oder von weiteren auf die Sexualität (SEX1) oder Intimität (3-Ph-M) abzielenden Interventionen flankiert.

Wirkungsweise der Methode

- Durch angstfreie, sinnliche Erfahrung der Berührungen durch den/die Partner:in wird Sexualität erneut als lustvoll erlebt. Durch die Bearbeitung der die sexuellen Probleme aufrechterhaltenden Gedanken und Gefühle wird Stress abgebaut.
- Die Nachbesprechung der erlebten Empfindungen, Gedanken und Gefühle beider Partner:innen ermöglicht eine Validierung der positiven sinnlichen Erfahrungen und eine genaue Eruierung der Gründe für die Ängste.
- Die Validierung motiviert zur Wiederholung der sinnlichen Begegnungen.
- Die Klärung der Ängste und deren mögliche Reattribuierung im Austausch ermöglicht eine angstfreie Sexualität oder deren Bearbeitung psychotherapeutisch im Einzelsetting mit einem anderen Therapeuten/einer anderen Therapeutin.

Zeitrahmen und Formales

- In der Regel je nach sexuellen Themen mehrere Sitzungen
- In der Regel erst nach Bearbeitung der anderen Probleme durch OHI, RT, KT, PL und 3-Ph-M mit Trichtermethode

Diagnostik

- *Problemanalyse bei sexuellen Problemen:* Sexualspezifische Anamnese und Problemanalyse, falls die Probleme nach der Bearbeitung anderer Beziehungsprobleme bestehen bleiben
- *Sexualspezifische funktionale Bedingungsanalyse (SORCK-Kon)* zu Exploration der Ursachen und aufrechterhaltenden Bedingungen für sexuelle Funktionsstörungen (→ PA-ZA)
- Je nach diagnostischen Ergebnissen sind Interventionen bei sexuellen Funktionsstörungen respektive Einzelpsychotherapie (einzeln und/oder flankierend) indiziert.

Therapeut:innenverhalten

- Therapeut:innen-Verhalten im triadischen Setting (Beziehungsgestaltung; Problemaktualisierung; motivationale Klärung; Ressourcenaktivierung; Problemlösung durch Führen, Leiten, Analysieren und Deuten; Sokratischer Dialog)
- Vor- und Nachbesprechen der Umsetzung der fünf Stufen von Sensate Focus

D2. Vorgehen bei SEX2

Psychoedukation

- Psychoedukation (eventuell anhand des Informationsblatts „Sexualität und Intimität") oder Lektüre als Hausaufgabe

> *Therapeut:in:* „Sexualität ist ein sensibler Gradmesser für Unzufriedenheit in der Beziehung. Sexuelle Probleme können auch hier ihre Gründe haben. Daher muss sorgfältig geprüft werden, ob die Probleme im Zuge einer Verbesserung der Partnerschaft verschwinden oder weiterbestehen. Im zweiten Fall sind Interventionen in Bezug auf die sexuelle Störung notwendig. Sexuelle Funktionsstörungen sind Manifestationen von psychischem Leiden, vergleichbar mit Depressionen oder Angststörungen. Es ist verständlich und normal, dass auch Schamgefühle aufkommen können, es ist aber wichtig, die Gründe hinter dem Leiden zu erkennen."

Sensate-Focus-Intervention (SF)

- Therapeut:in zeigt auf, dass sexuelle Störungen eine Folge von zu seltenem Sex sein oder mit der Tatsache zusammenhängen können, dass man sich nicht gesehen, begehrt oder wertgeschätzt fühlt oder weil zu hoher Leistungsdruck und Versagensängste vorliegen.
- Therapeut:in erläutert mögliche Hintergründe bezüglich der Hemmung, die Initiative für Sex zu ergreifen (vgl. auch SEX1).

> *Therapeut:in:* „Wenn Sexualität in all ihren Facetten über lange Zeit nicht mehr gelebt worden ist, kann sie, bildlich gesprochen, einschlafen. Wenn Zurückweisung erlebt worden ist, führt es häufig zu Leistungs- und Versagensängsten oder Ängsten vor weiterer Zurückweisung. Diese Ängste erschweren es beiden Partner:innen, die Initiative für Sex zu ergreifen und Sexualität zusammen zu genießen. Um die Sexualität wieder erleben zu können, ist es in diesem Fall wichtig, eine Wiederannäherung in einem angstfreien und sinnlichen Kontext zu ermöglichen."

- Therapeut:in führt in die Methode SF ein und erklärt die fünf Stufen der Intervention, um die Sexualität in einer sinnlichen, aber leistungs- und angstfreien Atmosphäre erleben zu können.
- Die Anleitungen zu jeder Stufe der SF werden in der Therapiestunde jeweils vor- und nachbesprochen (→ ÜB „Anleitung fünf Stufen der Sensate-Focus-Intervention, Stufen 1–5" sowie „Nachbearbeitungsbogen" in den Materialien zu SEX2).

> *Therapeut:in:* „Ich werde Ihnen für die Zeit zwischen den Sitzungen jeweils eine Aufgabe mitgeben. Es sind insgesamt fünf aufeinander aufbauende Aufgaben oder Stufen. Zur nächsten Aufgabe gehen Sie nur dann weiter, wenn wir es in der Sitzung vorbesprochen haben."

- Das Paar nimmt sich jede Woche eine Stunde Zeit, um die jeweilige Stufe durchzuführen. Die Übung soll in einem entspannten Setting ohne mögliche Störungen (z. B. durch Kinder, soziale Medien) durchgeführt werden. Die Partner:innen wechseln sich in den Rollen ab (verwöhnende und empfangende Person). Der Zeitrahmen wird auf ca. 15 bis 30 Minuten pro Partner:in festgelegt, um keinen Zeit- und/oder Leistungsdruck zu schaffen.
- Wichtig ist, dass beide Partner:innen in den jeweiligen Rollen (verwöhnende versus empfangende Person) gleich viel Zeit zur Verfügung haben (Timer stellen).
- Pro Woche soll nur eine Stufe geübt werden, die jedoch mehrfach wiederholt werden soll.
- Zur nächsten Stufe wird erst dann übergegangen, wenn die vorangehende Stufe angstfrei und lustvoll erlebt worden ist.

> *Therapeut:in:* „Die erste Aufgabe/Stufe ist nun, dass Sie sich bis zur nächsten Sitzung ein- bis zweimal pro Woche oder wenn möglich auch häufiger (je nach Zeitmanagement) je eine Stunde Zeit für sich als Paar nehmen. Ich gebe Ihnen für die Aufgabe eine kurze Beschreibung mit. Sie richten es sich im Schlafzimmer bequem bezüglich Temperatur, Licht und Komfort ein, lassen eventuell sanfte Musik erklingen oder lassen Kerzen brennen. Sie bestimmen zusammen, wer zuerst in der verwöhnenden, aktiven Rolle, wer in der empfangenden, passiven Rolle ist. In den ersten 15 bis 30 Minuten streicheln Sie als verwöhnende Partner:in Ihren Partner/Ihre Partnerin, danach wechseln Sie die Rollen. In der verwöhnenden Rolle streicheln Sie sanft den Körper Ihres Partners/Ihrer Partnerin und lassen dabei erogene Zonen aus.
>
> *Therapeut:in:* „Nach 15 bis 30 Minuten wechseln Sie die verwöhnende und empfangende Rolle (streicheln und gestreichelt werden). Danach decken Sie sich zu, liegen noch eine Weile nebeneinander und genießen die Nähe und Wärme des anderen. Nutzen Sie sexuelle Kommunikation, um dem anderen mitzuteilen, was Ihnen gefällt und was Sie weniger mögen. Sprechen Sie dies vor der Übung an, während der Übung kommunizieren Sie vor allem mit Schnurren, Stöhnen, kurzen Lauten (‚Mhm', ‚schön', ‚oh ja') und geben Sie nach der Übung ein verbales Feedback. Ist die erste Aufgabe verständlich oder haben Sie Fragen dazu?"

- Im Anschluss an die sinnliche körperliche Erfahrung notiert jede/r für sich, welche Berührungen als schön und welche vielleicht auch als schwierig erlebt worden sind.

> *Therapeut:in:* „Bitte nehmen Sie sich am nächsten Tag für sich Zeit und schreiben Sie auf, was für Sie schön und was vielleicht schwierig war. Es ist wichtig, dass Sie ehrlich zu sich sein können. Nur ein ehrliches Feedback hilft Ihnen, aufeinander eingehen zu können, was jeder Partner/jede Partnerin benötigt, um eine befriedigende oder erfüllende Sexualität zu erleben und sexuelle Funktionsstörungen zu überwinden."

- Die sexuelle Kommunikation (siehe SEX1) soll genutzt werden, um körperliche Empfindungen auszudrücken (Was ist schön? Was gefällt besonders? Was ist schwierig, ungewohnt oder störend?) und damit einhergehende Kognitionen und Emotionen dem Partner/der Partnerin mitzuteilen.
- In der Nachbearbeitung während der Therapiesitzungen werden Gedanken und Gefühle vor, während und nach der Durchführung behutsam durch Therapeut:in mittels Sokratischem Dialog erfragt.
- So können die Gedanken und Gefühle, die die sexuellen Probleme aufrechterhalten, bearbeitet werden:
  - Woher kommen die Befürchtungen?
  - Was benötigt der/die Partner:in, um diese Ängste (Leistung, Bewertung, Ablehnung, Angst vor Versagen) Schritt für Schritt ablegen zu können?
- Therapeut:in erarbeitet mittels Sokratischem Dialog günstigere Erwartungen und Reattribuierungen basierend auf den Erfahrungen mit SF heraus (siehe RAT).

Beispiel für Nachbesprechung der Stufe 1 der SF (Transkript)

Therapeut:in fragt im triadischen Setting mit interessierter, warmer Stimme nach den Erfahrungen der ersten Stufe des Sensate Focus. Während eine Person spricht, sieht Therapeut:in jeweils regelmäßig auch die andere Person an (Joining). Therapeut:in wendet auch im triadischen Setting die Technik des Prompting an und verwendet die Fragetypen innerhalb der Trichtermethode (siehe 3-Ph-M).

Therapeut:in: Was haben Sie in der Übung als schön erlebt, als Sie in der gebenden Rolle waren? Wer möchte beginnen?

Partner:in A: Ich habe bei der ersten Übung als sehr schön erlebt, dass ich meinen Partner nach so langer Zeit wieder sanft berühren durfte.

Therapeut:in: Mhm. Wie war das für Sie?

Partner:in A: Ungewohnt, aber sehr intim, ich finde meinen Partner immer noch sehr attraktiv, auch nach zwanzig Jahren noch! *(lacht etwas verlegen.)*

Therapeut:in: Mhm, schön!

Therapeut:in (zu Partner:in B): Wie ist das für Sie zu hören?

Partner:in B: Das tut schon gut, nach so langer Zeit bin ich verunsichert, ob ich noch attraktiv für sie bin.

Therapeut:in (zu Partner:in B): Mhm, was löst es in Ihnen aus?

Partner:in B: Es freut mich sehr! *(schaut Partner:in A lieb an)*

Therapeut:in (wieder zu Partner:in A): Wenn Sie noch bei Ihrem Erleben in der gebenden Rolle bleiben, wie haben Sie sich gefühlt?

Partner:in A: Ich hatte etwas Angst, ob mein Partner meine Berührungen auch genießen würde.

Therapeut:in (sanfte Stimme): ... Angst, mmh. Und ... was haben Sie gesehen, gespürt? Hat Ihr Partner es genossen aufgrund der Art zu atmen oder der Zeichen, die Sie wahrgenommen haben von ihm?

Partner:in A: Ja, ich glaube eigentlich schon ...

Therapeut:in (sanfte Stimme): Schön!

Therapeut:in wirft einen kurzen Blick zu Partner:in B; Partner:in B nickt sehr stark und strahlt.

Therapeut:in (sanfte Stimme, verstärkend): Sie haben es also gespürt, dass es sehr schön war für Ihren Partner.

Partner:in A nickt, freut sich.

Therapeut:in (sanfte Stimme): Wie lange blieb diese Angst, die Sie angesprochen haben?

Partner:in A: Nicht sehr lange, sie war nur zu Beginn da, dann habe ich auch begonnen, es selbst zu genießen, meinen Partner zu streicheln.

Therapeut:in (sanfte Stimme): War etwas für Sie schwierig während des Streichelns?

Partner:in A: Nein, eigentlich nicht. Mehr, als mein Partner mich dann gestreichelt hat.

Therapeut:in: Ah ja ... mhm. Gut, dann schauen wir, wie es für Sie war, als Sie gestreichelt worden sind, also in der empfangenden Rolle waren. Wie war das für Sie?

Partner:in A: Ich machte mir etwas Sorgen, ob er mich noch schön findet, nach gut zwanzig Jahren.

Therapeut:in (sanfte Stimme): Sorgen ... Was spürten Sie?

Partner:in A: Angst ... und etwas Scham.

Therapeut:in (sanfte Stimme): Mhm, Angst ... Scham. Gab es weitere Gefühle?

Partner:in A (nach einigem Zögern): Ja, auch Erleichterung und Freude.

Therapeut:in (sanfte Stimme): Erleichterung, Freude ... Können Sie mehr zu den Gefühlen sagen, was Sie erleichterte, freute, Ihnen Angst machte und Scham auslöste?

Partner:in A: Also ... zuerst hatte ich Angst, ob du mich noch attraktiv findest, du weißt ja, ich bin viel runder, mit der Cellulite an Armen, Bauch und Oberschenkeln. Und etwas Scham kam nur am Anfang, weil es so ungewohnt intim war, nachdem wir uns so lange nicht mehr nackt berührt hatten, dann war sie weg.

Therapeut:in blickt kurz diskret Partner:in B an.

Partner:in B: Du musst keine Angst haben. Ich finde dich immer noch sehr attraktiv. Und übrigens: Das bisschen Cellulite, das stört mich nun wirklich nicht ... wir sind doch beide nicht mehr zwanzig. Ich habe doch auch meine Rundungen und bin auch kein Model mehr *(lacht)* – und ich hoffe, du findest mich immer noch ein wenig attraktiv ... *(schaut zu Partner:in A)*

Partner:in A: Ja, sicher! Das weißt du doch! *(lacht erleichtert mit)*

Therapeut:in (zu Partner:in A): Und was erleichterte und freute Sie?

Partner:in A: Es erleichterte mich, dass wir uns endlich wieder körperlich spüren können! Ich fand es unglaublich sinnlich und intim, auch ohne Druck, und ich fühlte mich dir sehr nahe.

Partner:in B (berührt): Ich mich dir auch!

Therapeut:in (zu beiden): Beide fühlten Sie sich sehr nahe und erlebten eine sinnliche Sexualität miteinander. Gibt es noch weitere Erfahrungen aus der Übung, die Sie ansprechen möchten?

Partner:in A: Nein, das ist alles, was ich aufgeschrieben habe.

Therapeut:in (zu Partner:in B): Gut, dann wechseln wir zu Ihnen. Was haben Sie in der Übung als schön erlebt, als Sie in der verwöhnenden Rolle waren?

Danach folgt analog der Ablauf mit Partner:in B mithilfe des Sokratischen Dialogs.

Achtung!

- Achten Sie auf wiederholtes Joining, um konstant mit den Blicken mit beiden verbunden zu sein, um damit Mikroreaktionen wahrnehmen und darauf reagieren zu können.
- Wenn Scham neben weiteren Gefühlen genannt wird, fragen Sie kurz zuerst offen nach Inhalten aller Gefühle nach.
- Wenn in der Übung Scham ausgelöst worden ist, fragen Sie behutsam nach, was die Scham auslöste. Im transkribierten Beispiel war es ungewohnt intim und damit nicht selbstwertschädigend, deshalb wird nicht weiter exploriert.
- Falls Selbsteinschätzung von Unattraktivität genannt wird, fragen Sie nach, womit es zu tun hat, ob z. B. eigene Abwertung oder befürchtete oder erlebte Abwertungen durch Partner:in der Grund sein könnten.
- Falls Abwertung des Körpers durch Partner:in erfolgte, fokussieren Sie auf Wünsche: Was benötigt die Person von dem/der Partner:in, um sich attraktiv und angenommen zu fühlen (je nachdem, was genannt wird, dieses Wort verwenden). Wunsch könnte beispielsweise sein, mal ein Kompliment zum Aussehen zu erhalten, was Ängste und Scham reduzieren würde. Erfragen Sie dann im nächsten Schritt Validierung und Verständnis bei dem/der Partner:in; hier unbedingt „dranbleiben", bis Validierung und Verständnis von dem/der Partner:in kommt (ansonsten erfolgt in diesem Moment eine Vulnerabilisierung).
- Falls häufige Abwertungen des Körpers eines Partners/einer Partnerin erfolgen: zurück zum Kommunikationstraining (KT) gehen, emotionale Wirkung explorieren und von entwertender Partner:in nachfühlen lassen.
- Falls keine Empathiefähigkeit des entwertenden Partners/der entwertenden Partnerin vorhanden ist: Beim Paar die Destruktivität der Entwertungen für den Selbstwert des Partners/der Partnerin ansprechen, keine Fortsetzung der SEX2-Interventionen, sondern gegebenenfalls die Zielsetzungen für die Paartherapie mit dem Paar neu definieren (ZA).

Schwierigkeiten für den Therapeuten/die Therapeutin

- Therapeut:in ist gefordert, implizite und explizite Entwertungen wahrzunehmen, sie allenfalls explizit als selbstwertschädigend zu thematisieren, in diesem Fall zurück zum Kommunikationstraining (KT) zu kehren und im dyadischen Setting die Auswirkungen auf den entwerteten Partner/die entwertete Partnerin nachvollziehbar werden zu lassen.

- Entstehen Betroffenheit und der Wunsch von beiden Partner:innen, in der Sexualität weiterzufahren, kehrt Therapeut:in zur Bearbeitung der Sexualität zurück.
- Eine weitere Schwierigkeit kann in unterschiedlichem Commitment während der Therapie liegen. Es ist wichtig, ein niedriges Commitment zu thematisieren und mit dem Paar direkt zu klären, woran es liegt.
- Je nach genannten Gründen können sich die Zielsetzungen der Therapie ändern.

Hausaufgaben

- Diagnostik-Aufgaben des ÜB „Problemanalyse sexueller Probleme“
- Durchführung der Sensate-Focus-Intervention (ÜB Anleitung fünf Stufen der Sensate-Focus-Intervention, Stufen 1–5)
- ÜB Nachbearbeitungsbogen zu den fünf Interventionsstufen des Sensate Focus

D3. Materialien

Diagnostik

- Diagnostik: Problemanalyse sexueller Probleme

Übungsblätter

- ÜB Anleitung fünf Stufen der Sensate-Focus-Intervention (Stufen 1 bis 5)
- ÜB Nachbearbeitungsbogen

Interventionen nach Untreue (UT)

A. Kurzüberblick

Problematik	Mehr als 40 % der Paare sind von Untreue betroffen. Grenzöffnung zu dritter Person hängt oft mit der Qualität der Partnerschaft zusammen. Sie ist oft Ausdruck von unbefriedigender Sexualität oder Suche nach Zuwendung und Wertschätzung, oftmals nicht nur im sexuellen Bereich. Da konstruktive Konfliktlösungen bei unbefriedigten Bedürfnissen fehlen, erhöht der Mangel an Zuwendung, Wertschätzung und Begehren das Risiko für Grenzöffnungen.
Ziele	Sicherheitsaufbau durch Moratorium, Verarbeitung der Verletzungen auf beiden Seiten, Rekonstruktion individueller Risikofaktoren für Grenzöffnung, Versöhnung und Verzeihen, Erhöhung des Commitments
Methode	Mehrere Methoden sind notwendig, die schrittweise eingesetzt werden (siehe Entscheidungsbaum zu Interventionen nach Untreue).
Indikation	Bei Paaren, bei denen bestehende oder sich anbahnende Untreue vorliegt
Diagnostik	Mündliche Exploration
Voraussetzungen	Commitment des Paares, die Verletzungen zu verarbeiten
Setting	In Abhängigkeit der Methode triadisches und dyadisches Setting (bei Trichtermethode in 3-Ph-M immer dyadisches Setting)
Therapeut:innenverhalten	Zu Beginn im dyadischen Setting stark leitend (Prompting), in anderen Phasen mittels Sokratischem Dialog, fragend und verstärkend
Anzahl Sitzungen	In der Regel sind mehrere Sitzungen notwendig, denn die Verletzungen und der Vertrauensverlust müssen immer wieder aufgegriffen werden.
Therapiekarten (Bodenmann & Bodenmann-Kehl, 2024a)	Therapiekarte Nr. 75
Übungsblätter	ÜB Vertragliches Moratorium, ÜB Commitment-Einschätzungen, ÜB Tagebuch (evtl. auch mit persönlichen Zeichnungen zur eigenen Verarbeitung)
Informationsblätter	Keine

B. Indikation

B1. Zielgruppe und Problemkonstellationen

- Bei Paaren, bei denen Untreue bekannt wurde oder sich anbahnt.
- Die Gefühle, die durch die Verletzung der Exklusivität entstanden sind, sind meist heftig. Paare sind häufig überfordert, mit den starken Gefühlen umzugehen, das Vertrauen zueinander wiederzugewinnen und konflikthafte Bereiche, die häufig der Grenzöffnung vorausgegangen sind, konstruktiv zu klären und Lösungen zu finden.

B2. Zeitpunkt der Durchführung und Voraussetzungen

- UT werden gleich nach der PA-ZA eingesetzt, nachdem geklärt worden ist, ob das Commitment beider Partner:innen gegeben ist.
- Falls es nach der Untreue zu Gewalt gekommen ist, sind IG (SENF-Methode) sowie die Trichtermethode (3-Ph-M) anzuwenden.
- Im Verlauf der Therapie kommen viele der vorgestellten Methoden, in Abhängigkeit der PA-ZA, zur Anwendung.

C. Ziele der Methode

- Sicherheitsaufbau durch 6-monatiges Moratorium zu dritter Person (keinen Kontakt mit ihr, weder schriftlich, mündlich noch physisch)
- Verarbeitung der durch die Untreue ausgelösten Verletzungen und der Erschütterung des Grundvertrauens in die Partnerschaft
- Förderung von Empathie und Mitgefühl für die Verletzungen bei beiden Partner:innen

D. Therapieanleitung

D1. Formale Kriterien

Kurzer theoretischer Hintergrund

- Die meisten Menschen wünschen sich Treue vom Partner/von der Partnerin und sehen es als wichtigste Bedingung für eine glückliche Partnerschaft.
- Gleichzeitig erleben mehr als 40 % der Paare Untreue im Verlauf ihrer Partnerschaft.
- Sexuelle Untreue löst großes Leiden aus und kann in gravierenden Fällen zu Symptomen einer Posttraumatischen Belastungsstörung führen.
- Paartherapie nach Untreue gehört zu den anspruchsvollsten Themen, die in einer Paartherapie bearbeitet und bewältigt werden müssen (Atkins et al., 2005).

Charakteristika der Methoden

- Stufenweises Vorgehen über vertragliches Moratorium zu dritter Person, Interventionen zur Vorbeugung von Eskalationen innerhalb des Paares, Psychoedukation zu Treue und Commitment in Beziehungen, gemeinsame emotionale Auseinandersetzung (Trichtermethode, Modul 3-Ph-M), expressives Schreiben, VA, RAT mithilfe der B-LL und des OHI, danach RT, KT, 3-Ph-M und allenfalls AA
- Reetablieren von Sicherheit, Aufarbeitung der Verletzungen, Wiederaufbau von Vertrauen, Konfliktklärung und Problemlösung, Rückfall-Prophylaxe

Wirkungsweise der Methoden

- Die Interventionen zur Bearbeitung von Untreue unterstützen beide Partner:innen in ihrer anspruchsvollen Emotionsregulation. Durch klar gesetzte Grenzziehungen gegen außen wie auch zwischen den Partner:innen werden Wiederholungen der Verletzungen und Eskalationen im Paar vorgebeugt.
- Psychoedukation zu Treue/Untreue trägt zur Normalisierung des Erlebten bei und sensibilisiert die Paare für die Bedeutung der sexuellen Exklusivität.
- Die tiefe emotionale Selbstöffnung beider Partner:innen zu den Gründen und Verletzungen durch die Untreue (mittels Trichtermethode im dyadischen Setting) vergrößert das gegenseitige emotionale Verständnis.
- Expressives Schreiben (Kröger & Lutz, 2006) im Anschluss hilft, das Erlebte zu verarbeiten, zu ordnen und für sich zu integrieren.
- Anhand der Beziehungs-Lifeline (B-LL) werden über die Auseinandersetzung mit den Gründen (individuelle, paardynamische und kontextuelle Gründe) Reattribuierungen möglich, weshalb es zu der Grenzöffnung gekommen ist.
- Die Beziehungs-Lifeline (B-LL) in Kombination mit dem Oral History Interview (OHI) ermöglicht eine Gesamtgestalt von positiven und schwierigen Zeiten der Paargeschichte und die Untreueerfahrung wird mit der gesamten Beziehungsgeschichte in Relation gesetzt.
- Ein vom Paar bestimmtes Ritual hilft, einen Abschluss zu finden respektive die Gestalt für das durch die Untreue zerbrochene Partnerschaftsmodell zu schließen und den Übergang in eine neue Beziehungsetappe einzuleiten.
- Mittels Reziprozitätstraining (RT), Kommunikations- und Problemlösetraining (PL), Dyadischem Coping (3-Ph-M) und Akzeptanzarbeit (AA) wird die Basis der Partnerschaft erneut zu stärken versucht.
- In Abhängigkeit der Problem- und Zielanalyse (PA-ZA) kommen Methoden zur Verbesserung der Sexualität (SEX1 und/oder SEX2) zur Anwendung, um die sexuelle Zufriedenheit beider Partner:innen zu erhöhen.

Zeitrahmen

- In der Regel benötigt es durchschnittlich etwa 20 Sitzungen (oder mehr), bis das Paar die erlebte Untreue verarbeiten und gegenseitiges Vertrauen und Verbundenheit wiederaufbauen kann.

Therapeut:innenverhalten

- Gewohntes Therapeut:inverhalten im triadischen Setting (Beziehungsgestaltung; Problemaktualisierung; motivationale Klärung; Ressourcenaktivierung; Problemlösung durch Führen, Leiten, Analysieren und Deuten; Sokratischer Dialog) sowie im dyadischen Setting (Verstärken, Coachen, Soufflieren sowie offen und sukzessiv vertiefendes Nachfragen)

D2. Vorgehen bei UT

Vertragliche Vereinbarung zu 6-monatigem Moratorium

- Therapeut:in vereinbart vertraglich mit dem Paar, dass der Außenbeziehungspartner/die Außenbeziehungspartnerin in dieser Zeit weder gesehen noch in irgendeiner Form kontaktiert werden darf.

> *Therapeut:in (zu Partner:in A)*: „Sind Sie bereit, sich während der nächsten 6 Monate vertraglich schriftlich zu verpflichten, weder physisch noch via elektronischen Medien Kontakt mit der Außenbeziehungspartner:in aufzunehmen? Nur so macht es Sinn, eine Paartherapie durchzuführen. Mit einer dritten Person an Bord gelingt dies nach unseren Erfahrungen nicht. Im Gegenteil, die erlebten Verletzungen werden durch offene Grenzen nach außen laufend reaktiviert und der Vertrauensaufbau verunmöglicht. Sind Sie bereit, diesen Vertrag zu unterschreiben?"
> „Und Sie *(zu Partner:in B)*, sind Sie ebenfalls bereit, einen Vertrag zu unterzeichnen, in dem Sie sich bereit erklären, Ihrer Partnerin nicht nachzustellen (d.h. keine Kontrolle von PC oder Handy oder sie in ihrem Alltag kontrollieren etc.) und auch keinen Kontakt zu ihrer Außenbeziehung aufzunehmen? Nur so kann eine Beruhigung eintreten."
> „Ohne unterzeichneten Vertrag von Ihnen beiden arbeite ich nicht mit Ihnen."

- Dadurch werden akute Bedrohungsgedanken und -gefühle der von Untreue betroffenen Person gesenkt und überhaupt Chancen auf einen Neuanfang ermöglicht, da Neues meist attraktiver als Altes ist.
- Beide Partner:innen müssen zu einer klaren Grenzziehung zu der dritten Person bereit sein, damit eine Therapie nach Untreue überhaupt positive Veränderungen bewirken kann. Aus Gründen der Allparteilichkeit ist es wichtig, dass beide einen Verhaltensvertrag unterzeichnen.
- Therapeut:in besteht auf dem Moratorium und erklärt mit Argumenten und ausreichend Zeit, weshalb die strikte Grenze für den Therapieprozess unabdingbar ist und ansonsten die Therapie keinen Sinn macht.

Vorbeugung von Eskalationen

- Zu Beginn der Therapie müssen die Grenzen auch zwischen den Partner:innen klar bestimmt sein.
- Da tiefe Verletzungen vorliegen, können Emotionen sehr intensiv sein und die Partner:innen in ihrer Emotionsregulation überfordern (Gefahr von Gewalt).
- Hilfreiche Entspannungsmethoden werden zu Beginn der Therapie eingeübt, damit sich die Partner:innen bei starker emotionaler Aufruhr selbst beruhigen können.

> *Therapeut:in*: „Aus den Verletzungen heraus kann es in Gesprächen darüber schnell zu Eskalationen und damit zu weiteren Verletzungen kommen. Deshalb ist es wichtig, dass Sie sich physiologisch und mithilfe von wirksamen Selbstinstruktionen beruhigen können, wenn Sie in sich spüren, dass Sie nicht mehr zu einem konstruktiven Gespräch fähig sind. Möglich sind z.B., den Körper nacheinander anzuspannen und zu entspannen und Selbstinstruktionen für sich zu erarbeiten, wie: „Und ich sage jetzt meinem Partner/meiner Partnerin, dass ich eine Pause benötige, denn weiter zu diskutieren überfordert mich im Moment."

- Die SENF-Methode (siehe IG) bietet Hilfestellungen, ein eskalatives Gespräch zu **s**toppen, sich danach aktiv zu **e**ntspannen, für sich **n**achzudenken, und erst nach der Beruhigung wieder das Gespräch aufzunehmen und zu **f**ormulieren.
- Gerade bei starker Wut und Racheimpulsen werden Gespräche schnell zu Verhören, ohne dass sich die von Untreue betroffene Person dessen bewusst sein muss. Vor allem aus der Verletzung heraus möchte man dem anderen den Schmerz „heimzahlen". Deshalb ist die Wahl von Gesprächsstopp-Zeichen wichtig, die von beiden Partner:innen nicht als dominant („So, jetzt hören wir auf!") oder selbstwertverletzend („Ich kann deine dämlichen Rechtfertigungen nicht mehr anhören") eingeschätzt werden.

> *Therapeut:in*: „Die Form, auszusteigen aus dem Gespräch, ist zentral wichtig, um den anderen nicht zu dominieren, gleich für beide zu sprechen, oder den anderen Partner/die andere Partnerin abzuwerten: Sprechen Sie deshalb unbedingt von sich: Ich benötige einen Stopp (**S**TOPP), ich komme wieder auf dich zu, sobald ich mich beruhigt (**E**ntspannung) und nachgedacht (**N**achdenken) habe. Dann kann ich wieder auf dich zukommen

und es dir gegenüber ruhiger formulieren (**F**ormulieren), was mich stört. Danke, dass du meinen Wunsch nach einer Unterbrechung annehmen kannst."

Therapeut:in: „Bitte vereinbaren Sie miteinander, dass derjenige/diejenige Partner:in, die eine Pause benötigt, nach spätestens 24 Stunden das Thema nochmals aufnimmt."

Psychoedukation

- Therapeut:in thematisiert die Bedeutung von Treue und Commitment für eine Partnerschaft und sondiert das Partnerschaftsmodell (monogames Modell, polyamores Modell oder polygames Modell, bei dem festgelegte Regeln verletzt wurden).
- Er/sie sondiert, welche Bedeutung sexuelle und emotionale Exklusivität für den/die Partner:in haben und welche Bedeutung kognitives, emotionales und sexuelles Commitment für Beziehungen haben.

Therapeut:in: „Die meisten Menschen wünschen sich Treue in der Partnerschaft und sehen es als wichtigste Bedingung für eine glückliche Partnerschaft. Umso mehr löst sexuelle Untreue großes Leid aus. Es braucht in der aktuellen Situation ein klares Commitment zueinander, um die Verletzungen zu bearbeiten und wieder Vertrauen und Verbundenheit aufzubauen."
„Ich bitte Sie, für sich einzuschätzen, wie Sie Ihr sexuelles Commitment, Ihr emotionales Commitment und Ihr kognitives Commitment zu Ihrem Partner/Ihrer Partnerin heute und in der Zeit vor der Außenbeziehung einschätzen."

- Viele sind sich nicht bewusst, welche Verunsicherungen und Verletzungen der Bindungssicherheit durch die Konkurrenz mit der dritten Person in der Untreue-Situation entstehen.
- Nebst der Untreue (betrügen, Abmachungen und Regeln nicht einhalten) untergräbt das Lügen zusätzlich das Grundvertrauen in den/die Partner:in und beschädigt den Selbstwert des von der Untreue betroffenen Person.
- Das Commitment von beiden Partner:innen ist zentral für die gemeinsame Bewältigung der Verletzungen auf beiden Seiten, sei es für die durch die Untreue entstandenen Verletzungen oder für die vor der Untreue nicht erfüllten Bedürfnisse respektive die Eskalationen und Verletzungen nach Bekanntwerden der Untreue.
- Die Auseinandersetzung mit dem eigenen sexuellen, emotionalen und kognitiven Commitment und deren Wechselwirkungen wird von Therapeut:in als Hausaufgabe mitgegeben (ÜB „Commitment-Einschätzungen") und in der folgenden Sitzung im Sokratischen Dialog bearbeitet.
- Die Unterschiede zwischen den Erwartungen an das eigene Treueverhalten und den Erwartungen an das Treueverhalten des/der Partner:in werden herausgearbeitet.

Gemeinsame emotionale Auseinandersetzung

- Therapeut:in bearbeitet mit der Trichtermethode (3-Ph-M) sowohl die Verletzungen des von der Untreue betroffenen Person als auch der untreuen Person.
- Die Gespräche gehen auf tiefere internalisierende Gefühle und Konstrukt-Aktivierungen ein (siehe auch Transkript am Ende des Moduls).

Therapeut:in: „Damit Sie sich gegenseitig besser verstehen können, was die Untreue in Ihnen beiden ausgelöst hat, möchte ich mit Ihnen mithilfe der Trichtermethode je 30 Minuten ein Gespräch durchführen, in dem Sie jeweils Ihre Sicht und Ihr Erleben schildern können. Ich werde Sie unterstützen, einander von Ihren Gedanken, Gefühlen und Empfindungen zu erzählen. Beide sind Sie je 30 Minuten Sprecher:in, die andere Person hört aufmerksam zu und wird von mir in kurzen Abständen wiederholt gefragt, ob sie das neu Gehörte nachvollziehen und verstehen kann. Ich leite das Gespräch relativ stark, coache Sie quasi, und Sie sprechen direkt miteinander. Sind Sie dazu bereit?"

Eigene emotionale Auseinandersetzung

- Therapeut:in gibt als Aufgabe, expressives Ausdrücken der Gefühle (mittels Schreiben, Zeichnen, Malen, Modellieren, Musizieren) zu nutzen, um die in der Trichtermethode gemachten Erfahrungen zu vertiefen, zu ordnen und zu integrieren.

Therapeut:in: „Ich möchte Sie einladen, für sich ein Tagebuch, vielleicht auch mit Zeichnungen für sich selbst, bis zur nächsten Sitzung zu führen. Nehmen Sie sich bis zur nächsten Sitzung regelmäßig Zeit und schreiben Sie für sich auf, was Sie im Zusammenhang mit der Untreue und den heutigen Gesprächen darüber erleben. Die Tagebücher sollen Ihnen helfen, die Ereignisse verarbeiten zu können, die Gefühle zuzulassen und zu integrieren."
„Wenn es Ihnen hilft, bringen Sie die erlebten Verletzungen mit Zeichnen, Malen, Modellieren oder mittels Musik zum Ausdruck. Es kann Ihnen bei der Verarbeitung helfen. Lassen Sie dabei alle Gefühle zu und geben Sie ihnen ein Ventil."

- Die Partner:innen sollen schließlich dem anderen einen Brief schreiben, was die Untreue für sie bedeutet. Es können auch mehrere Briefe im Prozess der Verarbeitung sein. Die Briefe sollen in verschlossenen Umschlägen in die Sitzungen mitgebracht werden.

- Therapeut:in verwahrt sie bis zum Entscheid des Paares, sie bei einem gemeinsamen Abschlussritual zu verwenden.

Übergangsritual

- Therapeut:in erarbeitet mit dem Paar ein persönliches Ritual, um zusammen eine Zäsur zwischen Vergangenheit und der Gegenwart erlebbar zu machen und das „Kapitel Untreue" zu schließen.
- Therapeut:in thematisiert, dass die Verarbeitung der Verletzungen noch länger weitergehen wird und immer wieder aufbrechen können.
- Er/sie lädt das Paar ein, bewusst zusammen diesen „Vergangenheitsballast" abzuwerfen, um der Partnerschaft überhaupt eine neue Chance geben zu können.
- Mögliche Rituale sind beispielsweise, dass das Paar die Briefe rituell verbrennt.

> *Therapeut:in:* „Ich möchte Sie bitten, die Briefe und Zeichnungen in einem verschlossenen Brief mitzubringen. In der nächsten Sitzung möchte ich mit Ihnen ein Übergangsritual entwerfen, das Sie dann zusammen durchführen können. Das Ritual steht sinnbildlich für den gemeinsamen Schritt, einen ersten Schlusspunkt unter die schwierige Zeit zu ziehen und danach zusammen an der Klärung, wie es soweit kommen konnte, und am Wiederaufbau Ihrer Partnerschaft zu arbeiten. Wären Sie dazu bereit?"
>
> *Partner:in B:* „Ja, das würde sehr guttun."
>
> *Partner:in A:* „Ja gerne. Wichtig ist aber für mich noch, dass wir auch weiterhin an den Verletzungen arbeiten, oder?"
>
> *Therapeut:in:* „Ja, jedes Mal, wenn etwas in Ihnen hochkommt, werden wir es hier in der Therapiesitzung bearbeiten, auf jeden Fall."

- Zusätzlich kann jede Person ein kleines Holzstück nehmen, sich vorstellen, was sie sich für die Zukunft wünscht und dieses dem Feuer übergeben. Oder das Paar sucht einen Ort zusammen auf, der für eine glückliche Zeit in der Paargeschichte steht, und teilt sich dort die Wünsche für die Zukunft mit.
- Eine Alternative wäre, die Briefe in einem Metallkorb zu verbrennen, die Asche in der Erde zu vergraben oder einem Fluss zu übergeben. Anschließend kann das Paar gemeinsam zu einem für das Paar bedeutsamen Ort gehen und sich dort Wünsche für die Zukunft mitteilen.
- Das Ritual kann sehr persönlich sein, vom Paar allein oder mit dem Paar gemeinsam erarbeitet werden.

> *Therapeut:in:* „Um eine Phase im eigenen Leben oder auch in der Partnerschaft abschließen zu können, kann es hilfreich sein, ein Übergangsritual dafür zu gestalten. Was wäre für Sie ein stimmiges Ritual, um diese schwierige Zeit in der Partnerschaft abschließen zu können? Es ist wichtig, dass Sie das Ritual zusammen bestimmen, es sollte ein persönliches Ritual sein. Es könnte beispielsweise sein, dass Sie zusammen ein Feuer anzünden und Ihre Briefe zusammen verbrennen. Es kann sein, dass Sie die Briefe verbrennen und Sie im Anschluss daran einen für Sie in Ihrer Paargeschichte bedeutsamen schönen Ort aufsuchen, der für Sie für eine glückliche Zeit steht. Oder dass Sie diese Schritte miteinander machen und sich am bedeutsamen Ort sagen, was Sie sich für eine gemeinsame Zukunft wünschen. Das Ritual und den Zeitpunkt bestimmen Sie, er kann jetzt sein oder auch erst später, wenn Sie sich wieder ganz sicher sind, dass Sie zusammen weitergehen möchten."

Verständnis für Gründe der Untreue und Reattribuierung

- Therapeut:in gibt als Aufgabe, eine Beziehungs-Lifeline (B-LL) zu erstellen und zu reflektieren, 1) wann das Paar *schwierige Zeiten* erlebte und 2) wo sie zu den jeweiligen Zeitpunkten die *Gründe für die Vulnerabilisierung für Untreue* sehen.

> *Therapeut:in:* „Ich möchte Sie einladen, dass wir zusammen Ihre gemeinsame Paarbiografie durchgehen. Ich bitte Sie, dafür die Beziehungs-Lifeline für sich auszufüllen. Zeichnen Sie darin für sich seit Beginn bis heute anhand wichtiger Ereignisse einen Verlauf Ihrer Partnerschaftszufriedenheit, Ihrer sexuellen Zufriedenheit und wichtiger Ereignisse ein. Bitte überlegen Sie sich in einem nächsten Schritt, welche Gründe zur Untreue geführt haben können und was jede/r dazu beigetragen haben könnte."

- Therapeut:in reflektiert mit dem Paar zusammen im Sokratischen Dialog die Gründe für Untreue und was jede/r direkt oder indirekt dazu beigetragen haben könnte.

> *Therapeut:in (zu Partner:in B):* „Wo sehen Sie die Gründe für die Untreue?"
>
> *Partner:in B:* „Es war mir viel zu wenig bewusst, dass du so müde warst von der vielen Familienarbeit, ich habe es damals sehr persönlich genommen und gedacht, dass ich dir immer weniger bedeute. Ich sehe erst jetzt, dass wir uns viel zu wenig darüber ausgetauscht haben, wie es *uns* geht, und uns auch keine Auszeiten für uns genommen haben. Und es fällt mir schwer, es auszusprechen, aber ich habe nicht ertragen, wie du mich wiederholt links liegen gelassen hast. Ich fühlte mich wertlos und bin dir aus dem Weg gegan-

> gen, sooft ich konnte, da ich es nicht ertragen habe, wie du mich behandelt hast. Ich fühlte mich so oft so traurig und einsam. Deshalb war ich auch offen für andere. Ich war bedürftig nach Liebe. Es ging mir nicht um Sex, sondern um dieses Gefühl der Geborgenheit."

- Dadurch wird die einengende „Opfer-Täter:in-Perspektive" hinterfragt und beide für ihren jeweiligen Teil der Verantwortung sensibilisiert.
- Auf der Grundlage der Beziehungs-Lifeline (B-LL) wird es unter Anleitung des Therapeuten/der Therapeutin für das Paar möglich, die verschiedenen Gründe, ihre Wechselwirkungen und Kumulationen zu erkennen, die zur Untreue geführt haben und bisherige einseitige Attributionen (Schuldzuweisungen) zur Folge hatten. Therapeut:in erarbeitet mit dem Paar neue, sämtliche Aspekte integrierende Attributionen mittels des Reattributionstrainings (RAT). Dadurch können die einzelnen Aspekte, welche zur Untreue geführt haben, differenzierter verortet werden und gefühlsmäßig anders verarbeitet werden.

> *Therapeut:in (zu beiden Partner:innen):* „Sie haben nun gesehen, dass beide direkt und indirekt ihren Anteil daran hatten, dass es zur Untreue kam. Wir gehen die einzelnen Aspekte nun einzeln durch und suchen für jeden eine Erklärung, eine sogenannte Ursachenzuschreibung oder Attribution."

- Mithilfe der Attributionstaxonomie (Therapiekarte Nr. 57) werden mit dem Paar zusammen weitere Ursachenzuschreibungen erarbeitet und auf ihren Realitätsgehalt überprüft („Wie wahrscheinlich ist es, dass diese Erklärung zutrifft?").
- Dies führt zu einer Perspektivenöffnung, welche Verständnis füreinander schafft, das erneut emotionale Nähe ermöglicht.
- Therapeut:in simuliert durch gezielte Fragen, wichtige Veränderungswünsche für das Hier und Jetzt wie auch für eine mögliche Zukunft zu eröffnen.

> *Therapeut:in (zu beiden Partner:innen):* „Was würden Sie aus heutiger Sicht sagen? Wofür steht die Untreue sinnbildlich? Was sagen Ihnen diese verschiedenen Faktoren, die zur Untreue beigetragen haben? Worauf müssen Sie mehr achten, um Ihre Partnerschaft zu schützen und zu stärken? Was sind wichtige Ansatzpunkte?"
>
> *Partner:in B:* „Ich möchte dir mehr Aufmerksamkeit und Wertschätzung schenken. Und ich möchte, dass wir uns mehr Zeit nur für uns nehmen. Konflikte ausdiskutieren und Lösungen gemeinsam suchen."
>
> *Partner:in A:* „Ich wünsche mir, dass wir mehr Anteil am Leben des anderen haben."

- Damit werden wichtige Ansatzpunkte für notwendige Veränderungen im Hier und Jetzt wie auch für die Zukunft für eine Verbesserung der Partnerschaftsqualität und damit auch für die Untreue-Prophylaxe erarbeitet.

Beziehungsrückblick auf positive Zeiten

- Therapeut:in führt im Anschluss an die Reattribuierungen das Oral History Interview (OHI) durch, um positiven Zeiten ihrer Partnerschaft wieder mehr Gewicht zu geben.

> *Therapeut:in:* „Nun schlage ich vor, dass wir nach allem Schweren, das Sie einander in den letzten Sitzungen erzählt haben, den Fokus wieder auf das Positive richten. Dafür möchte ich Sie einladen, dass wir ganz an den Anfang Ihrer Partnerschaft gehen. Wären Sie dazu bereit?"
>
> *Partner:in A:* „Uff ja, das täte gut, da hatten wir es noch sehr schön!"
>
> *Partner:in B:* „Ja, damals war es schön und unbeschwert!"

- Im Anschluss an das OHI gibt Therapeut:in die Aufgabe, Fotos und persönliche Dokumente aus Zeiten mit hoher Partnerschaftszufriedenheit zu suchen und in die nächste Sitzung mitzubringen.

> *Therapeut:in:* „Ich möchte Sie nun einladen, dass Sie anhand der Beziehungs-Lifeline aus Zeiten, in denen Sie sehr glücklich waren, Fotos und persönliche Dokumente, wie z. B. Briefe, suchen und sie in die nächste Sitzung mitbringen."

- Die Fotos werden mit dem Paar in chronologischer Reihenfolge bearbeitet, um positive Erinnerungen zu stimulieren.
- Therapeut:in lässt das Paar in die Fotos und mitgebrachten Gegenstände eintauchen, lädt es ein, die Erinnerungen zu schildern und auszuschmücken, was sie zum Zeitpunkt der Fotos an Schönem miteinander erlebt haben.

> *Therapeut:in:* „Schön, ich sehe, Sie haben Fotos, Gegenstände und Briefe mitgebracht, die Sie an schöne Phasen Ihrer Beziehung erinnern oder für glückliche Momente stehen. Wir wollen jedes Bild, jeden Text zu Wort kommen lassen und uns vom Schönen erzählen lassen, das Sie zusammen erlebt haben."

Integration und Übergang zu Neuanfang

- Nach B-LL und OHI leitet Therapeut:in zur Integration von schönen, schwierigen und verletzenden Erlebnissen über.
- OHI sowie B-LL ermöglichen dem Paar einen emotional intensiven Rückblick vom Beginn der Partnerschaft bis zur Gegenwart, einschließlich dem Vorher und Nachher der Untreue-Erfahrung.
- Im Anschluss an den Foto-Rückblick auf die positiven Erlebnisse lädt Therapeut:in das Paar ein, in sich hineinzuhören und zu gewichten, was für sie heute mehr wiegt, das Gewicht der positiven Erinnerungen oder dasjenige der negativen Erinnerungen.
- Spüren beide Partner:innen, dass das Positive überwiegt und sie zusammenbleiben möchten, definieren sie gemeinsam Ziele für die Zukunft ihrer Partnerschaft und Veränderungswünsche (z. B. auch mit der Therapiekarte Nr. 60 „Wünsche an die gute Fee").

> *Therapeut:in:* „Wo stehen Sie nun, nachdem Sie sich sowohl den schwierigen Erschütterungen Ihrer Partnerschaft gestellt, mit einem Ritual die belastete Vergangenheit abgeschlossen haben und in die positiven Gefühle und Erlebnisse zurückgekehrt sind? Wenn Sie es emotional für sich gewichten mögen: Sind Sie sich gefühlsmäßig sicher, dass Sie Ihrer Partnerschaft eine neue Chance geben möchten und dies auch können?"
>
> *Partner:in A:* „Ja, jetzt möchte ich es wieder versuchen, unbedingt."
>
> *Partner:in B:* „Ja, ich auch!"
>
> *Therapeut:in:* „Das freut mich zu hören. Dann schauen wir, wo Sie wichtige Veränderungen benötigen. Wer möchte anfangen mit den Veränderungswünschen? Welche drei Wünsche hätte jede/r an eine gute Fee?"

- Therapeut:in interveniert mit den passenden Methoden in Abhängigkeit von den definierten Zielen.

Rückfall-Prophylaxe

- Potenzielle Risikosituationen für erneute Untreue werden mit dem Paar besprochen.
- Therapeut:in erörtert in Bezugnahme auf die erarbeiteten Ursachen sowie Forschungsbefunde (Psychoedukation), welchen Bereichen besondere Aufmerksamkeit geschenkt werden sollten: sei es der gegenseitigen Zuwendung und Wertschätzung, sei es der konstruktiven Konfliktkommunikation und Problemlösung, sei es dem gegenseitigen emotionalen Verständnis, mehr Akzeptanz und Toleranz und/oder der Förderung des kognitiven, emotionalen und sexuellen Commitment, der gegenseitigen Unterstützung (dyadisches Coping), der Förderung der Sexualität etc.
- Beide Partner:innen legen Warnzeichen fest und einigen sich auf gewisse Verhaltensweisen oder Situationen, die künftig vermieden werden sollen, um einer erneuten Untreue vorzubeugen. Wichtig ist, dass dies für beide festgelegt wird, da beide einander potenziell untreu werden können.

Beispiel für die gemeinsame emotionale Auseinandersetzung mit der Untreue mittels Trichtermethode (Transkript)

Therapeut:in hilft der von der Untreue betroffenen Person wie auch der untreuen Person mittels Trichtermethode (im dyadischen Setting) während je 30 Minuten auf ihre Gefühle und aktivierten Konstrukte einzugehen. Die zuhörende Person wird regelmäßig dazu eingeladen zu wiederholen, den/die Partner:in emotional zu verstehen zu versuchen. Die sprechende Person wird mit offenen Fragen des Therapeuten/der Therapeutin gepromptet (vgl. 3-Ph-M).

Therapeut:in (zu Partner:in A): Ich würde Sie gerne bitten zu beginnen. Wie geht es Ihnen, wenn Sie an die Untreue Ihres Partners/Ihrer Partnerin denken?

Partner:in A: Ich leide sehr unter deinen wiederholten Außenbeziehungen. Dadurch, dass es mehrere waren, fühle ich mich unendlich missbraucht und gedemütigt. Es tut sehr weh. Es macht mich traurig und hilflos.

Therapeut:in (zu Partner:in B): Mögen Sie wiederholen?

Partner:in B: Ja. Du leidest sehr wegen meiner wiederholten Affären ... Du fühlst dich missbraucht und gedemütigt.

Therapeut:in: Sehr gut. Was noch?

Partner:in B: Du sagst, dass es dir ... weh macht, dass du ... traurig bist, dass es dich traurig macht.

Therapeut:in: Sehr gut, und es macht sie hilflos.

Partner:in A: Ich fühle mich, als wäre ich einfach irgendwann ausgewechselt und weggeworfen worden, wie alte ausgetragene Schuhe, die dir nicht mehr gefallen.

Therapeut:in: ... und wie fühlen Sie sich dabei?

Partner:in A: Wertlos, vollkommen wertlos ...

Therapeut:in (zu Partner:in B): Mögen Sie wiederholen?

Partner:in B: Du kommst dir vor wie ein altes Paar Schuhe, das mir nicht mehr gefällt, das ich weggeworfen habe, und du fühlst dich ausgewechselt, weggeworfen ... und vollkommen wertlos.

Therapeut:in (leise): Sehr gut. *(zu Partner:in A)* Sind da auch noch andere Gefühle?

Partner:in A: Es macht mich auch traurig, und irgendwo ist da eine große Wut.

Therapeut:in: Mhm ...

Partner:in A: Ja, ich fühle mich gleichzeitig auch so ausgenutzt von dir, das macht mich wütend. Ich bin gerade noch gut genug, um dir und der Familie finanzielle Sicherheit zu geben, aber so verliere ich immer mehr die Achtung vor mir selbst, wenn ich mir vorstelle, mich länger so behandeln zu lassen.

Therapeut:in (zu Partner:in B): Mögen Sie das wiederholen?

Partner:in B: Du bist traurig und sehr wütend, fühlst Dich ausgenutzt ... nur gut genug, finanzielle Sicherheit zu geben. Du verlierst auch immer mehr die Achtung vor dir selbst, wenn du das noch länger mitmachst …

Therapeut:in: Ja, ganz genau, sehr gut … *(und zu Partner:in A)* Mögen Sie fortfahren?

Partner:in A: Die Chatverläufe mit den anderen Männern widern mich an, alles ist so aufgegeilt, es geht nur …. ich muss es so sagen, entschuldige … ums Ficken und das auf einem Niveau, dass es mir jedes Mal speiübel wird, wenn ich nur daran denke.

Therapeut:in (zu Partner:in B): Mögen Sie wiederholen?

Partner:in B: Die Chatverläufe widern dich an, es kommt dir alles so aufgegeilt vor … alles dreht sich um den Geschlechtsakt, … es wird dir schlecht davon.

Therapeut:in (zu Partner:in A): … mögen Sie fortfahren?

Partner:in A: Weißt du, ich habe dir immer voll vertraut, dass wir uns immer alles mitteilen würden, wenn sich etwas ändert, und dass wir dafür Lösungen finden würden. Nun fühle ich mich für dumm verkauft mit meinem naiven Glauben. Und nun weiß ich gar nicht mehr, ob ich dich eigentlich überhaupt kenne."

Therapeut:in (zu Partner:in B): Mögen Sie zusammenfassen?

Partner:in B: Du hast mir voll vertraut … und du fühlst dich jetzt für dumm verkauft und naiv … und du kennst mich gar nicht mehr.

Therapeut:in: Mhm …

Therapeut:in blickt wieder Partner:in A an.

Partner:in A: Mhm … ja genau. Ich habe meine Heimat bei dir komplett verloren, ich fühle mich von dir verraten. Bei dir war der sicherste Ort für mich, jetzt habe ich den verloren *(beginnt zu weinen).*

Therapeut:in (zu Partner:in A): Heimat verloren … verraten … den sichersten Ort verloren haben. Was macht das mit Ihnen?

Partner:in A: Ich bin sehr traurig, einsam … verlassen.

Therapeut:in (zu Partner:in B): Mögen Sie zusammenfassen?

Partner:in B: Du bist sehr traurig, einsam, ich war dein sicherster Ort und den hast du nicht mehr … das macht dich einsam, du fühlst dich verlassen.

Therapeut:in (zu Partner:in B): Sehr gut.

Partner:in A: Es ist keine Drohung an dich, aber so kann ich unsere Beziehung einfach nicht mehr weiterführen, ich gehe zugrunde. Ich fühle mich wie der letzte Dreck und habe jede Selbstachtung vor mir verloren. Das kann ich auch vor mir selbst nicht zulassen.

Partner:in B: Ja, so kannst du nicht mehr in der Beziehung bleiben, du gehst zugrunde, du hast so keine Achtung mehr vor dir selbst und fühlst dich wertlos.

Therapeut:in (zu Partner:in B): Mmh … ja, sehr gut. Dann machen wir hier einen Schnitt und ich möchte Sie bitten rückzumelden, ob Sie Ihren Partner verstehen.

Partner:in B: Du fühlst dich wertlos, einsam und allein gelassen. Es tut dir sehr weh, was ich dir angetan habe. Ich kann das sehr gut nachvollziehen, was du sagst … ich spüre den Schmerz, den ich dir zugefügt habe … ich schäme mich … das tut mir alles unendlich leid.

Therapeut:in (zu Partner:in B): Sehr gut. Wie geht es Ihnen jetzt?

Partner:in B: Es tut mir furchtbar leid *(beginnt krampfhaft und bitterlich zu weinen).* Ich schäme mich so sehr.

Therapeut:in: Das Weinen darf sein. Lassen Sie das Weinen zu.

Partner:in A ist ebenfalls sehr berührt, bekommt auch ganz wässrige Augen.

Therapeut:in: Ich bin froh, dass Sie sich öffnen konnten und Sie so gut zugehört und zusammengefasst haben. Dann wechseln wir nun die Rollen, geht das für Sie? *(Zu Partner:in B)* Gerne möchte ich Sie nun bitten zu erzählen, wie Sie Ihre Untreue erlebt haben? Mögen Sie starten?

Nachdem Partner:in B über sich gesprochen hat und sich von Partner:in A verstanden fühlt, resümiert Therapeut:in kurz und leitet dann zur Hausaufgabe über.

Therapeut:in: Die Untreue hat bei Ihnen beiden heftige Gefühle ausgelöst. Sie haben sich diese nun beide mitteilen können und haben berichtet, dass Sie die Gefühle des anderen verstehen und nachvollziehen können. Dies war ein erster wichtiger Schritt. Es braucht nun eine gewisse Zeit, um diese Verletzungen, Scham- und Schuldgefühle zu verarbeiten. Ich möchte Sie zu einem nächsten Schritt einladen, in dem jede/r für sich ein Tagebuch führt. Nehmen Sie sich dafür regelmäßig Zeit und schreiben Sie auf, was Sie im Zusammenhang mit der Untreue und nach den heutigen Gesprächen weiter erleben und über sich erfahren, was es immer wieder auslöst, was noch an weiterem Material hochkommt. Gerne gebe ich Ihnen hier dieses Blatt mit. Das Schreiben kann helfen, die Ereignisse weiter verarbeiten zu können, neue Gefühle zuzulassen und diese ins Erlebte zu integrieren. Wenn es Ihnen hilft, bringen Sie in diesem Tagebuch die erlebten Verletzungen auch mit Zeichnen oder Malen zum Ausdruck. Finden Sie den Zugang, der Ihnen am meisten entspricht.

Schwierigkeiten für den Therapeuten/die Therapeutin

- Die Bearbeitung von Untreue gehört zu den anspruchsvollsten Themen in der Paartherapie.
- Entfremdung, Untreue und Gewalt können auch gleichzeitig auftreten, was den Therapieprozess erschwert.
- Es gilt, moralisch-ethische Aspekte auszuklammern (keine moralische Positionierung) und Schuldzuweisungen zu unterlassen (vielmehr Hinweis auf 50 %-Regel).
- Häufig treten während der Sitzung starke Hass- und Aggressionsausbrüche auf, Gegenstände werden zerstört oder es kommt zu starken Weinkrämpfen und Schreiattacken, was vom Therapeuten/der Therapeutin auszuhalten ist.
- Therapeut:in muss mit mehreren Interventionen vertraut sein, die nacheinander und/oder kombiniert zum Einsatz gelangen.
- Therapeut:in benötigt theoretisches Wissen zu Treue/Untreue für eine fundierte Psychoedukation.

- In besonders schweren Fällen (z. B. mit PTBS-Symptomen) ist eine qualifizierte Unterstützung eventuell durch einen Traumatherapeuten/eine Traumatherapeutin erforderlich.
- Falls individuelle Psychopathologien auftreten oder vorliegen (z. B. Depression, Angststörung, Essstörung, Abhängigkeitsstörung) ist eine flankierende Individualtherapie vorzuschlagen.
- Herausfordernd sind für den Therapeuten/die Therapeutin wiederholte Motivationseinbrüche infolge der Schwierigkeit, wieder Vertrauen aufbauen zu können, was Geduld und Engagement erfordert, oder Resignation, wenn das Paar realisiert, wie viel Reparatur- und Aufbauarbeit zu leisten ist.
- Als besonders problematisch erweisen sich erneute Episoden von Untreue während der aktuellen Bearbeitung (z. B. es werden neue Details oder Personen bekannt, von denen man bisher nichts wusste oder die untreue Person geht weiterhin oder erneut fremd). Da dies ein Verstoß gegen die vertragliche Vereinbarung ist, wird der Therapieabbruch angekündigt und bei nochmaligem Auftreten vollzogen.
- Im gesamten Verlauf der Paartherapie können immer wieder Situationen auftreten, in denen der Motivationsabfall groß ist und/oder Trennungsgedanken ausgesprochen werden. In diesen Fällen ist mit dem Paar zu klären, ob sie an der Weiterführung der Partnerschaft arbeiten wollen oder ob eine Trennungsklärung ansteht (TK).

Merke

- Bei Vorliegen von Untreue müssen in erster Priorität der Verletzung und klaren Grenzen gegen außen und innerhalb des Paares Raum gegeben werden.
- Paartherapie nach Untreue erfordert ein hohes Commitment beider Partner:innen, um dem Paar überhaupt eine neue Chance auf eine gemeinsame Zukunft zu ermöglichen.
- Aufbau von Positivität und weitere Interventionen in Abhängigkeit der PA-ZA erfolgen erst nach der Schließung der Untreuegestalt, der Integration der erlebten Verletzungen, einem Übergangsritual und ausreichendem Commitment beider sowie einer gemeinsamen Zukunftsperspektive.
- Therapeut:in setzt das Moratorium konsequent um und bricht die Paartherapie bei Zuwiderhandlungen ab, stellt jedoch sicher, dass beide Partner:innen über individuelle Anlaufstellen für die eigene Unterstützung verfügen.

D3. Materialien

Übungsblätter

- ÜB Vertragliches Moratorium
- ÜB Commitment-Einschätzungen
- ÜB Tagebuch

Literaturverzeichnis

Aalgaard, R.A., Bolen, R.M. & Nugent, W.R. (2016). A literature review of forgiveness as a beneficial intervention to increase relationship satisfaction in couples therapy. *Journal of Human Behavior in the Social Environment, 26*(1), 46–55. https://doi.org/10.1080/10911359.2015.1059166

Abramson, L.Y., Seligman, M.E. & Teasdale, J.D. (1978). Learned helplessness in humans: Critique and reformulation. *Journal of Abnormal Psychology, 87*(1), 49–74. https://doi.org/10.1037/0021-843X.87.1.49

Atkins, D.C., Eldridge, K.A., Baucom, D.H. & Christensen, A. (2005). Infidelity and behavioural couple therapy: Optimism in the face of betrayal. *Journal of Consulting and Clinical Psychology, 73,* 144–150. https://doi.org/10.1037/0022-006X.73.1.144

Birnbaum, A. (2001). *Rituale im Alltag von Paaren. Perspektiven für die psychologische Paarforschung.* Asanger Verlag.

Bodenmann, G. (2000). *Stress und Coping bei Paaren.* Hogrefe.

Bodenmann, G. (2012). *Verhaltenstherapie mit Paaren.* Hogrefe.

Bodenmann, G. (2024). *Streitet Euch – wie Konflikte Paare und ihre Kinder stärken.* Patmos.

Bodenmann, G. & Bodenmann-Kehl, C. (2024a). *Therapiekarten Paartherapie.* Beltz.

Bodenmann, G. & Bodenmann-Kehl, C. (2024b). *Gewalt bei Paaren.* Hogrefe. https://doi.org/10.1026/03211-000

Bodenmann, G., Ledermann, T. & Bradbury, T.N. (2007). Stress, sex, and satisfaction in marriage. *Personal Relationships, 14,* 407–425. https://doi.org/10.1111/j.1475-6811.2007.00171.x

Bodenmann, G., Meuwly, N., Bradbury, T.N., Gmelch, S. & Ledermann, T. (2010). Stress, anger, and verbal aggression in intimate relationships: Moderating effects of individual and dyadic coping. *Journal of Social and Personal Relationships, 27*(3), 408–424. https://doi.org/10.1177/0265407510361616

Bodenmann, G., Randall, A.K. & Falconier, M.K. (2016). The Systemic Transactional Model (STM). In M.K. Falconier, A.K. Randall & G. Bodenmann (Hrsg.), *Couples coping with stress. A cross-cultural perspective* (S. 5–22). Routledge.

Bradbury, T.N. & Fincham, F.D. (1990). Attributions in marriage: Review and critique. *Psychological Bulletin, 107*(1), 3–33. https://doi.org/10.1037/0033-2909.107.1.3

Brun del Re, U., Hilpert, P., Spahni, S. & Bodenmann, G. (2021). Pornographiekonsum in der Partnerschaft. Häufigkeit, Motivation und Einstellung des Konsums und deren Geschlechtsunterschiede. *Zeitschrift für Klinische Psychologie und Psychotherapie, 50*(1), 1–11. https://doi.org/10.1026/1616-3443/a000611

Capaldi, D.M., Knoble, N.B., Shortt, J.W. & Kim, H.K. (2012). A systematic review of risk factors for intimate partner violence. *Partner Abuse, 3*(2), 231. https://doi.org/10.1891/1946-6560.3.2.231

Christensen, A., Doss, B.D. & Jacobson, N.S. (2014). *Reconcilable differences: Rebuild your relationship by rediscovering the partner you love – without losing yourself.* Guilford Press.

Christensen, A. & Shenk, J.L. (1991). Communication, conflict, and psychological distance in nondistressed, clinic, and divorcing couples. *Journal of Consulting and Clinical Psychology, 59*(3), 458–463. https://doi.org/10.1037/0022-006X.59.3.458

Donato, S., Pagani, A., Parise, M., Bertoni, A. & Iafrate, R. (2014). The capitalization process in stable couple relationships: Intrapersonal and interpersonal benefits. *Procedia-Social and Behavioral Sciences, 140,* 207–211. https://doi.org/10.1016/j.sbspro.2014.04.411

European Union Agency for Fundamental Rights. (2014). *Violence against women: An EU-wide survey.* Publications Office of the European Union.

Fincham, F.D. & May, R.W. (2017). Prayer and forgiveness: Beyond relationship quality and extension to marriage. *Journal of Family Psychology, 31*(6), 734–741. https://doi.org/10.1037/fam0000331

Gable, S.L., Gonzaga, G.C., & Strachman, A. (2006). Will you be there for me when things go right? Supportive responses to positive event disclosures. *Journal of Personality and Social Psychology, 91*(5), 904–917. https://doi.org/10.1037/0022-3514.91.5.904

Gott, M. & Hinchliff, S. (2003). How important is sex in later life? The views of older people. *Social Science & Medicine, 56,* 1617–1628. https://doi.org/10.1016/S0277-9536(02)00180-6

Gottman, J.M. & Gottman, J.S. (1999). The marriage survival kit: A research-based marital therapy. In R. Berger & M.T. Hannah (Hrsg.), *Preventive approaches in couples therapy* (S. 304–330). Brunner/Mazel Publishers.

Gottman, J.M. (1994). *What predicts divorce?* Erlbaum.

Grawe, K. (1998). *Psychologische Therapie.* Hogrefe.

Hanh, T.N. (2011). *Versöhnung mit dem inneren Kind.* O.W. Barth.

Hoyndorf, S., Reinhold, M. & Christmann, F. (1995). *Behandlung sexueller Störungen. Ätiologie, Diagnostik, Therapie: Sexuelle Dysfunktionen, Missbrauch, Delinquenz.* Beltz.

Jacobson, N.S. (1992). Behavioral couple therapy: A new beginning. *Behavior Therapy, 23*(4), 493–506. https://doi.org/10.1016/S0005-7894(05)80218-7

Jacobson, N.S. & Christensen, A. (1996). *Integrative behavioral couple therapy.* Norton.

Kaczmarek, L.D., Kashdan, T.B., Behnke, M., Dziekan, M., Matuła, E., Kosakowski, M., Enko, J. & Guzik, P. (2022). Positive emotions boost enthusiastic responsiveness to capitalization attempts. Dissecting self-report, physiology, and behavior. *Journal of Happiness Studies, 23*(1), 81–99.

Knox, K.N., TenEyck, M.F. & El Sayed, S.A. (2023). The relationship between father absence and intimate partner violence victimization and perpetration: Does timing matter? *Journal of Developmental and Life-Course Criminology, 9*(1), 71–92. https://doi.org/10.1007/s40865-023-00227-0

Kröger, C. & Lutz, W. (2006). Der paartherapeutische Umgang mit Untreue und Affären in nahen Partnerschaften. In W. Lutz (Hrsg.), *Lehrbuch der Paartherapie* (S. 144–160). Ernst Reinhardt Verlag.

Langhinrichsen-Rohling, J., McCullars, A. & Misra, T.A. (2012). Motivations for men and women's intimate partner violence perpetration: A comprehensive review. *Partner Abuse, 3*(4), 429–468. https://doi.org/10.1891/1946-6560.3.4.429

McCarthy, B. & McCarthy, E. (2003). *Rekindling desire: A step-by-step program to help low-sex and no-sex marriages*. Brunner/Routledge.

McNulty, J. K. (2008). Forgiveness in marriage: Putting the benefits into context. *Journal of Family Psychology, 22*(1), 171–175. https://doi.org/10.1037/0893-3200.22.1.171

Miller, A. J., Worthington Jr, E. L. & McDaniel, M. A. (2008). Gender and forgiveness: A meta-analytic review and research agenda. *Journal of Social and Clinical Psychology, 27*(8), 843–876. https://doi.org/10.1521/jscp.2008.27.8.843

Peters, B. J., Reis, H. T. & Gable, S. L. (2018). Making the good even better: A review and theoretical model of interpersonal capitalization. *Social and Personality Psychology Compass, 12*(7), e12407. https://doi.org/10.1111/spc3.12407

Rogers, C. R. (1951). *Client-centered therapy: Its current practice, implications, and theory*. Houghton Mifflin.

Rogers, C. R. & Dymond, R. F. (1954). *Psychotherapy and personality change*. University of Chicago Press.

Rosenthal, R. & Jacobson, L. (1968). *Pygmalion in the classroom: Teacher expectation and pupils' intellectual development*. Holt, Rinehart & Winston.

Schmidt, G., Matthiesen, S. & Meyerhof, U. (2004). Alter, Beziehungsform und Beziehungsdauer als Faktoren sexueller Aktivität in heterosexuellen Beziehungen. Eine empirische Studie an drei Generationen. *Zeitschrift für Sexualforschung, 17,* 116–133. https://doi.org/10.1055/s-2004-820275

Spencer, C. M., Stith, S. M. & Cafferky, B. (2022). What puts individuals at risk for physical intimate partner violence perpetration? A meta-analysis examining risk markers for men and women. *Trauma, Violence & Abuse, 23*(1), 36–51. https://doi.org/10.1177/1524838020925776

Straus, M. A. (1999). The controversy over domestic violence by women: A methodological, theoretical, and sociology of science analysis. In X. Arriaga & S. Oskamp (Hrsg.), *Violence in intimate relationship* (S. 17–44). Sage. https://doi.org/10.4135/9781452204659.n2

Straus, M. A. (2011). Gender symmetry and mutuality in perpetration of clinical-level partner violence: Empirical evidence and implications for prevention and treatment. *Aggression and Violent Behavior, 16*(4), 279–288. https://doi.org/10.1016/j.avb.2011.04.010

Straus, M. A. & Gozjolko, K. L. (2016). Concordance between partners in „intimate terrorism": A comparison of two typologies. *Aggression and Violent Behavior, 29*, 55–60. https://doi.org/10.1016/j.avb.2016.06.003

Von Tiedemann, F. (2017). *Versöhnungsprozesse in der Paartherapie*. Junfermann.

Walters, M. L., Chen, J. & Breiding, M. J. (2013). *The National Intimate Partner and Sexual Violence Survey (NISVS): 2010 findings on victimization by sexual orientation*. National Center for Injury Prevention and Control, Centers for Disease Control and Prevention. https://doi.org/10.1037/e541272013-001

Yu, R., Nevado-Holgado, A. J., Molero, Y., D'Onofrio, B. M., Larsson, H., Howard, L. M. & Fazel, S. (2019). Mental disorders and intimate partner violence perpetrated by men towards women: A Swedish population-based longitudinal study. *PLoS medicine, 16*(12), e1002995. https://doi.org/10.1371/journal.pmed.1002995

Hinweise zum digitalen Zusatzmaterial

Sie können für diesen Titel kostenfrei Online-Materialien über unsere Internetseite nach erfolgter Registrierung abrufen.

1) Spinnendiagramme und weitere diagnostische Instrumente
2) Übungsblätter
3) Informationsblätter

Nutzen Sie dazu bitte den angegebenen Link und melden Sie sich nach den dort beschriebenen Schritten an. Sie können auf die Materialien über *Mein Konto* zugreifen, indem Sie unter *Meine Zusatzmaterialien* den Code eingeben. Sie werden dann automatisch in den Downloadbereich weitergeleitet.

Link: hgf.io/download
Code: **B-YJTW6F**

Wir empfehlen Ihnen, sich die Materialien auf Ihrem Rechner zu speichern, um sie jederzeit und dauerhaft nutzen zu können.